JN233975

ナースのための
放射線医療

◆

独立行政法人
放射線医学総合研究所
［監修］

◆

朝倉書店

執筆者

佐々木康人（ささきやすひと）	放射線医学総合研究所理事長
草間朋子（くさまともこ）	大分県立看護科学大学学長
白川芳幸（しらかわよしゆき）	放射線医学総合研究所国際・研究交流部
渡利一夫（わたりかずお）	千葉県立衛生短期大学
丸山隆司（まるやまたかし）	放射線医学総合研究所医学物理部
上島久正（じょうしまひさまさ）	放射線医学総合研究所国際・研究交流部
明石真言（あかしまこと）	放射線医学総合研究所緊急被ばく医療センター
菊地透（きくちとおる）	自治医科大学RIセンター
芳田典幸（よしだのりゆき）	放射線医学総合研究所放射線防護・安全部
黒田正子（くろだまさこ）	聖路加国際病院放射線科
辻井博彦（つじいひろひこ）	放射線医学総合研究所重粒子医科学センター病院
土器屋卓志（どきやたくし）	埼玉医科大学放射線医学教室
松田光子（まつだみつこ）	放射線医学総合研究所重粒子医科学センター病院
吉川京燦（よしかわきょうさん）	放射線医学総合研究所重粒子医科学センター病院
熊谷和正（くまがいかずまさ）	放射線医学総合研究所重粒子医科学センター病院
坂下邦雄（さかしたくにお）	放射線医学総合研究所重粒子医科学センター病院

(執筆順)

序
放射線診療の質を高める看護

　19世紀末のX線，放射能，ラジウムの発見が契機となり，放射線医学が誕生した．同時に量子力学，核物理学の発展を招来した．α線，β線，γ線，中性子線など各種放射線の存在とその性質や発生機序が明らかにされるとともに原子の構造が解明され，そのエネルギー利用が可能となった．これらの知識や技術が，医学・医療のさらなる発展を促進した[1]．20世紀後半四半世紀の放射線医学の発展はめざましく，放射線診療は医療全体を支える不可欠な役割を荷うにいたっている．

　X線やγ線がもつ物質透過性と写真感光の性質を利用して放射線診断が行われる．X線を体外から照射するX線診断学と，放射性医薬品を投与後体内から放射されるγ線を測定する核医学診断学とがある．一方，放射線の電離作用は，生体組織内で化学変化を生じ，代謝過程や生理過程にも変化を来して，細胞の障害や死をひきおこす．この組織障害作用を利用してがんなどの放射線治療が行われる．X線，γ線，重粒子線を外から当てる体外照射，密封されたRI（密封小線源）を用いる腔内・組織内治療，密封されていない放射性医薬品を用いるRI内用療法などである[2]．

　放射線医学は診断でも治療にしても，人体にわざわざ放射線を当てるという点が放射線利用の中でも特異である．放射線を医療目的で人体に利用する行為が法律的に認められているのは，医師と診療放射線技師のみである．放射線診療の場では，通常の患者ケアに，放射線を受けることに伴う特有な患者ニーズに適切に応えることが，看護婦の役割に加わる[3]．放射線を受けることに対する不安に加え，大型の装置に囲まれた独特の雰囲気にさらされる患者にとって放射線診療は特別なものとなる．放射線診療の実施者である医師および技師と受け手の患者との間にたって，患者が不安なく円滑に放射線診療を受けられるようにする看護職の役割はきわめて大きい．看護職自身が職業人として受ける放射線の影響に対する懸念もある．したがって，放射線とその健康影響，各種放射線診療の内容と意義，さらに放射線防護の考え方と技術について正しい知識をもち，実践できる訓練が必要となる．それにもかかわらず看護教育における放射線医学の占める割合はあまりにも少ない．みかねた放射線医学関係学会が協調して，看護教育における放射線医学の充実を文部科学省，厚生労働省に要請したほどである．

　放射線医学総合研究所（放医研）の国際・研究交流部は，放射線防護課程をはじめとして各種の教育訓練コースを長年にわたり実施している．近年放射線看護課程への応募者が著しく増加しているのは，上述の事情と医療現場の必要性の反映であろう．講義実施施設や宿泊施設などの制約で1回の受講者は35人程度としているが，毎回2倍以上の応募者がある．このたび朝倉書店が放医研の放射線看護課程を中心にして，"ナースのための放射線医療"を発刊することはきわめて重要かつ時宜を得た企画で

ある．

　本書を通じて放射線診療における看護の役割が明確となり，正しい知識に基づいて，質の高い適切な看護が医療現場に根付くことを期待したい．医療の現場ではチーム医療は常識である．放射線という特殊な道具を用いる場合，医師，技師，看護職，放射線管理者が緊密な連携のもとに，それぞれの役割を果たすことが特に重要である．放射線の専門知識を有する技師が看護職の支援を進んで受け持つ必要があり，看護職にも常時技師の協力を仰ぐ姿勢が求められる．

　筆者が東京大学医学部附属看護学校校長を務めていたおり，卒業式の式辞でイーデス・キャベルの生涯を引用したことがある．イギリスから招かれて，ベルギー最初の看護学校初代婦長を務めた人で，第一次世界大戦中，ドイツ軍占領下のブラッセルで，負傷したイギリス軍兵士多数の手当をし，かくまい，逃亡を助けたかどで投獄され，銃殺刑に処せられた．戦後英雄として遺骸がイギリスに迎えられ，ウエストミンスター寺院に安置され，トラファルガー広場に像が立てられたという話と，看護婦として万人に愛をもって接することを説いた言葉を紹介した．後にロンドンでキャベルの像を見付けて対面した．イーデス・キャベルの純白の立像は清楚な美しさに，優雅な威厳をたたえていた．正面の台座には次のように記されてた．「イーデス・キャベル，ブリュッセル，1915年10月12日未明，愛国心だけでは十分でない．私はだれに対しても，憎しみも恨みもまつまい」（高見安規子訳）．そして背後にある記念石の四面には，それぞれ，humanity（慈愛），sacrifice（犠牲），devotion（献身），fortitude（堅忍）の文字が刻まれていた[4]．看護の神髄に触れる言葉と感じた．

　放射線診療における看護の充実により，患者が安心して質の高い診療を受けることができる．放射線診療の質がその病院における医療の質を左右すると信じている．

　2002年7月

佐々木康人

文　献

1) 佐々木康人：放射線医学の発展，レントゲンのノーベル賞受賞とその後の歩み．からだの科学，**200**：72-75，1998．
2) 佐々木康人：21世紀に向かっての放射線治療．癌治療と宿主，**12**：79-86，2000．
3) 小西恵美子：放射線診療の看護；基礎編．看護技術，**46**：821-826，2000．
4) 佐々木康人：ロンドンでイーデス・キャベルを探す．東京大学医学部附属看護学校会報，9号，1996年12月．

目 次

序　放射線診療の質を高める看護
　　　　　　　　　　……………………〔佐々木康人〕i

1　看護職と放射線……………〔草間朋子〕1
　a. 看護職と放射線とのかかわり・役割　1
　　1) 放射線診療と看護職のかかわり
　　2) オピニオンリーダーとしての看護職
　　3) 予防医学における放射線利用
　　4) 原子力・放射線災害医療と看護職
　b. 医療被ばくおよび職業被ばくと看護職のかかわり　3
　　1) 医療被ばくに対する防護
　　2) 自分自身(職業被ばく)の放射線防護
　c. 患者の不安にこたえるために　4
　　1) 患者の不安は何か
　　2) 患者の抱いている誤解の例
　　3) 放射線診療の概要を理解する
　　4) 放射線診療に伴う被ばく線量と影響との関係を知る
　　5) 不安をもった患者への対応の基本
　d. 看護職自身の放射線防護のために　7
　e. 看護職の放射線教育のあり方　7

2　放射線と放射能の基礎知識……〔白川芳幸〕9
　a. 放射線の種類　9
　b. 放射線の発生　10
　　1) 原子の構造
　　2) 原子核の壊変と放射性同位元素
　　3) X線の発生
　c. 放射線と物質との相互作用　12
　　1) α線の場合
　　2) β線の場合
　　3) γ線，X線の場合
　　4) 中性子の場合
　d. 放射線の性質と特徴　12
　　1) α線の場合
　　2) β線の場合
　　3) γ線，X線の場合
　　4) 中性子の場合
　e. 放射線と放射能の基本単位　13
　　1) 放射能の強さ
　　2) 照射線量
　　3) 吸収線量
　　4) 線量
　　5) その他の単位
　f. 放射線の測定器　15

3　アイソトープと医学…………〔渡利一夫〕16
　a. 元素，核種とアイソトープ　16
　b. 放射性壊変と放射平衡　16
　c. アイソトープの製造　17
　　1) 核反応による方法
　　2) 放射性壊変を利用する方法
　　3) 核分裂と核分裂生成物
　d. 放射性核種の生体内挙動と除去法　19
　　1) 放射性セシウム
　　2) 放射性ストロンチウム
　　3) 放射性ヨウ素
　　4) その他
　e. アイソトープの医学への利用　20
　　1) 診断に用いるアイソトープ
　　2) 治療に用いるアイソトープ

4　職業被ばくと医療被ばく……〔丸山隆司〕23
　a. 放射線被ばく　23
　　1) 被ばくのタイプ
　　2) 被ばくの種類
　b. 被ばく線量と線量限度　25
　　1) 実効線量
　　2) 被ばく線量
　　3) 放射線防護体系と線量限度
　c. 放射線診療における放射線管理　27
　　1) 職業被ばくの管理
　　2) 公衆の被ばくの管理

d. 医療被ばくの管理 28
　1) 医療被ばくの特徴
　2) 医療被ばくによる患者の被ばく線量
　3) 医療介助者などの医療被ばく
　4) 防護の3原則

5　放射線影響の分類 ……………〔上島久正〕 32
a. 電離からDNAの損傷へ 32
b. 細胞の損傷 32
c. 組織の損傷から臨床症状へ 32
d. 身体的影響と遺伝的影響 34
e. 確定的影響と確率的影響 34

6　急性放射線障害 ……………〔明石真言〕 37
a. 放射線による急性障害 37
　1) 全身被ばくによる急性放射線障害
　2) 血液・骨髄障害
　3) 消化管障害
　4) 循環器障害
　5) 中枢神経障害
　6) 肺障害
　7) その他
b. 放射線熱傷(皮膚障害) 40
　1) 放射線熱傷と熱傷
　2) 放射線熱傷の症状
　3) 放射線の線質による障害の相違
　4) 治療
c. 高線量被ばくによる眼の障害 41
d. 被ばく患者に対する初期反応 42
　1) 原則
　2) 患者の移送

7　放射線の晩発障害 ……………〔上島久正〕 44
a. 放射線の晩発障害の特徴 44
b. がんの発生 44
　1) 放射線誘発がん
　2) 人間に認められた放射線誘発がんの例
　3) 放射線誘発致死がんの発生確率
c. 白内障 46
d. 放射線による不妊 46
e. 放射線治療による晩発障害 47
f. 胎児に対する影響(胎内被ばく) 47
　1) 胎内被ばくの特徴
　2) 着床前期での被ばく
　3) 器官形成期での被ばく
　4) 胎児期での被ばく
　5) 胎児の医療被ばく
　6) 女性の放射線作業について
g. 内部被ばく 49
　1) 内部被ばくの特徴
　2) 放射性物質が人体に入る経路
　3) 生物学的半減期と実効半減期
　4) 特に問題となる放射性物質
　5) 主な人体障害例
h. 遺伝的影響 50
　1) 放射線の遺伝的影響の特徴
　2) 人類での遺伝的影響
　3) 遺伝的影響の評価
i. 低線量放射線の影響 51

8　病院における放射線事故 ……〔明石真言〕 54
a. 治療用線源の体内放置 54
　1) 事故の概要と臨床経過
　2) 患者線量評価
　3) 剖検所見
　4) 事故からの反省点と今後の対策
b. 放射性核種投与量の誤り 55
c. 治療用線源の盗難 56
　1) 事故の発生
　2) 急性放射線症と体内汚染
　3) 事故の規模

9　放射線防護の原則と実際 ……〔菊地　透〕 57
a. 医療の放射線安全 57
　1) 放射線防護の目的
　2) 看護職の放射線防護
b. 放射線安全の基礎 58
　1) 放射線防護の歴史
　2) 国際放射線防護委員会
c. 放射線安全規制と防護 58
　1) 放射線安全規制
　2) 放射線施設・設備などの防護基準
　3) 放射線診療従事者の安全管理
d. 外部被ばくの防護 60
　1) 外部被ばくの対象
　2) 防護の3原則

3) X線診療時の防護
4) 放射線治療時の防護
e. 内部被ばくの防護　61
　1) 内部被ばくの基本
　2) 核医学診療における防護
　3) 放射性廃棄物の管理
f. 看護職の放射線防護の役割　62
　1) 放射線安全が最優先
　2) 患者の放射線防護
　3) 患者を介した放射線防護の特殊性
　4) 患者との信頼関係
　5) 家族・介助者および公衆の被ばく防護
　6) 放射線防護の認識
g. まとめ　63
　1) 放射線診療の安全と安心
　2) 放射線診療の安全文化

10　放射性物質の汚染検査と除染
　　　　　　　　　　〔芳田典幸〕64
a. 用語の整理　64
b. 汚染の測定・検査　64
c. 除染と汚染防止　65
d. 除染剤の種類　71
e. 汚染廃棄物の取り扱い　72

11　画像診療での看護　〔黒田正子〕73
a. 画像診療の基礎知識　73
　1) 放射線の理解と放射線防護
　2) 各modality別検査の特徴と介助のポイント
　3) 画像診療の現状と将来の可能性
b. 画像診療におけるリスクマネージメント　80
　1) マニュアルの必要性
　2) インフォームドコンセント
　3) 看護職の役割
　4) 看護職が中心で行えるリスクマネージメント
c. 画像診療時の看護の役割　85
　1) 検査や治療に対する不安や苦痛の軽減
　2) 正確な検査結果を得るための介助
　3) 検査や治療の二次的障害の防止

12　放射線治療の基礎　……〔辻井博彦〕89
a. 局所治療の意義　89
b. 放射線治療の生物学　89
　1) 放射線治療の作用機序
　2) 組織の耐容線量と放射線感受性
　3) 分割照射の理論的根拠
c. 放射線の分類　90
d. 放射線治療装置と照射法　91
　1) ライナック(直線加速器)
　2) テレコバルト装置
　3) マイクロトロン
　4) ベータトロン(誘導加速器)
　5) 定位多軌道照射装置
　6) 温熱療法
e. 治療計画法　93
f. 放射線治療に伴う有害反応　93
　1) 全身症状
　2) 骨髄
　3) 生殖腺
　4) 水晶体
　5) 口腔粘膜
　6) 皮膚
　7) 肺
　8) 腎臓
　9) 肝臓
　10) 胃腸管
　11) 脳脊髄
　12) 膀胱
g. 主な疾患の治療法と看護　95
　1) 頭頸部がん
　2) 肺がん
　3) 食道がん
　4) 乳がん
　5) 子宮頸がん
　6) 前立腺がん
　7) 悪性リンパ腫
　8) 骨・軟部腫瘍
　9) 小児腫瘍
　10) 転移に対する治療

13 密封小線源治療での看護
……………………〔土器屋卓志〕 98
- a. 密封小線源治療の実施の実際　99
  1) 高線量率腔内照射
  2) 低線量率腔内照射
  3) 高線量率組織内照射
  4) 低線量率組織内照射
- b. 看護の実際　101
  1) 高線量率照射(腔内照射・組織内照射)の看護
  2) 低線量率照射(腔内照射・組織内照射)の看護

14 放射線治療患者の看護　……〔松田光子〕 104
- a. 放射線治療の基礎知識　104
  1) 放射線治療とは
  2) 放射線治療の特徴
  3) 放射線治療の適応と目的
  4) 放射線治療の準備
- b. 放射線治療を受ける患者への看護の役割　106
  1) 治療前
  2) 治療中
  3) 治療後
- c. 放射線治療に伴う有害反応　108
  1) 全身的反応と看護の要点
  2) 局所的反応と看護の要点
  3) 放射線治療の早期有害反応とケア
- d. 緊急事態発生時の対応　111
  1) 脳圧亢進症状
  2) 出血
  3) 気道閉塞

15 核医学診療での看護　………〔吉川京燦〕 113
- a. 核医学診療の基礎知識　113
  1) 核医学画像の特徴
  2) 放射性医薬品
  3) 主な核医学画像診断装置と方法
- b. 核医学診療を受ける患者への看護の役割　114
  1) 不安の解消と検査説明
  2) 検査前処置と核医学検査
  3) 核医学診療での看護と被ばく
- c. 各検査・治療に共通の看護　117
  1) 事前説明
  2) 準備
  3) 態勢準備
- d. 検査・治療法別看護の要点　118
- e. 緊急事態発生時の対応　119

16 画像診療を受ける患者のメンタルケア
……………………〔黒田正子〕 120
- a. 画像診療を受ける患者のメンタルケアの考え方　120
- b. 画像診療を受ける患者の心理状態　120
  1) 診断期
  2) 治療期
  3) 長期生存期
  4) 再発期
- c. 不安の種類　122
  1) 漠然とした不安
  2) 具体的な不安
- d. 危機の段階と介入の原則　124
- e. 看護介入方法の種類　125
  1) 患者中心的介入
  2) 医療者中心的介入
  3) 身体的介入
  4) サポートシステムへの介入
  5) 回避的介入
  6) 事例

[実習]
A　X線撮影時の防護の基礎
　　　　〔熊谷和正・白川芳幸〕 128
B　X線撮影時の被ばく
　　　　〔坂下邦雄・白川芳幸〕 130
C　非密封放射性医薬品の安全取り扱いにおける原則　〔上島久正〕 134

あとがき　〔上島久正〕 137
索　引　139

1 看護職と放射線

はじめに

医療領域に限らず，工業，農業などの幅広い領域で原子力・放射線が利用され，私たちの生活を支えている．

エネルギー源としての原子力利用の是非については国際的にも国内でもさまざまな議論が行われているが，医療領域の放射線利用は，今後ますます盛んになることはあっても衰退することはないはずである．

しかし，医療関係者の多くは利用についての知識・技術はもっていても，放射線防護・安全に対する関心は意外と少ないことを，放射線防護・安全の研究，教育に30年以上もかかわってきた経験を通して痛感している．特に看護職の放射線に対する知識は十分ではなく，看護職の言動が患者に不安を与えていると思われる場面にも遭遇している．

そこで，本章では，放射線防護・安全の視点を中心にして放射線診療について普段思っていることを書かせていただくこととした．

放射線影響や被ばく線量に関する詳細は，本書の以下の章でそれぞれの専門家によって記述されるので，ここでは概念的なことのみを述べさせていただくことにする．

a. 看護職と放射線とのかかわり・役割

1) 放射線診療と看護職のかかわり

今日では，どの診療科に所属していても，放射線診療に対してまったく無関係ではいられないほど放射線診療が医療の中で一般化している．最近になり，在宅医療でのX線撮影，疼痛緩和療法としての核医学検査や血管内照射なども次々と実用化され，今後，放射線診療はますます領域が拡大し，実施頻度も増加すると予想される．

一方で，インフォームドコンセントが不可欠であるにもかかわらず，患者に対して十分な情報が提供されていない状況を反映し，患者あるいは患者家族の中には放射線や放射線の健康影響に対して過剰に反応する人々が少なくない．

診療の目的で，人の身体に放射線を意図的に照射できるのは，医師，歯科医師，診療放射線技師に限られており，看護職が放射線診療に直接かかわることは少ない．

しかし，看護職は，放射線診療を受けた患者あるいは患者家族と直接かかわっていかなければならない．そのときに，患者に対して患者の受けた放射線診療の概要が説明でき，必要に応じて放射線診療に伴う患者の不安などにも適切にこたえることができるようにしておかなければならない．質問を受けたときの看護職の対応の姿勢や回答内容によって患者の安寧が左右されることになる．

総合病院の看護部長から，放射線科への看護職の配置に苦労しているという話や，放射線診断や放射線治療を行っている病院や診療所などの扉に貼られている黄色い放射能マークのついた部屋に入るだけで被ばく（放射線の照射を受けること）するのではないかと考えている看護職がいまだにいるという話などをときどき耳にする．また，移動の困難な患者に対して一般病室でX線診断を行うために移動型のX線装置が運ばれると，あわてて部屋をでていく看護職も少なくない．これらは，医療領域で日常的に使われているX線の発生原理などを含め放射線に関する基本的な知識を看護職が理解していないために起こっていることである．日常の診療業務の中で知識の不足や思い違いなどにより何気なくとられているさまざまな放射線に対する看護職の過剰な反応が，患者あるいは患者家族の放射線や放射線影響に対する不安を増

長することになり，患者にとって必要な放射線診療を躊躇する患者もでてくる状況もありえることを懸念している．

2) オピニオンリーダーとしての看護職

環境中には健康に有害な影響を及ぼすかもしれないと考えられている要因がたくさんある．放射線もその一つであり，放射線や放射性物質に対する一般の人々の関心は特に高いように思う．

しかし，経済，技術の先進国であるわが国において，放射線，原子力をまったく利用しない生活は今やありえない．原子力や放射線を人工的に利用する生活，社会を容認するかどうかは，原子力利用が始まった初期の時代（日本では1955年以降）とは異なり，国民の意見を聞かないで決定するということはありえない世の中になりつつある．このように，国民参加，すなわち一般の人々が意思決定にかかわっていくためには，放射線や放射線影響について正しい理解をもったうえで判断できることが前提である．

今日，人々にとって最も身近な人工放射線は，X線診断や放射線治療など医療領域で使われている放射線である．そこで，医療領域で使われている放射線を通して，一般の人々に放射線や放射性物質に対する正しい理解をもってもらうことも一つの方策である．このためには，患者と最も密接なかかわりをもつ看護職がオピニオンリーダーとして一般の人々に対する放射線教育の一翼を担っていくことを期待したい．

人工的な放射線利用の一つとして放射線照射利用がある．この代表的なものが食品の放射線照射である．東南アジアを含め世界各国では，滅菌，殺虫，発芽防止などのために，香辛料をはじめとして果物，野菜など多くの食品に対して放射線の照射が行われている．しかし，日本では，放射線照射が許可されている食品はジャガイモのみである．これには，消費者である一般の人々の理解が得られないことが原因の一つとなっている．

医療の領域でも放射線照射利用の一つとして，滅菌のために注射針や注射筒に放射線が照射されており，輸血用の血液も輸血前にX線やセシウム137のγ線による照射を受けている．このように，医療従事者が直接かかわらない場面でも放射線が使われ，現在の医療を支えていることを認識している医療従事者は，意外と少ないのではなかろうか．

3) 予防医学における放射線利用

わが国では集団検診の際の検査項目の一つとしてX線診断が行われているのが諸外国との大きな違いである．

かつて結核が国民病であった時代を反映して，わが国では学校保健法，労働安全衛生法，老人保健法などに健康診断時の胸部X線診断の実施が義務づけられており，ほとんどすべての成人が毎年1回の胸部X線診断を受診している．1970年代前半までは，すべての児童，生徒を対象に胸部X線診断が行われていたが，結核の減少とともに若年者に対する胸部X線診断が本当に必要かどうか疑問視され，小学生，中学生，高校生の胸部X線撮影は順次中止され，現在は胸部X線診断が定期的に年1回ずつ実施されているのは大学生以上に限られている．また，わが国における胃がんの発生率が高いことから，職場や地域の集団検診あるいは人間ドックでは成人に対して上部消化管のX線診断が行われている．また，2000年4月からは，厚生労働省の指導で市町村で行われる乳がん検診にマンモグラフィーが取り入れられた．

そこで，学校，産業，地域の保健・医療・福祉にかかわる看護職は，集団検診の一環として行われているX線診断についても理解しておく必要がある．

特に，地域看護，産業看護の場で，胸部撮影や上部消化管の検査に対して不安を抱いている妊婦や若い女性に対しては，適切なコメントができるようにしておくことが必要であろう．また，放射線や放射性物質を取り扱う事業所(放射線事業所)では，作業者の放射線の健康影響に関する相談やカウンセリングは，看護職の業務の一つであろう．放射線事業所には，通常は放射線管理の専門家がいるが，健康影響に関する相談などは，医療関係者が対応したほうが理解してもらえる場合が多いことを経験している．

4) 原子力・放射線災害医療と看護職

1999年に茨城県東海村の核燃料加工施設で発生した臨界事故は，急性放射線症により2名の作業者が死亡し，350m圏内の人々は避難をし，10km圏内の一般住民に対しても屋内への退避の

措置がとられるという，わが国最大の放射線事故となった．この事故により，東海村の人々はもとより全国民の原子力・放射線に対する不安が以前にも増して大きくなった．

この事故の際には看護職も緊急被ばく医療に従事し，活躍した．このことがきっかけとなり，看護職の間でも放射線看護に対する関心が高まってきた．

過去の原子力発電所の事故としては，1979年に発生したアメリカのTMI事故，1986年に旧ソ連のチェルノブイリ原子力発電所で発生した事故などが記憶に新しい．

また，医療用の放射線源の不法廃棄により多くの一般の人々が放射性物質により汚染し数名の人々が死亡した事故，あるいは照射用の放射線源の取り扱いミスなどにより作業者あるいは患者が死亡した事故なども世界各地で起こっている．

原子力・放射線に関連した事故が発生した場合に，看護職に対して専門家としての対応が期待される状況は以下の2つに大別される．

① 大線量の放射線を被ばくし，急性放射線症の発生のおそれがある作業者等のケア
② 被ばく線量は高くないが，放射線の健康影響を心配している人々のケア

上記①の患者のケアは，医療施設で行われる場合が多い．被ばくした被災者は，事故の発生した地域の医療施設あるいは放射線医学総合研究所（千葉県）のように大量の放射線被ばくをした人々を受け入れることが国の要請で決まっている施設などに収容され，厳重な感染管理や輸液管理のもとで，放射線科をはじめとした血液，皮膚科など多くの専門の診療科の医療関係者による集学療法を受ける．

放射線の影響の特徴の一つは潜伏期間が存在するということで，大量の放射線を被ばくした場合でも放射線影響が発現するまでには日単位の潜伏期間が存在する．したがって，大量の被ばくをした被災者は，健康影響が出現する前に設備の整った医療施設に収容され，多くの医療従事者の共同作業で必要な医療を受けることになる．

上記②の被災者に対するケアは，医療施設以外の場所で行われる場合が多い．原子力あるいは放射線施設で，人々の放射線被ばくが問題になるような大きな事故が発生した場合には，原子力災害特別措置法などが発動され，災害対策本部が設置され，一般の住民は指定された避難場所に収容される．避難してきた一般住民に対して，汚染のチェック，必要な場合には身体表面に付着した放射性物質の除染が行われ，放射線の健康影響に対するカウンセリングなどが行われる．短時間の間に多くの人々に対して適切な対応をしなければならないので，看護職も医療従事者として動員され活躍することが期待されている．さらに，大規模な事故の場合は，事故が終焉した後も，放射線の影響や放射性物質による汚染などに不安をもっている人々が少なくないので，事故後の比較的長期間にわたる相談やカウンセリングにあたらなければならない．この場合は健康教育的な活躍が主体となる．

いずれのケアにあたる場合も，放射線や放射線による健康影響の特徴などの知識についても理解しておくことが不可欠である．

b. 医療被ばくおよび職業被ばくと看護職のかかわり

1) 医療被ばくに対する防護

放射線診療に伴う被ばくは，医療被ばく，職業被ばく，公衆被ばくの3つに区分される．

医療被ばくは，放射線診療に伴う患者自身の被ばく，あるいは，患者の介護にあたる患者の家族などの被ばくである．

職業被ばくは，放射線診療にあたる看護職などの医療従事者の被ばくである．看護職以外で職業被ばくをする職種としては，医師，診療放射線技師，臨床検査技師などがある．

放射線診療は直接患者に放射線を照射したり放射性物質を投与したりすることによってその行為が成り立っているので，医療被ばくの線量すなわち患者の被ばく線量は職業被ばくなどに比べて桁違いに高い．

しかし，医療被ばくの管理，すなわち医療被ばくの線量を最適に保つための責任は医師と診療放射線技師にあり，看護職には責任がないことはいうまでもない．

放射線診療に先立ち十分な情報が患者に与えられていないことなども関係し，患者あるいは患者

家族の中には，これから受ける，あるいはすでに受けた放射線診療に対して不安をもっている者が少なくない．看護職は患者にとって最も相談しやすい相手であるとされているので，医療被ばくをする患者の不安に適切にこたえられるように放射線診療の概要や放射線に関する基本的な事項についての理解を深めておく必要がある．

2) 自分自身（職業被ばく）の放射線防護

前述したとおり，医療被ばくに関する防護の責任は看護職にはないが，職業被ばく，すなわち自分自身の防護のための責任の一端は看護職にもある．

被ばく線量の多寡は別として，放射線診療業務（表1.1）の中で看護職が職業被ばくをする可能性のある放射線診療の主なものは次のとおりである．

① 注腸造影検査など透視を伴う診断の介助
② IVRの際の介助
③ 核医学診療の際の放射性医薬品の静注の準備等
④ 核医学診断，核医学治療を受けた患者のケア
⑤ 密封小線源による放射線治療を受けている患者のケア

上記の放射線診療に関係する看護職は，法令で放射線診療従事者としてそれぞれが所属している施設で組織的に管理されることになっているが，自分自身でちょっとした注意，気配りをすることにより不必要な被ばくを避けることができるので，そのための知識・技術を身につけることが必要である．

c. 患者の不安にこたえるために

1) 患者の不安は何か

放射線診断や治療に伴う患者の不安は，これから受ける診療の内容がわからないことによるものと，放射線診療に伴う放射線被ばく（医療被ばく）に関連したものとがある．

ここでは，放射線診断や放射線治療を受けた患者から今までに相談を受けた放射線被ばくや放射線の影響に関する主なものをあげる．

放射線の健康影響の概要を表1.2に示す．

① 自分自身の健康影響

放射線によるがんの発生を心配している患者が多い．特に白血病の発生を心配している場合が多い．また，身体がだるかったり，何となく頭が重いなどの不定愁訴を放射線診断による被ばくが原因ではないかと考えている患者もいる．

放射線診断を受けた後，いつ妊娠をしたらよいかとの相談もあるが，これは放射線による遺伝的影響を心配してのものであり，自分自身に現れる影響（身体的影響）ではない．

② 胎児・子どもの影響

胎児を含めた子どもの影響は，自分自身に現れる身体的影響以上に関心が高い．

特に妊娠に気づかない時期に放射線診断を受けてしまった場合の，奇形児をはじめとした異常児出産に対する妊婦の不安が大きく，妊娠中絶をすべきかどうかの相談が多い．

③ 子孫に対する影響

放射線による遺伝的影響の発生は人の疫学調査では実際に観察されていないにもかかわらず，放射線の遺伝的影響を心配する患者が多く，放射線の遺伝的影響に対する関心の高さを感じる．

一度放射線に対する不安をもってしまった患者の多くは，診断や治療により患者として受けた利益は念頭にはなくなり，被ばくに伴う健康影響の

表1.1 日常的に行われている主な放射線診療

		例 示	患者の被ばく
X線診断	撮影のみのもの	胸部単純撮影 腹部単純撮影 マンモグラフィー CT検査	外部被ばく
	透視を伴うもの	上部消化管検査 注腸造影検査	外部被ばく
放射線治療		電子線治療 中性子線治療 重粒子線治療	外部被ばく
	密封小線源を用いたもの	^{125}I ^{192}Ir ^{198}Au	外部被ばく
核医学診断		骨シンチ 腫瘍シンチ 甲状腺シンチ PET	内部被ばく
核医学治療		^{131}I（甲状腺がん） ^{89}Sr（疼痛緩和療法）	内部被ばく
IVR			外部被ばく

表 1.2 放射線の健康影響の区分

放射線の影響が現れる個体に着目した区分		被ばくしてから影響が現れるまでの潜伏期間の長さに着目した区分		被ばく線量に着目した区分	
区　分	例　示	区　分	例　示	区　分	例　示
身体的影響（被ばくした本人に現れる影響）	皮膚障害 がん 白内障 不妊など	早期影響（被ばく後数週以内に現れる影響）	急性放射線症 皮膚の紅斑 など	確定的影響（しきい線量の存在する影響）	急性放射線症 皮膚の紅斑 白内障 など
遺伝的影響（被ばくした人の子孫に現れる影響）	人の疫学調査では観察されていない*	晩発影響（被ばく後数か月以降に現れる影響）	がん 白内障 皮膚の潰瘍 など	確定的影響（しきい線量が存在しないと考えられている影響）	がん 遺伝的影響

＊：自然に発生している遺伝子疾患（白子，フェニールケトン症など）の発生率が線量の増加とともに増加すると考えられている．

表 1.3 放射線の被ばくの形式

	例　示	線量の評価	防　護
外部被ばく（身体の外側にある放射線源から放出される放射線を受けること）	X線診断 ライナックによる放射線治療	測定器で比較の簡単に測定できる	時間 距離 遮へい
内部被ばく（身体の中にある放射線物質から放出される放射線を受けること）	骨シンチグラフィー 核医学治療	投与量/摂取量から計算で求める	投与量/摂取量を減らす 排泄を促進する

みに固執している場合が多い．したがって，患者への対応でまず重要なことは，診断，治療が患者にとっていかに必要であったかを認識してもらうことが大切である．そのうえで，患者の受けた利益に比べて，診断や治療に伴う放射線の影響は小さいことを理解してもらうことである．

2） 患者の抱いている誤解の例

患者の不安の多くは，放射線や放射線影響について誤解しているために生じるものがほとんどである．

患者や患者家族が放射線に対して誤解している主なものを以下にあげる．

① 放射線を一度身体に受けるとその放射線はずっと身体内に残る．

放射線照射を受けると，その放射線がずっと身体に残っていると誤解している人々が意外に多い．放射線が細胞の核内に存在するDNAに損傷を与えることが原因となり生体の障害が発生する．放射線によるDNAの傷の多くは，数時間以内に修復されて元通りになるが，一部の損傷は修復されずに残るとされている．このことと放射線が身体に残るということを混同しているに違いない．

② 外部被ばくに比べて内部被ばくは怖い

身体の外側にある放射線源からの放射線を受けることを外部被ばくといい，身体の中に自然の状態でも存在する放射性物質，あるいは人工的に投与された放射性物質から放出される放射線を受けることを内部被ばくという（表1.3）．X線診断は患者に外部被ばくを，放射性医薬品を投与してガンマカメラなどで画像をつくる核医学診断は患者に内部被ばくをもたらす．

多くの人々は身体の中に放射性物質すなわち異物が入ることを嫌うために，内部被ばくのほうが健康に大きな害をもたらし怖いように思っている場合がある．身体の中に入った放射性物質は，放射性物質のもっている物理的な半減期と，生体がもっている代謝機能によって時間の経過とともにその量を減少させていき，最終的には身体からなくなってしまう．被ばく線量が同じ場合には，外

部被ばくの場合も内部被ばくの場合も健康影響は同じであり，特に内部被ばくが危険ということはないことを理解しておく必要ある．

③　放射線が身体の中を動き回る

放射線は身体の中を動き回ると考えている人々も少なくない．例えば四肢のX線診断を受けた場合でも，生殖腺（卵巣，睾丸）などの臓器も放射線を受けると考えており，白血病や遺伝的影響の発生を心配している．

放射線は，身体を構成している原子にエネルギーを与えた瞬間に姿を消してしまう．X線撮影は1秒の何百分の1というきわめて短い時間で照射を終了してしまうので，撮影された部位以外の身体部位に放射線被ばくをもたらすことはありえない．

身体の中に入った放射性物質は常に身体の中を動き回ると考えている人々もいるが，身体の中に入った放射性物質は，血液に取り込まれた直後は全身を回るが，それぞれの放射性物質・放射性医薬品のもっている化学的特性により結合しやすい臓器が決まっており，それぞれの臓器に取り込まれる．その後はその臓器内で半減期に従って減衰していく．臓器に取り込まれなかった放射性物質は腎臓などから体外へ排泄されてしまう．したがって，放射性物質がいつまでも身体の中を動き回っているということはない．

3）放射線診療の概要を理解する

放射線診療の原理を理解し，放射線診療により患者のどの身体部位にどの程度の放射線を受けるかを認識しておく必要がある．

放射線診療は，大きく診断と治療に分けられる（表1.1）．

最近では，診断と治療を同時に行うインターベンショナルラジオロジー（日本語では画像診断的介入治療と訳されているが，IVRあるいは英語のままのinterventional radiologyといわれる場合が多い）も頻繁に行われている．

診断，治療ともに患者の身体の外側から放射線を照射する診療行為と，放射性医薬品を投与する核医学診療とがある．

放射線診療に使われる放射線の種類としては，次のものがある．

①　診断：X線（X線診断），γ線（主に核医学診断）

②　治療：電子線，γ線，β線，中性子線，重粒子線など

X線診断は，さらに撮影だけの場合と，透視も伴うものがある．透視を伴う主なものは，上部消化管検査，注腸検査，アンギオグラフィーなどがある．

また，画像のコントラストをはっきりさせるために種々の造影剤が用いられる場合がある．血管造影などのためにヨウ素系の造影剤を使用する場合は，ヨウ素の副作用（ショック，皮膚反応など）についても理解しておく必要がある．

4）放射線診療に伴う被ばく線量と影響との関係を知る

放射線の健康影響が出現するか否かは，被ばく線量に関係するが，患者の多くは，被ばく線量の大小に関係なく放射線や放射性物質を怖がっている場合が多い．「放射線が怖い」のではなく，放射線の影響は「どれだけの放射線を受けたか」すなわち被ばく線量が関係するので，被ばく線量を抜きに放射線の影響を考えることはできない．

そこで，患者の不安にこたえる場合には，放射線診療の際の患者の被ばく線量の概要を把握したうえで影響に対する不安に対応する必要がある．

5）不安をもった患者への対応の基本

放射線診療に対する説明責任（アカウンタビリティー）は，主に医師にあるが，説明のための十分な時間がとれなかったり，患者の理解が不十分であったりする場合があるので，看護職も患者に対して説明できるようにしておく必要がある．

放射線診療は患者にとって必要な放射線診療であると医師が判断（適用の判断あるいは正当化という）したから実施されるわけである．したがって，放射線診療行為の内容や，診療行為に伴う放射線被ばくに対して不安を抱いている患者には，まず検査や治療の内容をわかりやすく説明し，患者にとって必要な検査であることを納得してもらわなければならない．

放射線被ばくに伴う健康影響を心配している患者に対しては，診療で得られる患者の利益のほうが被ばくに伴う健康影響に比べて圧倒的に大きいことを念頭において対処するとよい．

d. 看護職自身の放射線防護のために

　看護職を含めた医療従事者の職業被ばくは主に外部被ばくだけであると考えてよい.

　外部被ばくに対しては次の3つの原則を守ることにより，被ばくを避けるあるいは被ばく線量を減少させることができる.

　① 時間：被ばく線量は時間に比例する.
　② 距離：被ばく線量は距離の2乗に反比例する，すなわち被ばく線源からの距離が2倍になれば被ばく線量は1/4になる.
　③ 遮へい：放射線の線源との間に放射線を遮へいする物体を置くことにより被ばく線量を減らすことができる．例えば，鉛入りのエプロンなどを装着することにより線量を1/10以下にすることができる.

　これらの3つの原則は，自分自身で実行できることであるから透視を伴う検査を受ける患者の介助，核医学治療（甲状腺がんの放射性ヨウ素による治療など）を受けた患者のケアなどのように被ばくの可能性のある状況では常にこの3原則を念頭に入れて自分自身の被ばくを減少させるための努力を自らする必要がある.

　また，ガラス線量計や直接自分で線量を読みとることができる線量計などによって測定された被ばく線量に関心をもち，定期的に個人に通知される被ばく線量の意味を理解しておかなければならない.

　自分の被ばく線量が，法令で決められた被ばくの上限値（線量限度）を超えていないことを確認することが大切であるが，看護職の実際の被ばく線量は線量限度を大幅に下回っているの現状である.

　放射性医薬品を投与された患者の排泄物の中には放射性物質が排泄されるので，患者からの放射性物質の排泄パターンなどを理解したうえで患者のケアにあたり，放射性物質による周辺の汚染が起こらないように注意する必要がある．核医学診療を受けた患者のケアにより看護職をはじめ医療関係者が内部被ばくをするということは，きわめてまれであると考えてよい.

e. 看護職の放射線教育のあり方

　看護職の養成課程のカリキュラムは指定規則で定められているが，過去の指定規則にはあった「放射線看護」に関する項目は，現在の指定規則の中には皆無である.

　すべての診療科が放射線診療に何らかの形で関係し，しかもこれからの医療はチーム医療として進められていくことを考えると，放射線診療に直接かかわらない看護職に対しても，放射線診療の基本的な事項については養成課程において教育されるべきであると考えている.

　放射線診療をチーム医療の一員として支えていくうえで，以下の事項は，看護職が理解しておくべき放射線に関する知識ではなかろうか.

　① 放射線と放射線診療の概要
　② 放射線診療と被ばくの形態
　③ 放射線の人体への影響の基本的事項
　④ 放射線診療に伴う被ばく線量の概要
　⑤ 外部被ばくに対する防護の3つの原則

　筆者らは，看護職に対する放射線教育が必要と考え，上記の知識を看護職の大学教育の過程で，単に一方通行の講義だけではなく測定を取り入れた実習を交えて教育している.

　さまざまな医療事故が社会問題とされている昨今であるが，放射線診療の場合は仮に医療ミスがあったとしてもわかりにくい．というのは，放射線や放射性物質の存在は人間の五感で直接感じることはできないし，放射線の健康影響は放射線診療が実施された直後に現れるのではなく，被ばくをしてから長い期間を経過した後に発現するという特徴があるからである．したがって，過剰な被ばくなどがあっても直接医療を施した者以外はわかりにくい．そこで，医療従事者どうしが厳しく自己管理・自己規制する体制を確立し，放射線診療に関するミスが決して発生しないようにしなければならない.

〔草間朋子〕

文　献

本書の各章で必要な詳細な知識・技術は得られるが，今までに筆者が刊行した書物を参考までにあげておく.

1) 草間朋子：あなたと患者のための放射線防護 Q and A. 医療科学社, 2005.
　トピックスを中心にして放射線防護の知識をまとめたもの.
2) 草間朋子：放射線防護マニュアル．日本医事新報社, 2004.

放射線医療行為ごとに必要な放射線防護の知識をまとめたもの.
3）草間朋子, 太田勝正, 小西恵美子：医療のための放射線防護. 真興交易医書出版, 1992.
放射線診療に必要な放射線防護を網羅的にまとめたもの. 防護実験テキストを掲載している.
4）草間朋子, 甲斐倫明, 伴 信彦：放射線健康科学. 杏林書院, 1995.
放射線影響, 放射線防護について詳述したもの.

放射線の生物学的な影響について知りたい場合には, 以下の本が大変参考になる.

1）菅原 努, 青山 喬：放射線基礎医学. 金芳堂, 2004.
放射線の生物影響を詳細に記述されている.

2 放射線と放射能の基礎知識

われわれ人類は放射線を太古の時代から浴び続けている．しかし，放射線は色も臭いもなく五感には感じないのでなじみが薄く，理解しにくいものである．特に放射線と放射能は新聞などでよく記事にされているにもかかわらず，混同されがちである．詳細は後述するが，まずこの違いを先に整理しておく．

放射線は実体があり，検出器で1個，2個と数えることができる．厳密には放射線障害防止法2条1項，そのほか電離放射線障害防止規則などで次のように定義されている．「電磁波又は粒子線のうち，直接又は間接に空気を電離する能力をもつもので，①アルファ線（α線），重陽子線，陽子線その他の重荷電粒子線およびベータ線（β線），②中性子線，③ガンマ線（γ線）および特性エックス線（X線），④1メガ電子ボルト以上（100万電子ボルト）のエネルギーを有する電子線，およびエックス線（X線）」（ただし電離放射線障害防止規則などではエネルギー下限が未定，現実的には印加電圧10キロボルト以上）

一方，放射能は実在のものではなく，能力のことである．すなわち放射線を出すことができる能力を意味している．その強さはベクレル（Bq）という単位で示すことができる．

白熱電灯からから出てくる光が放射線に対応し，電灯のワット数（例えば100W）が放射能の強さに対応していると比喩的に考えてもよい．

a. 放射線の種類

放射線は表2.1のように数多くの種類がある．大きく分けると，電磁波，電荷をもった粒子，電荷をもたない粒子に分類できる．その代表的なものを以下に示す．

電磁波とは，一般的にはテレビ，ラジオ，携帯電話などの電波を指す．放射線分野の電磁波とは，エネルギーがはるかに高いX線とγ線を意味している．速さは光と同じで，電気も重さもない．

電荷をもった粒子とは＋か−の電気を帯びている粒子のことである．代表はα線とβ線である．電子の重さを1とするとα線は約7360倍，電荷は＋2となり，β線は重さが1倍，電荷は−1と＋1のものがある．前者を$β^-$線（ベータマイナス線），後者を$β^+$線（ベータプラス線）と呼ぶこともある．

電荷をもたない粒子は中性子で，重さは電子の約1840倍である．

表 2.1 放射線の種類

分類	名称	読み方	定義
電磁波	γ線	ガンマ線	原子核内から放出される電磁波
	X線	エックス線	原子核の外側で発生する電磁波
電荷をもつ粒子	α線	アルファ線	原子核内から放出されるヘリウム原子核【電荷＋2，質量は電子の7360倍】
	$β^-$線	ベータマイナス線	原子核内の中性子が陽子に転換したときに発生する電子【電荷−1】
	$β^+$線	ベータプラス線	原子核内の陽子が中性子に転換したときに発生する陽電子【電荷＋1】
電荷をもたない粒子	中性子	− − −	原子核分裂のときに発生する中性の粒子【電荷0，質量は電子の1840倍】

b. 放射線の発生
1) 原子の構造[1]

放射線の発生を理解するためには，まず原子の構造を知る必要がある．すべての物質をつくる源である原子は＋の電荷をもった原子核と－の電荷をもった電子でできている．原子核は太陽に，原子核のまわりを回る電子は地球などの惑星に例えられる．原子核はさらに＋の電荷をもった陽子と電荷をもたない中性子でできている．この様子を図2.1に示す．

次に質量数，原子番号，および同位元素について説明する．ここでは原子核に含まれる陽子の個数をZ，中性子の個数をNとする．

質量数は原子の重さを表すものである．電子は軽いので重さのほとんどは陽子と中性子で占められる．$Z+N$を質量数Aと呼ぶ．例えば炭素は陽子6個と中性子6個で構成されているので，質量数$A=Z(6)+N(6)=12$となる．

原子番号は原子の種類を特定する量であり，陽子の数Zで決まる．したがって炭素の場合は$Z=6$である．

原子番号が同じでも重さ（質量数）の異なる原子がある．これを同位元素（同位体，アイソトープともいう）と呼ぶ．例えば水素では$A=1$，$A=2$（重水素），$A=3$（三重水素，別名トリチウム）の3種類がある．

一般に原子番号Zの原子はZ個の陽子（電荷は合計で$+Z$）と同数の電子（電荷は合計で$-Z$）をもっている．したがって原子は全体として電荷はつりあってゼロとなる．もし電子が1つ取られるとバランスがくずれ，全体として電荷は＋1が現れる．この原子はプラスイオンといわれる．逆にもし電子が1つ加わると原子全体として電荷は－1になり，これはマイナスイオンと呼ばれる．

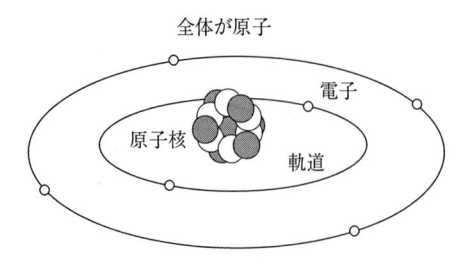

2) 原子核の壊変と放射性同位元素[2]

原子（厳密には原子核）には不安定で時間の経過とともに，より安定な原子に変化していくものがある．

原子が自然に変化する状態，すなわち壊れることを壊変（崩壊）という．主な壊変としては，α線（質量数4，電荷＋2）を放出するα壊変，$β^-$線（質量数ゼロ，電荷－1の電子）あるいは$β^+$線（質量数ゼロ，電荷＋1の陽電子）を放出するβ壊変（それぞれ$β^-$，$β^+$壊変），γ線（質量数ゼロ，電荷なし）を放出するγ壊変（この言葉はあまり使われなくなった）があげられる．さらに，原子核が軌道電子（質量数ゼロ，電荷は－1）を捕獲する軌道電子捕獲（EC）も壊変の一種である．原子核の不安定状態が一定時間続いた後，何らかの放射線を放出して安定化する場合がある．この種の壊変を核異性体転移（IT）という．原子の中には外部からの刺激を受けなくても分裂するものがある．この分裂（壊変）は自発核分裂（SF）と呼ばれている．壊変の様子を図2.2および表2.2に示す．

次に，壊変のときの原子番号と質量数の変化に

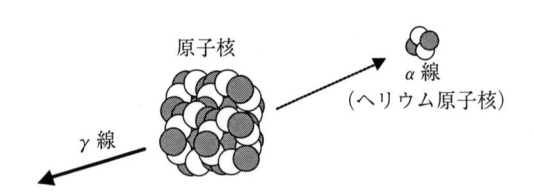

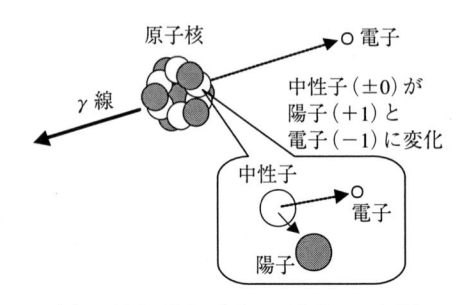

●：陽子　【$Z=6$，総電荷＋6】
○：中性子【$N=6$，総電荷±0】
○：電子　【総電荷－6】
炭素の例．陽子$Z=6$個，中性子6個，質量数12．

図2.1　原子の構造

(a) α壊変（例：ラジウム226がラドン222に変化）

(b) β壊変（例：炭素14が窒素14に変化）

図2.2　α壊変およびβ壊変の様子

表2.2 主要な壊変の種類

種類	Zの変化	Aの変化	放出される放射線
α壊変	-2	-4	α線，γ線など
β^-壊変	+1	0	電子，γ線など
β^+壊変	-1	0	陽電子，γ線など
軌道電子捕獲(EC)	-1	0	特性X線，オージェ電子，その他
核異性体転移(IT)	0	0	γ線，その他
自発核分裂(SF)	多様	多様	核分裂片，中性子など

着目してみる．α壊変の場合は原子番号が2，質量数が4減る．例えばラジウム226（原子番号88，質量数226）はラドン222（原子番号86，質量数222）に壊変する．β壊変（β^-壊変）の場合は原子番号が1増え，質量数は変化しない．例えば炭素14（原子番号6，質量数14）は窒素14（原子番号7，質量数14）に変化する．β壊変ではβ^+壊変もあり，原子核の陽子が+1の電荷をもった陽電子を放出し，中性子に変わる．この場合は原子番号が1減り，質量数は変化しない．γ壊変の場合は原子番号も質量数も変わらない．α壊変，β壊変後の原子核はまだ不安定で安定な状態に戻るときに余分なエネルギーをγ線として放出（γ壊変）する場合が多い．

このような壊変を起こす原子核を放射性核種，あるいは放射性同位元素（放射性同位体，ラジオアイソトープ）という．

放射性同位元素の重要な性質である半減期について説明する．原子核は時間ともに壊変して別の原子核に変わり，元の原子数が減る性質がある．1秒あたりの原子核の壊変数である放射能の強さも減少し，1秒間に放出される放射線の数も減少する（1壊変で2個のγ線を放出するような場合もあるため，一般には放射能の強さ＝放射線の数にはならない）．半減期とは放射能の強さが半分になるまでの時間をいい，自然界に広く存在するウラン238は45億年，カリウム40は13億年，人工放射性物質であるセシウム137は30年，ヨウ素131は8日である．ヨウ素131では，放射能の強さは8日後には1/2，16日で1/2の1/2，つまり1/4に，24日では1/8，半減期の7倍もたつと1/100，半減期の10倍もたつと1/1000に減衰してしまう．

3) X線の発生

上述したようにα線，β線，γ線，中性子は放射性同位元素の壊変にともない発生する放射線であり，人為的に発生を止めたり，再開したりはできないものである．それに対してX線はX線管に印加する高電圧を入り・切りすることによって発生・停止が容易にできることが特徴である．

図2.3を参照しながらX線の発生方法を述べる．

真空にしたガラス容器の中に陽極(+側)と陰極(-側)を設ける．陽極の先端部にタングステンなどの金属でできたターゲットを付ける．陰極の先端部には電流で加熱することによって電子が飛び出すフィラメントを設ける．陽極と陰極は外に置かれた高圧発生装置(10〜150kV，1万〜15万ボルト程度)に接続される．フィラメントに電流を流すと高温になり電子が飛び出る．電子は-電気を帯びているので陰極(-側)から反発され，逆に陽極(+側)に引き付けられる．すなわち陽極にあるターゲットに向かって加速され，高速でターゲットに衝突する．この衝突を細かく見ると，ターゲットに到達した電子は原子の中心にある原子核(+電荷)によって引かれて，曲げられ，ブレーキがかかったように遅くなる．このとき，電子の運動エネルギーの一部が電磁波として放出される．この発生した電磁波のことをX線(正確には制動X線)という．原子核の近くを通過する場合，遠くを通過する場合ではブレーキのかかり方が異なり，結果としていろいろなエネルギーを有するX線が発生する．ただしX線の最大のエネルギーは加速したときの電圧によって決まる．X線管にかけられる電圧はX線のエネルギーを決める．高いほどエネルギーが大きく透過力の強いX線とな

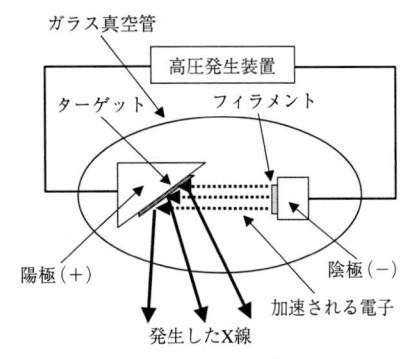

図2.3 X線管の構造

る．流れる電流(飛び出た電子の個数に比例)がＸ線の発生個数を決める．これらは人為的に制御できる量である．

c. 放射線と物質との相互作用[3]

放射線が物質の中を通過すると，物質中の原子と衝突するなどの相互作用（電離と励起など）して徐々にエネルギーを失う．放射線のおよぼすさまざまな影響（人体に対する影響など）や効果（診断，治療，測定など）はすべてこの過程に関連している．

図2.4に電離と励起の様子を示す．電離は，放射線が軌道電子と衝突して電子を原子の外に弾き飛ばす現象である．その結果，例えば電子が1個減ると原子全体では電荷は+1になる．この現象をイオン化という．励起は，軌道電子が放射線からエネルギーを受け取り，外側のエネルギーの高い軌道に移る現象である．この状態は不安定で元の軌道に電子が戻るときに余分なエネルギーを蛍光（可視光や紫外線）やＸ線（蛍光Ｘ線と呼ぶ）として放出する．

これら電離および励起の起こり方は放射線の種類によって大きく異なる．それぞれの場合について要点をまとめる．

1) α線の場合

α線のように重い荷電粒子（質量数4，電子の約7360倍の重さ，電荷+2）は物質中をほぼまっすぐ進み，一定距離を進む間に同じエネルギーの電子（β線も含む）の数百倍もの電離および励起を起こす．急激にエネルギーを失う（相手に与える）ために短い距離で止まる．

2) β線の場合

β^-線（電子，電荷-1）のように軽くて速い荷電粒子は，一般にジグザグに動きながら原子を電離，励起したのち，α線と比べて相当の距離を移動したのち停止する．その過程で，原子の中の原子核（+の電荷）の近くで電気的な引力（クーロン力）で急激に曲げられ，運動のエネルギーの一部をＸ線（制動Ｘ線）として放出する（Ｘ線発生の原理）．β^+線（陽電子，電荷+1）の場合も同様な電離，励起を起こすが，止まる瞬間にまわりの電子と結合して消滅する特徴がある．この際，2個のγ線を放出する．

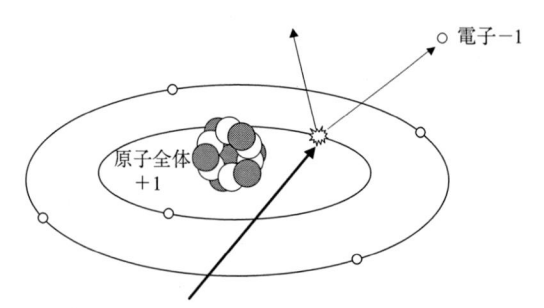

(a) 電離（電子が原子の外側に弾き出された状態）

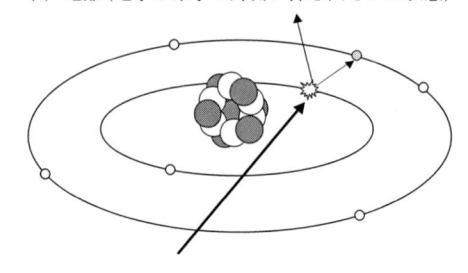

(b) 励起（内側の電子がエネルギーの大きな外側の軌道にあげられた不安定な状態）

図2.4 放射線による原子の電離と励起

3) γ線，Ｘ線の場合

電荷をもたないので原子を直接に電離することはない．しかしγ線が電子と衝突して生じる相互作用（光電効果，コンプトン効果，電子対生成など）の結果として発生する2次電子によって電離，励起が起こる．Ｘ線の場合も同様である．

4) 中性子の場合

中性子は電荷をもたないので原子を直接に電離することはない．しかし原子核と衝突したときに放出される陽子（質量数1，電子の約1840倍の重さ，電荷+1）などが電離や励起を起こす．

d. 放射線の性質と特徴

まず放射線の共通的性質と特徴を述べる．放射線と物質の相互作用の結果，電離や励起が起きる．すると入射した放射線はエネルギーをなくして吸収されたり，元の方向からずれて飛んでいったりする．これが放射線の透過（吸収されなかったもの）であり散乱（向きが変わったもの）である．また電離や励起はまわりの物質の化学変化を誘発し，写真作用（Ｘ線フィルムの原理）などとして現れる．励起は蛍光という光を発する作用を起こす．これらの性質は後述する放射線測定器に利用されている．それぞれの放射線の性質と特徴を個

別に述べることにする．

1) α線の場合

α線は紙1枚で止めることができる．空気中だと数cm，人体では皮膚の表面程度（表皮の不感層，放射線の影響が少ない場所）で止まってしまう．したがって人体の外部からα線を受けても（これを外部被ばくという）影響は少ない．しかし体内にα線を放出する物質，例えばプルトニウム239を摂取した場合には，それが沈着した組織を集中的に被ばくさせる（これを内部被ばくという）．すなわち，すべてのエネルギーを微小な領域に与え続けるので，その組織が放射線の影響を受けやすいときには問題となる．

2) β線の場合

α線よりも透過力はあるが，適当な厚さのアルミ板で遮へいできる．空気中では数m程度飛ぶことができる．人体を考えると，大部分は皮膚表皮を抜け，皮膚内部で止まる．したがって，外部からβ線を受けた場合には皮膚の被ばくが問題となるが，体内組織や器官への影響はほとんど考えなくてよい．一方，内部に放射性物質を取りこんだ場合には，α線ほどではないが内部被ばくの問題が起こる可能性がある．

3) γ線，X線の場合

γ線はX線と同じ電磁波の仲間であるが，一般にX線よりも透過力が強く，止めるためには鉛やコンクリートが必要となる．外部からγ線を受けた場合には体内の組織や器官に到達し影響を与えるが，かなりの割合で何も相互作用せずに体を貫通する．内部に取り込んだ場合，器官や組織に影響を与えるが，外部からの場合と同様，相当数は通り抜けてしまう．つまり，体の内部にエネルギーを与えることが少ないのでα線のような大きな影響を与えることはない．

X線は一般にはエネルギーが低く薄い遮へいで十分である．人体に与える影響はγ線の場合とほぼ同様である．

4) 中性子の場合

中性子はほぼ水素と同じ重さの粒子であり，原子核（特に水素の原子核，陽子のこと）を跳ね飛ばしたり，原子核と反応したりする．γ線と同じように電荷がないので透過力は強く，多量の水，ポリエチレン，パラフィン，コンクリート（水素原子を多く含む物質，中性子を減速したり吸収したりする物質）で遮へいする．人体への影響の仕方はきわめて複雑で，飛ばされた陽子（反跳陽子という）が人体に与える影響や核反応で発生したγ線の影響を総合的に考える必要がある．

e. 放射線と放射能の基本単位[4)]

ベクレル，照射線量，吸収線量，線量など放射線および放射能に関する重要な単位について解説する．

1) 放射能の強さ（ベクレル，Bq）

1秒間に1個の原子（正確には原子核）が壊れて放射線を放出するときの放射能の強さを1ベクレル（Bq）という．放出される放射線の個数ではないことに注意が必要である．例えばコバルト60は1Bqにつき2個の異なるエネルギーのγ線を放出する．以前はキュリー（Ci）という単位が使われていた（1Ci = 37億Bq）．

2) 照射線量（クーロン毎キログラム，C/kg）

これは測定に適した単位である．すなわち実際に計ることができる量であり，測定しにくい吸収線量や線量を推定したり計算したりするときにも役立つ単位である．

γ線やX線が照射され，その場の空気を電離した量で示す．空気1kg（約770リットル）の中に生じた電荷が1クーロン（C，イオンあるいは電子の数で$6.2×10^{18}$個，6.2億の1億倍）のときを1C/kgという．以前はレントゲン（3876R = 1C/kg）が使われていた．人体の軟組織で，かつX線のエネルギー範囲では照射線量と吸収線量とはよく一致し使いやすい．

3) 吸収線量（グレイ，Gy）

この吸収線量は放射線を受けた生体や物質の影響の程度を知るうえでは最も基本的な単位である．しかし実際にはこの量を直接測定することは困難であるから，ある測定器で測った照射線量や吸収線量から計算によって求める場合が多い．

放射線が物質に当たったとき，その物質の単位質量（普通は1kg）がどれだけのエネルギーを吸収したかを示すのが吸収線量である．1kgの物質が1ジュール（J，0.24カロリー）のエネルギーを吸収したときを1グレイ（Gy）と定義する．

表 2.3 放射線と放射能に関する単位

項　目	記　号	読み方	単　位	備　考
放射能（の強さ）	Bq	ベクレル	個/s	1秒（s）あたりの壊変数
照射線量	…	…	C/kg	電離量から直接的に測定可能な最も基本的な量
吸収線量	Gy	グレイ	J/kg	測定器の照射線量，吸収線量などから推定
線量	Sv	シーベルト	J/kg	人体に対する放射線防護のために用いられる量（線質係数×吸収線量）
実効線量	Sv	シーベルト	J/kg	正確に求めることは困難，1cm線量当量で代替

表 2.4 代表的な測定器

測定器	測定放射線	目盛り	用途	備考
電離箱	X線，γ線	μSv/時 μSv	空間線量率 空間積算線量	1cm線量当量率，空気吸収線量率も測定可能
GM管	β線，X線，γ線	μSv/時 cpm	空間線量率 放射性物質の有無	表面汚染の検査
シンチレーション検出器	γ線	μSv/時	空間線量率	蛍光物質としてのヨウ化ナトリウム（NaI）
フィルムバッジ	β線，X線，γ線，(中性子)	μSv	個人被ばく線量	現像の必要あり（時間がかかる）
TLD	X線，γ線	μSv	個人被ばく線量	万年筆タイプ
ガラス線量計	X線，γ線	μSv	個人被ばく線量	急速に普及
ポケット線量計	X線，γ線，(中性子)	μSv	個人被ばく線量	半導体式で目盛りを直読可能（その場で確認）

4） 線量（シーベルト，Sv）

吸収線量が同じでも α線と γ線では人体に与える影響が異なる．吸収線量に放射線の種類による補正係数をかけたものが線量であり，人体への影響の度合いを表している．

例えば α線および γ線によって同じエネルギーが与えられた（物質からみると吸収した）場合，α線は小さな領域にたくさんのエネルギー（電離の量に比例）を集中的に与えるのに対し，γ線は比較的広い領域にエネルギーを希薄に与える．生体にとっては局所，集中的なエネルギー付与の方が影響は大きい．α線の補正係数（放射線荷重係数）は20，γ線は1，X線，β線も1，中性子は自分自身のエネルギーによって大きく値が異なり5～20である．線量＝放射線荷重係数×吸収線量となり，単位は吸収線量のJ/kgと同じであるが，混乱を避けるためシーベルトが用いられている．

線量は放射線防護に用いる基本的な量であり，放射線の種類が何であっても同じ線量であれば同じ大きさの放射線影響をもたらすことを意味している．

より理想的に考えると，同じ線量であっても臓器によって放射線の感受性が異なるから，臓器に着目して補正することが必要となる．そこで全身のすべての臓器ごとにある係数（生殖腺0.25，乳房0.15，肺0.12，甲状腺0.03など）を割り当て，これをその部位の線量にかけてすべてを足し合わせる．これを実効線量という．たとえば法令では放射線業務従事者の実効線量限度は年50mSvとある．しかしながら，この量は実際の人間で直接に測定することは困難である．そこで代替として人体模型の深さ1cmの場所に測定器を埋め込み，この量をもとに実効線量を推定するような手法が採用されるようになり，個人被ばく管理に用いられている．この線量を1cm線量当量という．

5） その他の単位

今まで解説した種々の量に時間の概念を付け加えると○○率となる．例えば線量率はmSv/時，μSv/時というように表現できる．これらは1時間あたりその場にいたとしたらどれだけの線量になるかを示している．

放射線の個数だけに着目すると1分あたり測定器が数えた個数cpm（count/分），1秒あたり測定器が数えた個数cps（count/秒）もよく使われる．

以上，ここで述べたすべての単位を表2.3で一

覧する.

f. 放射線の測定器

種々の目的に応じた種々の測定器が市販されている.代表的なものを紹介すると,放射線の電離作用を利用した電離箱は空間線量率（μSv/時),GM管は1分あたりの計数値（cpm）を与える.蛍光作用を利用したものとしてシンチレーション検出器（NaI検出器,μSv/時）がある.これはγ線やX線が入ると光を出す物質を検出器として使用したものである.写真作用を利用して個人被ばくの積算線量を求めるためのフィルムバッジ（μSv）が普及している.さらに,個人被ばく管理用に励起作用を用いた熱ルミネセンス線量計（TLD,μSv）も利用されているし,最近ではガラス線量計（μSv）が急速に普及してきた.半導体技術を用いたポケット線量計はその場で積算された線量（μSv）を知ることができるのでフィルムバッジなどと併用されることが多くなった.以上述べた各種測定器を表2.4にまとめる.

〔白川芳幸〕

文　献

1）日本アイソトープ協会編：放射線のABC. pp57-79, 丸善, 1995.
2）菅原　努監修：放射線基礎医学（第9版）. pp5-18, 金芳堂, 2000.
3）石川友清編：初級放射線. pp19-43, 通商産業研究所, 1997.
4）日本アイソトープ協会編：放射線取扱者のための法令の話. pp38-49, 丸善, 1996.

3 アイソトープと医学

a. 元素，核種とアイソトープ

物質は元素が集まって成り立っている．天然には原子番号1の水素から92番のウラン（U）までの元素が存在する．原子番号93のネプツニウム（Np）以上は超ウラン元素といわれ，原子核反応によって現在120近くまでが人工的につくられている．原子番号84のポロニウム（Po）以上の元素はすべて放射性である．

物質の最小単位である原子は，中心に正電気をもつ1個の原子核があって，その周囲を高速で運行している負電気をもつ電子とから構成されている．

原子核の中には正電気を帯びた陽子と電気を帯びていない中性子が存在し，両者は核力と呼ばれる力で結合している．そして陽子の数が元素の原子番号である．いいかえれば，元素の種類は陽子の数によって決まる．陽子の数と中性子の数の和を質量数という．

原子核の中の陽子の数は等しいが，中性子の数が異なるものを同位体という．すなわち，同じ元素で質量数が異なるものである．同位体のことをアイソトープという．同位体のうち原子核が安定なものを安定同位体，不安定なものを放射性同位体という．ふつうアイソトープといえばラジオアイソトープ（RI）のことをいう．

一般の化学では元素を対象とするのに対し，アイソトープの化学では原子核をもとにした核種を考える．核種とは陽子数，中性子数およびエネルギー準位によって決まる原子種で以下に示すように元素記号に質量数を記して表す．

天然に存在する主な元素を例にとると，水素には原子核の中に1個の陽子のみがある水素（^1H），陽子と中性子が1個ずつある重水素（^2H），1個の陽子と2個の中性子がある三重水素（^3H）の3種がある．このうち三重水素はトリチウムと呼ばれ，放射性である．カリウムには^{39}K，^{40}K，^{41}Kの同位体があり，このうち，^{40}Kが放射性である．ウランには^{234}U，^{235}U，^{238}Uの同位体があり，いずれも放射性である．このうち核燃料として利用されるのは^{235}Uである．

原子番号と質量数が同じで原子核のエネルギー状態が異なる核種を核異性体という．例えばテクネチウム（Tc）の場合準安定状態にある^{99m}Tcと基底状態にある^{99}Tcとは互いに核異性体である．

b. 放射性壊変と放射平衡

放射性核種の原子核はもともと不安定なので，時間とともに壊れてより安定な原子核になり，余分なエネルギーが放射線として放出される．このことを放射性壊変という．

放射性壊変にはさまざまな様式がある．1つの親核種から複数の娘核種が生成する場合もある．例えば，^{40}Kからは^{40}Arと^{40}Caが生成する．

親核種A→娘核種B→孫娘核種Cと壊変していくとき，親核種の半減期が娘核種の半減期より長い場合，ある時間経過すると両者の壊変率はほぼ一定となり，両者の原子数の比もほぼ一定となる．この状態を放射平衡といい，過渡平衡と永続平衡がある．

親核種Aの半減期T_1が娘核種Bの半減期T_2に比べてある程度長い場合，例えば，$T_1=8$時間，$T_2=0.8$時間の場合，時間が十分に経過するとA，B両核種の原子数の比は一定となりA，Bの原子数はいずれもAの半減期に従って減少していく．この状態を過渡平衡という（図3.1）．

親核種Aの半減期T_1が娘核種Bの半減期T_2に比べてきわめて長い場合，例えば$T_1=10^8$年，$T_2=0.8$時間の場合，時間が十分に経過するとA，

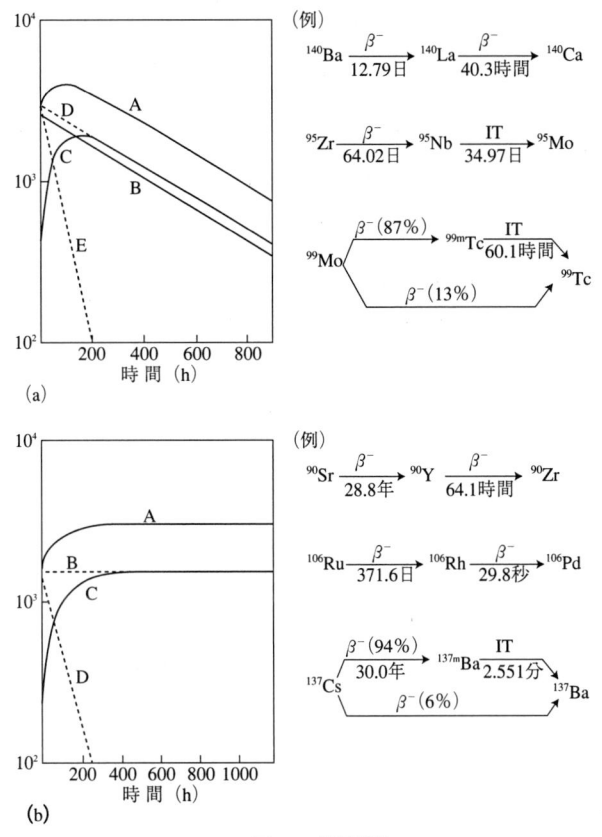

図3.1 放射平衡
(a) 過渡平衡
A：$t=0$のときに分離された親核種フラクションの全放射能
B：親核種のみによる放射能
C：$t=0$のときに分離された親核種フラクション中に生成する娘核種の放射能
D：親核種より分離された娘核種の放射能
(b) 永続平衡
A：$t=0$のとき親核種のみであったフラクションの全放射能
B：分離しない場合の娘核種の放射能
C：$t=0$のときに分離された親核種フラクション中に生成する娘核種の放射能
D：親核種より分離された娘核種の放射能

B両核種の原子数の比は一定となるとともに単位時間におけるAの壊変原子数とBの壊変原子数は相等しくなり，A，Bの原子数はいずれもAの半減期に従って減少していく．この場合，T_1の値はきわめて大きく，短時間の観測ではほとんど変化しないのがふつうである．この状態を永続平衡という（図3.1）．

c. アイソトープの製造

1) 核反応による方法

ターゲットの原子核Aに中性子などの入射粒子xを照射すると原子核Bが生成して粒子yが放出され，このとき核反応エネルギーQが発生する．

$$A + x \longrightarrow B + y + Q$$

核反応は次のような核反応に特有な式で表す．

$$A\,(x,y)\,B$$

たとえば，^{59}Coに入射粒子として中性子を照射すると^{60}Coが生成しγ線が放出される．このときの反応は，次のように表す．

$$^{59}\text{Co}\,(n,\gamma)\,^{60}\text{Co}$$

アイソトープの製造に用いられる核反応について生成核と原子番号および質量数の増減を表3.1に示す．

医学，生物学の分野で利用されるアイソトープ

表 3.1 核反応による原子番号と質量数の増減

原子番号の変化 \ 質量数の変化	−3	−2	−1	0	+1	+2	+3
+2				α, 4n	α, 3n	α, 2n ³He, n	α, n
+1				p, n d, 2n	³He, np p, γ d, n	α, np ³He, p	α, p
0			γ, n n, 2n	ターゲット	n, γ d, p		
−1		p, α	d, α γ, pn	γ, p	n, p		
−2	n, α	n, ³He					

を製造する主な核反応の例を示す．

^{6}Li(n,α)^{3}H　　^{14}N(n,p)^{14}C　　^{23}Na(d,p)^{24}Na
^{35}Cl(n,α)^{32}P　^{35}Cl(n,p)^{35}S　^{54}Fe(n,γ)^{55}Fe
^{59}Co(n,γ)^{60}Co　^{66}Zn(d,n)^{67}Ga　^{191}Ir(n,γ)^{192}Ir

2) 放射性壊変を利用する方法

病気の診断や治療に用いられるアイソトープは病変部に親和性があり，透過力が大きく半減期の短いアイソトープが適している．

このようなアイソトープはミルキングという方法で得るのがふつうである．ミルキングとは，放射平衡が成立している比較的長い半減期の親核種から，より短い半減期をもつ娘核種を繰り返し分離する操作をいう．これは，雌牛から牛乳をしぼりとっても，ある時間放置しておくと何回も繰り返し牛乳をしぼり出せることに似ているからである．迅速，簡便に行なうためにはカラム法のような方法が適している．ミルキングを行う装置をジェネレーターとかカウと呼ぶ．医学的に用いられるミルキングの例を表3.2に示す．

3) 核分裂と核分裂生成物

核分裂とは^{235}U，^{239}Puのように質量数の大きい元素が熱中性子照射により2つの原子核に分かれることをいう．^{235}Uの核分裂の場合は一分裂あたり平均2.5個の中性子が放出され，200MeVのエネルギーが発生する．核分裂後やや遅れて放出される中性子を遅発中性子と呼び，原子炉をコントロールするうえで重要である．

^{235}Uの熱中性子による核分裂反応と核分裂生成物の例は次のように表される．

$$^{235}U+n \begin{cases} ^{141}Ba + {}^{92}Kr + 3n \\ ^{139}Xe + {}^{95}Sr + 2n \end{cases}$$

核分裂によって直接生成した核種を核分裂片といい，次々と$β^{-}$壊変を繰り返して安定な原子核に落ち着く．

^{90}Kr $\xrightarrow{β^{-}}_{(32.3秒)}$ ^{90}Rb $\xrightarrow{β^{-}}_{(2.60分)}$ ^{90}Sr $\xrightarrow{β^{-}}_{(29.1年)}$ ^{90}Y $\xrightarrow{β^{-}}_{(2.67日)}$ ^{90}Zr （安定）

^{137}I $\xrightarrow{β^{-}}_{(22秒)}$ ^{137}Xe $\xrightarrow{β^{-}}_{(3.9分)}$ ^{137}Cs $\xrightarrow{β^{-}}_{(30.1年)}$ ^{137m}Ba $\xrightarrow{β^{-}}_{(17.28分)}$ ^{137}Ba （安定）

^{235}Uの熱中性子による核分裂では，^{72}Znから^{161}Tbまでの核種が生成する．図3.2に示すように質量数95と140付近に核分裂収率の極大があり，質量数120付近に極小がある．

また，2つの重い原子核と1つの軽い原子核の3つに分かれる核分裂もある．原子力発電所周辺で問題となるトリチウム（^{3}H）はこの核分裂によって生成するものである．

表 3.2 核医学で用いられる主なミルキングの例

親核種	娘核種
^{42}Ar (32.90年)	^{42}K (12.36時間)
^{47}Ca (4.54日)	^{47}Sc (3.35日)
^{68}Ge (270.8日)	^{68}Ga (67.6分)
^{81}Rb (4.58時間)	^{81m}Sr (2.81時間)
^{82}Sr (25.6日)	^{82}Rb (1.27分)
^{87}Y (79.8時間)	^{87m}Sr (2.80時間)
^{99}Mo (65.94時間)	^{99m}Tc (6.01時間)
^{113}Sn (115.1日)	^{113m}In (1.66時間)
^{132}Te (3.20日)	^{132}I (2.30時間)
^{137}Cs (30.07年)	^{137m}Ba (2.55分)

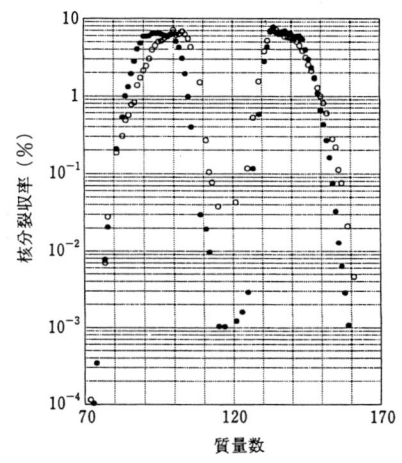

図3.2 低エネルギー中性子による核分裂の質量分布
●印は^{235}Uの熱中性子照射，○印は^{239}Puの熱中性子照射．
E.A.C.Crouch：At.Data Nucl.Data Tables, **19**：417, 1977中の数値を用いて作成．

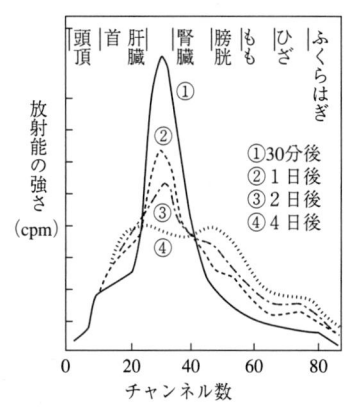

図3.3 ^{137}Csの経口投与後の全身分布の時間変化

人体への影響あるいは放射性廃棄物処理の観点から重要な核種は^{3}H，^{90}Sr，^{106}Ru，^{131}I，^{137}Cs，^{144}Ceなどである．

d. 放射性核種の生体内挙動と除去法

放射性核種を体内に摂取した場合，その元素の物理的，化学的性質に従って特有な体内挙動を示す．放射性核種の体内での吸収，移行，分布，滞留，排泄などはそのままその元素の動きと基本的に同じで，これらを体内動態あるいは代謝という．例えば，水素（^{1}H）とトリチウム（^{3}H），安定ヨウ素（^{127}I）と放射性ヨウ素（^{131}I）の生体内での挙動は平衡状態では同じであると考えてよい．したがって，ふつう体内挙動のパラメーターは元素ごとにあたえられ，核種ごとではない．人体への放射線影響を考えるうえで重要な放射性核種の体内動態および国際原子力機関（IAEA），国際放射線防護委員会（ICRP）などが推奨している体外への除去法について述べる．

1) 放射性セシウム （^{137}Cs，半減期30.1年）

セシウムはナトリウムやカリウムと同じアルカリ金属元素で性質がよく似ている．これらの元素は経口的に摂取されると胃腸管からほぼ100％が吸収されて血中に入り速やかに全身に分布する．^{137}Csを経口的に人体に摂取させて体内分布を調べた結果は図3.3に示すように時間の経過とともに筋肉部分に集まるが，特に生殖器官のβ線やγ線による被ばくは遺伝的な影響が重要視される．体内に取り込まれた^{137}Csは主として尿に，一部が便に，そしてごくわずかな部分が汗として排泄される．体内量が半分になる時間，すなわち生物学的半減期はICRPでは成人男子の場合110日としているが，日本人の場合は約85日である．生物学的半減期は年齢が若くなるに従い小さくなり，9〜15歳では40〜60日，新生児では10〜25日である．体内に取り込まれた^{137}Csを除去するにはプルシアンブルーが効果がある．プルシアンブルーはフェロシアン化鉄のことで，胃腸管で^{137}Csを選択的に吸着し，便とともに体外に排出する．

2) 放射性ストロンチウム （^{90}Sr，半減期29年）

ストロンチウムはカルシウムと同じアルカリ土類金属元素に属し，生体内でも類似の挙動を示す．^{90}Srは体内に入ると消化管から骨組織に移行し，沈着する．骨の主成分はリン酸カルシウムであり，いったん骨に沈着した^{90}Srは次第に骨構造の中に取り込まれ容易に排出されない．

食事中のカルシウムが欠乏すると，^{90}Srの吸収は通常の20〜30％から60〜70％に高まることが知られている．動物実験でも絶食させたり，低カルシウム，低マグネシウムあるいは低リン食にすると消化管に吸収されやすくなることが明らかにされている．ストロンチウムの代謝は年齢によっても異なる．骨形成が活発な乳幼児ほど体内残留率が高い．妊娠中の母体が^{90}Srを大量に摂取するとその一部は胎盤をへて胎児に取り込まれ，胎

児の発育不全や死産を招くことも知られている．

体内に摂取された^{90}Srは主として骨に沈着し，除去が難しい．国際的に推奨されている除去剤はアルギン酸ナトリウムである．アルギン酸は昆布などの褐藻類に含まれている粘質多糖で，ストロンチウムと不溶性の化合物を生成する性質がある．動物実験ではキチン・キトサンにも除去効果のあることが認められている．このほか，アルミニウムやマグネシウムの水酸化物や硫酸バリウムへの吸着も^{90}Sr摂取直後には効果がある．

3) 放射性ヨウ素（^{131}I，半減期8.02日）

ヨウ素は，塩素や臭素などと同じハロゲン元素に属している．原子炉の爆発事故による環境汚染の際最初に問題になるのは^{131}Iである．ガス状で放出された^{131}Iはその後さまざまな化学形をとりながら牛乳や葉菜を汚染し，経口的にあるいは呼吸によって人体内に入る．体内ではヨウ化物イオン（I$^-$）の形になって血液中に入り，このうちの10～20%は24時間以内に甲状腺に集まる．これはヨウ素が甲状腺ホルモンであるチロキシンの構成成分であるためである．甲状腺ホルモンは全身のエネルギー代謝を調節するホルモンで，幼若児や青少年には特に必要である．甲状腺以外では，唾液，胃液，乳汁にも含まれ主として尿として排泄されるが，一部は胆汁を通して便として排泄される．妊婦が摂取すれば胎児の甲状腺に移る．海藻を多く食べる日本人は安定ヨウ素の摂取が多いので，希釈されて^{131}Iの甲状腺への蓄積も一般に小さい．

^{131}Iによる甲状腺被ばくを軽減するためにヨウ素剤が用いられる．ヨウ素剤はヨウ化カリウムやヨウ化ナトリウムのことで，投与が早ければ早いほど効果は大きいので30分以内の投与が望ましい．時間の経過とともに効果は減少する．

e. アイソトープの医学への利用

1) 診断に用いるアイソトープ

放射性医薬品を使って病気の診断をすることを"核医学検査"あるいは"RI検査"といい，インビボ（*in vivo*）診断とインビトロ（*in vitro*）診断に分けられる．インビボ診断は生体内に放射性医薬品を投与して体外から生体組織や臓器の状況を検査する方法で，病変部に集まった放射性医薬品を体外からガンマカメラあるいはシンチレーションカメラで画像としてフィルム上に造影をすることにより，さらに詳しく観察することが可能である．コンピューターを用いて動画として臓器の動きや働きを調べることもできる．

診断や機能検査に用いられているアイソトープは特定の臓器や疾患に親和性が大きく，半減期の短いものが用いられる．画像診断を行うには透過力の大きいγ線を出すものが適している．

がんの診断には^{99m}Tc，^{67}Ga，^{68}Gaが利用されている．特に^{99m}Tcは半減期が6時間，140KeVのγ線を出すこと，そして多くの標識化合物を作成できることなどの優れた特性を有する．さきに述べたように^{99}Moから容易にミルキングできる点も利点である．

甲状腺機能診断には^{131}I，^{198}Au，血液の検査には^{51}Cr，^{55}Fe，^{24}Na，^{32}P，^{60}Co，骨障害の診断には^{68}Ga，^{47}Ca，^{18}F，^{85}Srなど，水分量や細胞外液の検査には^{3}H，^{24}Na，代謝機能検査には^{38}Cl，^{82}Br，^{86}Rb，^{42}K，^{28}Mg，^{47}Ca，また，気道，気管支，肺胞など呼吸器の機能検査には^{15}O，^{11}C，^{13}N，^{133}Xeが用いられる．これらアイソトープは，目的に応じてそれぞれ特有の化合物や化学形にして投与される．例えば，^{99m}Tcの場合，骨がんの診断には骨に集まりやすい性質があるリン酸化合物，その他の臓器のがんにはさまざまな錯体の形で投与される．

^{60}Coで標識したビタミンB$_{12}$は悪性貧血の診断に用いられる．^{131}IはNaI，^{32}PはNa$_4$P$_2$O$_4$，^{51}CrはNa$_2$CrO$_4$の形で投与されることが多い．

近年，サイクロトロンや原子炉でさまざまなアイソトープがつくられるようになり，医療での利用が急速に進んだ．特に，陽電子を放出するアイソトープを用いたPET（positron emission tomography）が普及してきた．先に述べたプラスに荷電した陽電子を体内に投与すると，体内の電子と結合して消滅する．このときに2本のγ線を放出するが，このγ線を対向する2つの検出器で計測すると体内の様子が解像度の高い定量的な三次元の画像で得られる．陽電子を放出する核種には，^{18}F，^{11}C，^{13}N，^{15}Oなどがある．グルコース（ブドウ糖）とよく似た構造をもつ^{18}F-FDG（fluoro deoxy glucose）^{11}C-メチオニンの消費量

の変化によるがんの診断，^{13}N-アンモニアで脳血流の状態などを調べることができる．肺機能を調べるには^{11}Cや^{13}Nをガス状にして，あるいは希ガス元素を用いる．

腫瘍核医学の進歩はめざましく，SPECT (single photon emission computed tomography) と呼ばれる近年開発された方法は，腫瘍に特異的に集まる^{67}Ga-クエン酸ガリウム，^{201}Tl-塩化タリウムのような腫瘍イメージ剤を用いることにより，腫瘍の性質や状態を知ることができる．

インビトロ診断とは，血液，尿あるいは組織などに含まれている微量成分を体外に取り出した後，放射性医薬品と反応させて病気の診断をする方法である．対象としてはホルモン，生理活性物質，腫瘍関連抗原，ウイルスとその抗体などの検査を行う方法で，ラジオイムノアッセイ（放射免疫測定法）という．

2) 治療に用いるアイソトープ

アイソトープから出る放射線を用いる治療は，①内部照射療法と，②外部照射療法に大別される．

内部照射療法は内用療法とか内療法とも呼ばれ，病巣部に親和性のあるアイソトープを集めて，放射線，主としてβ線を体内で照射する方法である．外部照射療法に比べて病巣の部位や個数に関係なく連続照射ができる特長がある．最も一般的なものは甲状腺疾患への^{131}Iの適用である．甲状腺ホルモンの異常によって起こるバセドウ病の場合，甲状腺に集まった^{131}Iの放射線により甲状腺ホルモンの量も減少して代謝を正常にすることができる．甲状腺がんの場合，がん細胞もヨウ素を取り込む性質があるので^{131}Iの放射線照射により治療が行われる．数ミリ程度の微小な転移巣や潜在するがんにも効果がある．また，外科手術後に^{131}Iによる照射をすると^{131}I治療をしなかった場合に比べてきわめて治療率が高く，甲状腺がんの最も優れた治療法とされている．^{131}I-MIBG (meta-iodo benzil guanidine) は褐色細胞腫，神経芽細胞腫のような神経内分泌系腫瘍部に集まる性質があり，化学療法や外部照射で効果のないこれら腫瘍の治療に利用される．

がん抗原とアイソトープで標識された抗体が免疫反応により結合することを利用して，体内で悪性腫瘍を放射線照射することができる．これを放射免疫療法という．悪性リンパ腫のような血液疾患に有効であるとされている．

多くのがんは進行すると骨に転移し激しい痛みが生じる．これを緩和するために^{89}Srが用いられる．疼痛緩和のメカニズムとしては，がんが転移した骨には正常骨よりも集まりやすく，β線によって腫瘍細胞が脱落して骨膜への圧迫が徐々に解除されること，腫瘍体積が減少すること，あるいは転移層に浸潤したリンパ球への影響も考えられる．微小な潜在性の骨転移がんに対しての抑制効果や疼痛が始まるまでの時間を長くすることも期待される．^{89}Srのほかに，^{186}Re，^{153}Sm，^{117m}Snを標識した薬剤も用いられる．

特殊な例としては，最近開発された脳腫瘍の中性子捕獲療法がある．原子炉の中性子を用いるので，原子炉療法とも呼ばれる．脳腫瘍に集まりやすいホウ素化合物を投与した後，原子炉で中性子照射をすると^{10}B$(n,\alpha)^7$Liの核反応により^{7}Liが生成し，このとき放出されるα線が脳腫瘍のみを選択的に照射する．正常な脳細胞は外から異物を取り入れない機能が働いているが，腫瘍細胞はこの機能が失われているのでホウ素化合物が取り込まれるのである．周辺の細胞には影響を及ぼさないのが特長で，外科的手術に代わる方法として注目されている．皮膚の腫瘍である悪性黒色腫に対しても効果がある．

外部照射療法は体外から放射線を病巣に照射して治療する方法で，^{60}Co，^{137}Cs，^{192}Irのようなγ線を放出するアイソトープが線源として用いられる．^{32}Pや^{90}Srのようなβ線を放出するアイソト

表3.3 体内用放射性医薬品に用いられる主な放射性核種

核種	半減期	壊変様式と放射線の種類
^{11}C	20.39分	β^+
^{13}N	9.96分	β^+
^{15}O	2.01分	β^+
^{18}F	109.8分	β^+
^{67}Ga	3.26日	γ
^{68}Ga	67.6分	β^+, EC
^{81m}Kr	13.10秒	γ
^{99m}Tc	6.01時間	IT
^{111}In	2.81日	γ
^{123}I	13.27時間	γ
^{131}I	8.02日	β^-, γ
^{132}Xe	5.24日	β^-, γ
^{201}Tl	72.91時間	EC, γ

ープによる体表面血管腫の治療の例もある．

　また，舌がんや子宮がんの治療にラジウム針を患部に刺して治療することが古くから行われていたが，最近は^{60}Coや^{192}Irが用いられる．大線量の場合は^{60}Co遠隔照射装置を使用して深部のがんの治療を行う．

　核医学で用いられる主なアイソトープを表3.3に示す．　　　　　　　　　　　〔渡利一夫〕

文　献

1) 飯田博美, 安斎育朗：放射線のやさしい知識. オーム社, 1995.
2) 渡利一夫, 稲葉次郎：放射能と人体. 研成社, 2000.
3) 青木芳朗, 渡利一夫：人体内放射能の除去技術. 講談社サイエンティフィク, 1996.
4) V.N.コルズン, I.P.ロス, O.P.チエストフ/白石久二雄訳：チェルノブイリ, 放射能と栄養. 放射線科学, **43**：113-119, 149-155, 2000.
5) 西村恒彦, 井上　修：核医学. 医用放射線科学講座9, 医歯薬出版, 1996.

4 職業被ばくと医療被ばく

　19世紀末は，レントゲンのX線，ベクレルの放射能，さらにキュリー夫妻のラジウムと現代の"人類と放射線の共生時代"を予言する発見が相次いだ．20世紀は，それらの発見を育て，そして原子力という巨大の科学技術からICという超微小な"電脳"をも生み出した時代であった．21世紀は，放射線からコンピュータまであらゆる科学技術の粋をあつめ，予想もつかない速さで，予想もつかない方向に進みはじめている．

　現在，放射線の医学利用は，フィルムに現像されたX線像を読影する時代からX線撮像を孤島から都会の病院などに電送し，即時に専門医の診断助言を受ける時代，さらに高齢化対策として在宅でX線診断を受けることも可能な時代へと進んでいる．さらに，インターベンショナルラジオロジー（IVRという）の技術により死亡率の高かった脳血管系の疾病から，無事生還し社会復帰できる時代でもある．

　1950年ころから原子力の平和利用が始まり，原子力の開発研究や原子力産業分野において，放射線の医学利用における医師や看護職などと同様，職業上，放射線を被ばくする可能性をもつ人たちの集団が誕生した．原子力や放射線の特殊性から，そのような人たちを放射線の健康影響から防護するため，保健物理（health physics）という学問分野が生まれた．これまで，X線とラジウムの防護を考えてきた，国際放射線医学会議の下部組織であった国際X線・ラジウム防護委員会（IXRPC）が，国際放射線防護委員会（ICRP：International Commission on Radiological Protection）と改称し，現在のように放射線防護の基本勧告および勧告を履行するための技術指針などを出版している．わが国の放射線障害防止法令は，ICRPの基本勧告を遵守している．2001年4月1日に，1990年勧告を取り入れた法令改正が施行されている．

a. 放射線被ばく
1) 被ばくのタイプ
a) 外部被ばくと内部被ばく　　X線診断のように，からだの外側にある放射線源（放射線を発生する物体または装置）から，人体が放射線を受ける（被ばく）場合を外部被ばく（または，体外被ばく）という．

　放射性医薬品を人体に投与する核医学診断のように，からだの中に存在する放射性核種から，人体が放射線を受ける場合を内部被ばく（または，体内被ばく）という．

　内部被ばくは，①吸入（ガス，塵埃など），②経口（飲食物など），③経皮（傷口など）などによって発生する．核医学診療で，防護手袋の上から誤って注射針で指などを指して内部被ばくを起こした例がある．

　α線やβ線を発生する放射性核種などが皮膚表面に付着（皮膚汚染）したとき，傷口などから放射性核種が毛細血管によって全身に移動して，内部被ばくの原因となる．

　医療では，血管腫の治療のようにβ線源アプリケーターで皮膚面を照射する場合を近接照射という．

　妊娠中の母親がX線診断などを受けたとき，母親の胎内で胚または胎児が受ける被ばくを胎内被ばくという．

b) 全身被ばくと局所被ばく　　からだ全体が被ばくする全身被ばく，からだの一部が被ばくする部分被ばくあるいは局所被ばくがある．被ばくが均等であれば均等被ばく，そうでなければ不均等被ばくというが，ほとんどの被ばくは不均等被

ばくである．手足などの被ばくは末端部被ばくともいう．部分とか局所というのは，被ばく面積の大小に関係するようである．

c) 緊急時被ばくと事故被ばく 異常事態における被ばくあるいは，線量限度を超える被ばくを異常被ばくという．これには，あらかじめ被ばくが予想される緊急時被ばくと予想できない事故被ばくがある．

2) 被ばくの種類

われわれは，現在，誰もが避けることのできない被ばく，できれば避けたい被ばく，健康維持のためにやむをえない被ばくなどいろいろな放射線被ばくにかかわりあいながら，日常生活を送っている．主な被ばくを考えてみよう．

a) 自然放射線被ばく 地球上に住んでいるわれわれにとって，天空からくる宇宙線と足元からくる地球起源の大地放射線による外部被ばく，宇宙線によって大気中に生成された^{3}H（トリチウム）や^{14}Cなどの放射性核種（宇宙線生成核種）および地球創世期に地殻に生成された放射性核種^{40}K，^{238}U，^{232}Th（原始放射性核種）の吸入や食物摂取による内部被ばくがある．

① 宇宙線は，上空にいくほど高く，高度1500mごとに約2倍ずつ増加する．海面レベルでの線量率は，約30nGy/時（n：10億分の1）である．ジェット機の高度1.2kmでは約4μGy/時（μ：100万分の1）である．メキシコやエチオピアなど高地に人口が多い地域がある国は，宇宙線による被ばく線量が高い．しかし，最近ではジェット機による旅行が盛んであり，頻繁に高いところを飛行するジェット機乗務員などへの被ばくが問題になっている．

② 大地放射線は，土壌や岩石の種類などによって異なる．花崗岩質は放射性核種に富み，海洋の島は放射性物質に乏しい．世界には，ブラジルやインドなどに大地放射線からの被ばく線量の高い地域がある．

③ カリウムは人体の基礎元素であり，その量は体内の生体維持機構によって制御されている．例えば，成人男子のカリウムの平均濃度は，体重1kgあたり約2gである．^{40}Kの同位体比は1.18×10^{-4}であるので，体内の平均放射能濃度は，約60Bq/体重kgである．

④ 原始放射性の^{238}Uおよび^{232}Thの壊変により，それぞれ^{222}Rn（ラドン）および^{220}Rn（トロン）を生成する．ラドンは不活性ガスであり，温泉などで有名である．ラドンは，土壌や岩石，給水，天然ガスなどから屋内に侵入する．岩石を材料にした建材からも放出されるので，特にマンションなどの風通しの悪い部屋では，ラドン濃度が高い傾向がある．呼吸により肺に吸着したラドンからのα線による肺の被ばくなどが問題になっている．

b) 環境放射線被ばく 人工放射線源からの放射性物質の環境への放出に起因する世界中の人たちの被ばくを環境放射線被ばくという．人工放射線源の主なものを以下に示す．

① 医療，産業，軍事，研究教育などに起因する：医療用加速器，放射線照射装置，原子力発電用原子炉，原子力船，放射性アイソトープ生産，放射性廃棄物処理など

② 核実験に起因する：フォールアウト（大気圏核実験などで生じた放射性物質が塵や雨雪となって地上に降下したもの）

③ 事故などに起因する：例えば，チェルノブイリ原子炉事故など

世界の集団の被ばくに寄与している主な人工放射線源は，1945年から1980年までに中国，フランス，英国，米国および旧ソ連が行った総計543回の大気圏核実験（合計440メガトンの原水爆実験）である．主な核分裂放射性核種は^{90}Srと^{137}Csである．

c) 職業被ばく どのような有害因子に対するばく露も，それが作業時に受けるすべてのばく露を職業上のばく露と定義されている．しかし，放射線は自然放射線のようにどこにも存在するので，放射線による職業被ばくは，"事業主の責任であると合理的に見なすことができる状況の結果として，業務中に受ける被ばく"と難しい定義がなされている．要するに，病院などで働いているすべての人が病院長などの管理下にある放射線源により受ける被ばくは，雇用主が誰であれ，職業被ばくとなることを意味している．職業被ばくの主な特徴を以下に示す．

① 身体中の^{40}K，地上レベルでの宇宙線および大地放射線による自然放射線の被ばくは，職業

被ばくに含まない．鉱山などでのラドンやジェット機乗務員などの宇宙線の過剰被ばくなどの自然放射線被ばくについては職業被ばくの一部として含めることが，ICRP（国際放射線防護委員会）から勧告されている．

② 放射線障害防止法などで規定された線量限度が適用されている．

③ 通常，作業者などが装着している個人モニターによって被ばく線量が監視される．

病院などでの診療用放射線の防護については医療法施行規則で規制されており，放射線診療に従事する医師，看護職，技師などで管理区域に立ち入る者を"放射線診療従事者等"と定義している．

d) 医療被ばく 疾病の診断や治療のためにいろいろな放射線や放射性医薬品が利用されているが，医師や看護職などが医療行為のために受ける被ばくは"職業被ばく"であり，次に示す被ばくを"医療被ばく"という．両者は厳密に区別されるべき被ばくである．

① 診断・治療を受ける患者自身が受ける被ばく

② 集団検診における被検者の被ばく

③ 診断・治療を受ける患者の付添いや介護などのための自発的な被ばく

④ 生物医学研究プログラムの一部として志願者などが受ける被ばく

⑤ そのほか法律上必要な健康診断（例えば，生命保険加入時などのX線検診）などによる被ばく

医療被ばくは，通常，被ばくする個人に直接の便益をもたらすことを意図しており，その医療行為が正当化され，放射線防護が最適化されていれば，患者の受ける線量は医療の便益と両立する程度の低さである．そのため，医療被ばくには線量限度は適用されない．

放射線感受性の高い胚や胎児を放射線障害からまもるため，妊娠していると思われる女性の腹部の診断・治療については，臨床的適応がないかぎり避けるべきである．

これまで行われてきた妊娠可能な女性の放射線診療は，特に，下腹部のX線診断などを月経開始10日以内に行うことは，ICRPの勧告がなくなった現在でも励行すべきであろう．最近，妊娠8週から15週での胎内被ばくでは放射線による精神遅滞の誘発率が高いことが報告されている．この考え方が職業被ばくにおける女性の放射線防護に適用されている．

e) 公衆被ばく ICRPの定義では，原子力や放射線の利用に伴う職業被ばくおよび医療被ばく以外のすべての被ばくを含むとしている．上記「b) 環境放射線被ばく」のところで述べたもののほかに，微量ではあるが放射性物質を用いた製品やX線を放出する電子機器を内蔵した製品なども身のまわりではまだ使用されている．また，自然放射性物質を含む建材や肥料などもある．最近では，放射性物質を用いた製品などは姿を消しつつあり，建材などからのラドンの被ばくやジェット旅行による宇宙線の被ばくが注目されている．

公衆被ばくに対する個人管理は不可能である．公衆被ばくに対しては，放射線や放射性物質を取り扱う事業所を一つの線源と考えて，事業所の境界における外部被ばく線量および放出される排気・排水の放射能濃度に限度をきめて，被ばく管理を行っている．

b. 被ばく線量と線量限度
1) 実効線量

放射線の人体への影響は，被ばくした本人への身体的影響とその子孫への遺伝的影響の2つに大別される．さらに，身体的影響は，被ばく後数カ月以内に発生する急性障害と長期間経過して発生する晩発障害に分けられる．通常の放射線利用における放射線影響としては，発がんおよび遺伝的影響（放射線防護では確率的影響という，障害の発生にしきい値がない），医療被ばくでは紅斑などの皮膚損傷，一時不妊，眼の白内障あるいは血液失調症など（放射線防護では確定的影響という，障害の発生にしきい値がある）が考えられる．確定的影響は被ばく線量をしきい値以下に管理することにより防護できる．しかし，確率的影響は定義上，しきい値がない．現在，放射線防護では，放射線疫学調査などにより，確率的影響に関する組織荷重係数 w_T（T：臓器・組織）が勧告されている．この w_T を該当する臓器・組織の線量（D_T）にかけ，それぞれの w_T と D_T の積をすべて

加算した積和：E（$E = \Sigma w_T D_T$）を実効線量という．実効線量に名目確率係数（全年齢層の集団に対して$5 \times 10^{-2} \mathrm{Sv}^{-1}$，放射線診療従事者などに対して$4 \times 10^{-2} \mathrm{Sv}^{-1}$）をかけあわせることにより，被ばくによって予想されるがん死亡確率が推定される．

医療被ばくのように健康でない人，高齢者の多い集団に実効線量を適用することには問題はあるが，ほかの放射線被ばくによる放射線影響の可能性を比較するため，便宜上，すべての被ばくに実効線量の概念を適用することにした．この実効線量は，日本の法令などでいう1cm線量当量とは異なることに注意すべきである．

2) 被ばく線量

われわれは，これまで述べたように日常生活でいろいろな放射線に被ばくしている．これらの被ばくによる，それぞれの線源から国民1人あたりが1年間に受ける実効線量を比較した．

最近の国連科学委員会（原子放射線の影響に関する国際連合科学委員会：略称UNSCEARともいう）報告書[1]による世界平均のデータと，参考のためにわが国での調査データの一つ[2]を表4.1に比較した．

世界平均の1人あたりが受ける自然放射線からの被ばくは年2.4mSvであるが，日本では家屋の構造や建材などが外国とは異なり，ラドンによる被ばく線量が少ないため，総合すると現在のところ，自然放射線の被ばくは約1.5mSv/年である．医療被ばくのうち，日本の1人あたり年間実効線量が医科X線診断で工業先進国平均値の約2倍に相当している．これは，日本では，比較的実効線量が大きい消化器診断とCT検査の件数が飛び抜けて多いためである．

3) 放射線防護体系と線量限度

放射線の利用は，それによってもたらされる便益と損害とのバランスを考慮した，放射線防護体系に則って行われている．その体系は，次の3つの原則に基づいている．

① 行為の正当化：放射線被ばくを伴ういかなる行為も，それが引き起こす放射線損害を相殺するのに十分な便益を生ずるものでなければ，採用すべきではない．

② 防護の最適化：どんな線源についても，個人の線量，被ばくする人数などを経済的，社会的要因を考慮に加えた上，合理的に達成できるかぎり低く保つべきである．これが，アララの概念（ALARA：As Low As Reasonable Achievable）である．

③ 線量限度：関連するすべての複合の結果生ずる個人の被ばくは，ICRPがきめる線量限度に従うべきである．

a) 医療被ばく 医療被ばくは，被ばくする患者個人に直接，救命という大きな便益をもたらすことを意図している．その医療行為が正当化されており，さらに防護の最適化が確立されていれば，患者の被ばく線量は医療上の目的と十分に両立する程度の低いレベルであろう．そのようなレベルの線量に，線量限度を適用することは，患者の便益を損ない，かえって患者に損害を与えることになるかもしれない．例えば，X線診断のとき，線量限度のためにもう1コマの写真が撮れなかったばかりに，正しい診断ができないこともありうる．そのような理由のため，医療被ばくへの線量限度は適用すべきではないと考えられてきた．しかし，X線診断における患者の線量に関しては，同一検査でも医療機関や医師などによって，100倍程度の違いがある場合がある．医療における防護の最適化の観点から，診療の価値を損なわない程度ならば被ばく線量の低減が望ましいことであり，近年，医療専門家団体などにより線量拘束値

表4.1 自然放射線，人工放射線による1人あたりの受ける年間実効線量(mSv/年・人)

被ばくの種類	国連科学委員会（世界平均）	日本の参考データ
大地放射線	0.5	0.32
宇宙線	0.4	0.27
^{40}Kなどの摂取	0.3	0.41
ラドンなどの吸収	1.2	0.45
医療被ばく		
医科X線診断・CT	0.4（工業先進国：1.2mSv/年）	2.3
歯科X線検査	0.002（工業先進国：0.01mSv/年）	0.02
核医学診断	0.03（工業先進国：0.08mSv/年）	0.03
職業被ばく	（0.6mSv/作業者）	0.001（0.48mSv/作業者）

*鉱山・温泉掘などの従事者，ジェット機乗務員などを除く放射線業務従事者1人あたりの年間平均被ばく線量を括弧内に示す．

表4.2　職業被ばくと公衆被ばくの年線量限度

適用	職業被ばく	公衆被ばく
実効線量	決められた5年間の平均が1年あたり20mSv（5年間に100mSv）*	1mSv**
年等価線量		
眼の水晶体	150mSv	15mSv
皮膚	500mSv	50
手先・足先	500mSv	—

* 任意の1年に50mSvを超えるべきでないという付帯条件付き.
** 特殊な状況下で，5年間にわたる平均が1年あたり1mSvを超えなければ，単一年にこれより高い実効線量が許される.

や診断参考レベルなどを設定して，被ばく線量低減に努めるべきであるという声もあがっている．

b) 職業被ばくと公衆被ばく　放射線を利用しているかぎり，被ばく線量を全くゼロにすることは不可能である．人間生活あるいは人間活動において，放射線利用を皆無にすることが困難であるならば，被ばくがもたらす損害を放射線以外の要因による損害と比べて，容認不可（どのような合理的な根拠に基づいても受け入れられない）の被ばくと耐容可（歓迎はされないが合理的に耐えられる）の被ばくの間に一つの境界値を設け，それにより放射線利用を制限することが提案された．これが線量限度である．ICRPは，放射線の人体への健康影響を考察して，確率的影響について実効線量，確定的影響について等価線量（生物影響を考慮した臓器・組織線量）を用いた線量限度を表4.2のように勧告した．

一般公衆の線量限度には，次のような理由が考慮されている．

① 一般公衆には放射線感受性の高い，乳幼児，子ども，妊婦などが含まれる．

② 一般公衆は終日，しかも生涯被ばくするので，被ばく期間が長い．

③ 一般公衆は放射線以外に多くの危険にさらされている．

④ 一般公衆は常時，被ばく管理も健康管理も受けていない．

⑤ 一般公衆は被ばくによる直接の便益を受けない．

これらの理由により，従来から，一般公衆は，職業被ばくの対象となる放射線業務従事者に比べて，低い値が設定されていた．

c. 放射線診療における放射線管理

1) 職業被ばくの管理

a) 管理区域　病院などには放射線源を使用する場所があり，その場所やその周辺にはいろいろな立場の人たちが立ち入る可能性がある．医療法施行規則でも，放射線源の適切な管理，線源を取り扱う人たちなどの被ばく線量の低減などの目的で管理区域を設定し，その区域に標識を付けるとともに，人がみだりに立ち入らないような措置を講ずることを管理者に義務づけている．これまで，管理区域は，外部被ばくについては年線量限度の3/10，内部被ばくでは空気の濃度限度の3/10を超えるおそれのある場所，さらに物体の表面の放射能密度については規定密度の1/10を超えるおそれのある場所を管理区域としてきた（平成13年4月1日より施行された法令により，「管理区域の線量限度は，外部被ばくについては実効線量が3カ月間で1.3mSv，空気濃度については3カ月間の濃度が規定密度の1/10を超えるおそれのある場所」となった）．

b) 放射線診療業務従事者　診療用X線装置，診療用高エネルギー発生装置（リニアックなど），診療用放射線照射装置（^{60}Co遠隔治療装置など），診療用照射器具（イリジウムなど密封小線源など），放射性同位元素装備診療機器または診療用放射性同位元素の取り扱い，管理またはこれに付随する業務に従事する者で，管理区域に立ち入る者を放射線診療業務従事者（以下，放射線従事者と略す）としている．放射線従事者は，何らかの個人線量モニター（蛍光ガラス線量計，光刺激ルミネセンス線量計，フィルムバッジ，熱ルミネセンス線量計，電子式線量計など）を女性では腹部，男性では胸部に装着し，個人被ばく線量を管理することが義務づけられている．しかし，病院などでは営繕あるいは事務職員，放射線従事者でない看護職など，時には業務上，管理区域に立ち入る者もいる．そのような者については，立ち入り1回あたりの被ばく線量が$100\mu Sv$を超えるおそれがある場合には，何らかの方法（例えば，ポケット線量計など）で被ばく線量を測定しなければならない．

妊娠していない女性の職業被ばくの管理は，基本的には男性と同じである．しかし，妊娠あるい

表4.3 わが国の職業被ばくの実態（平成11年度）

適用	医療	工業	研究教育	原子力	合計
従事者数 [人]	177,990	54,504	58,784	66,207	357,395
検出限界 [人]	131,041	51,776	57,936	*	240,753
（100μSv以下）	73.6%	88.1%	98.6%		82.7%
単純平均 [mSv]	0.43	0.092	0.012	1.27	0.50
検出限界以上平均 [mSv]	1.62	1.84	0.84	*	*

*原子力関係では，検出限界を5mSv以下に含めて集計しているので不明．
単純平均というのは，検出限界以下（線量はゼロであったと仮定している）の従事者も含めて平均した線量であるが，検出限界以上平均は検出限界以上の人数で平均した．

は妊娠の可能性がある女性については，胚や胎児の放射線感受性が高い（特に，妊娠8～15週の胎内被ばくでは，出生後精神遅滞のおそれがある）ので，母体保護のかたちがとられる．

c) わが国の職業被ばく 職業被ばくの定義が社会的には不明確であるため，わが国の職業被ばくの対象者の総数などを正確に把握することは困難である．個人線量モニターの装着者数を個人線量測定サービス機関などの統計から推定すると，医療機関（約18万人），産業関係機関（約6万人），研究教育機関（約6万人）および原子力機関（約7万人）の全体でほぼ38万人である．

放射線管理における個人線量は，法令により人体を直径30cmの球と見なし，その深さ1cmにおける線量を実効線量としたものである．約36万人の年間被ばく線量の集計を解析すると，表4.3のようになる．

個人線量モニターは，100μSv未満の線量を検出限界以下としている．

看護職では，約90%が検出限界以下である．医療では，約320人が年間20mSv以上および25人が年間50mSv以上を被ばくしている．

職業被ばくの対象者は38万人程度であるとすれば，それによる集団実効線量は年間約18万人mSvである．したがって，国民1人あたりでは0.001mSvで無視されるほど小さい線量であるが，従事者個人でみると比較できないほど大きな線量を被ばくしているのが，職業被ばくである．職業被ばくでは，医療被ばくのように被ばくする本人が大きな便益を得るわけではなく，常に被ばくの危険にさらされているのである．

2) 公衆の被ばくの管理

事故の場合を除いて，通常では，一般公衆の管理は環境よりむしろ線源に対する管理によって行われている．公衆は業務従事者のように特定の線源からではなく，いろいろな線源からの被ばくを受ける可能性がある．公衆の被ばくに関する個人の線量限度は，表4.2に示したように，実効線量で年間1mSvである．障害防止法令では，公衆個人の線量管理が困難であるところから，線源である各事業所からの放射線および放射性物質漏出に対して事業所境界での線量限度を年間1mSv（法令では，1年間というのは人間生活からみて長すぎるので，1年を1/4に分割して，外部被ばくについては250μSv/3カ月，排気・排水については3カ月の平均濃度が年間1mSvを超えない）ように規制されている．それぞれの線源について，表4.2の一般公衆の線量限度が適用されている．また，病院内の人が居住する区域についても，事業所境界での線量限度が適用されている．しかし，病室については，入院患者が1年間居住することはないので，1.3mSv/3カ月の線量限度で管理されている．これは，管理区域の規制値と同じである．

病院などでは，放射線源等使用室，管理区域および病室を除けば，3カ月間に0.25～1.3mSvの被ばくを受ける可能性があるということである．

d. 医療被ばくの管理
1) 医療被ばくの特徴

① 医療被ばくは，人間に有害な健康影響を与える可能性のある放射線を人間が人間に照射することが許される唯一の医療行為である．そのための条件として，その行為に参加できる放射線診療業務従事者は，国家免許の保持が義務づけられている．

② 医療被ばくを受けた患者自身は，被ばくによる損害と便益の両方を受ける．

③ 医療被ばくは，放射線感受性の高い胚や胎児，乳幼児を含めたすべての世代に対して，可能性のある被ばくである．

④ 医療被ばくは，世界的に都会と田舎など居住地域によって異なる．

⑤ 医療被ばくでは，X線診断の頻度が最も高く，しかも診断技術などの進歩によりIVRなど被ばく線量の高い診療行為が増加している．

⑥ 医療被ばくでは，限られた部位だけに放射線が照射される．仮に，全身照射が必要な場合でも，ある期間にわたる局所分割照射によって行われる．

⑦ 患者の受ける被ばく線量（例えば，X線が入射する表面での線量）は，同一機器，同一病院であっても異なる．

⑧ 同一X線診断でも，実効線量に関係する臓器・組織の線量は，6桁（例えば，10mGyから10μGy程度）程度も幅広く分散する．

⑨ X線診断は，1ミリ秒（1000分の1秒）というような短い時間のX線照射が用いられるので，単純にいえば，非常に高線量率放射線被ばくである．

⑩ 医療被ばくの中でも，がんの放射線治療は放射線の確定的影響によってがん細胞を殺戮することが目的であるので，放射線の健康影響を考える場合には放射線診断と別個に取り扱われている．

2) 医療被ばくによる患者の被ばく線量

a) 主なX線診断による患者1人あたり実効線量　わが国での実態調査で得られたX線診断の平均的な撮影・透視条件に従い，ファントム実験で測定された患者の実効線量のデータを表4.4に示す．

表4.4の線量は一応の目安である．最近のIVRの診療では，100分に及ぶ透視が行われ，10Gyを超える線量を受けた例もあり，皮膚の確定的影響が発症した報告がある．しかし，従来のX線診断では，確定的影響は発生していない．

b) 医療被ばく（診断）による集団線量　わが国の1990年ころ行われた放射線診断の件数，それによる集団実効線量，診断1件あたりの実効線量および国民1人あたりの実効線量の推定結果を表4.5に示す．

3) 医療介助者などの医療被ばく

放射線診断や治療を受けている患者の世話，介助，元気づけ・励まし，あるいは患者の見舞いなどでは，適切な注意を払うことにより，患者の診断や治療の期間に5mSvを超えることがないようにすることは可能である．放射性物質を投与された患者を訪問した子どもが受ける線量を1mSv未満にすることも可能である．

a) ポータブルX線装置による周辺の人々の被ばく　重症患者や手術中の患者などではX線診療室に移動させることが困難な場合がある．その場合，管理区域外にポータブルX線装置を使用することが認められている．高齢化にともない在宅診療でX線撮影が必要不可欠であろう．胸部撮影や腹部単純撮影などの簡単なX線撮影の場合，ポータブルX線撮影を患者の自宅に持ち込み在宅でX線撮影が行われている．利用線錐を受けるのは患者のみであり，X線装置操作者や介助者らはX線管球からの漏洩線と患者からの散乱線を受けることになる．ICRP-33報告書などでは，操作者は患者およびX線管球から少なくとも2m離れるか，あるいは十分に遮へいすることを勧告している．国内の関係機関で線量測定を行っているが，それらのデータもこの勧告を支持している．撮影の際，やむをえず患者のからだを支える人は，防護エプロンと防護手袋を着用するとともに，利用線錐に被ばくしないように注意すべきである．

患者から2m離れた位置での被ばく線量は，X線装置，撮影条件，患者の体格などいろいろな条件によって異なるが，だいたいのオーダーとして，胸部撮影で0.07μSv，腹部単純撮影で0.5μSv程度である．

b) 介助者の被ばく線量　X線診断を受けている乳幼児らを動かないように抱いたり，なだめ

表4.4　主なX線診断による実効線量　[μSv/件]

	一般X線診断				X線CT検査			
	頭部	胸部	上部消化器	注腸	頭部	胸部	上腹部	下腹部
男性	100	60	8,000	6,000	480	8,630	9,000	3,600
女性	100	60	7,000	8,000	490	8,580	9,000	7,100

表4.5　わが国の放射線診断による診断件数，国民1人あたりの実効線量

放射線診断	調査年度[年]	年間件数[件]	集団実効線量[人・Sv]	1件あたりの実効線量*[人・Sv]	国民1人あたり実効線量**[人・Sv]
一般X線診断	1986	141,000,000	179,100	1.27	1.48
X線CT	1989	12,000,000	99,000	8.3	0.88
胃集団検診	1991	7,800,000	4,700	0.60	0.04
胸部集団検診	1991	24,505,000	1,200	0.05	0.01
歯科X線診断	1989	98,000,000	2,900	0.03	0.02
核医学診断	1982	1,000,000	4,200	4.2	0.03
合計（平均）		284,285,000	291,100	(1.02)	2.38

* 集団実効線量を年間件数（延べ人数）で除した．
** 集団実効線量を総人口で除した．

たりして介助している親などが被ばくする可能性がある．X線診断装置には，上方からX線ビームをあてるオーバーチューブ方式と，下方からあてるアンダーチューブ方式とがある．前者の場合，X線管球に漏洩線や患者などからの散乱線のほかに，介助者の身体の一部が利用線に直接被ばくすることがある．診断あたりの被ばく線量としては，医師より大きいこともある．未成年や妊婦など比較的放射線感受性が高いと思われる人たちを介助者にすることは絶対に回避するとともに，介助者には防護衣および防護用手袋などを着用させ，被ばく線量をできるだけ低くしなければならない．両親で交代に介助するとか，祖父母などの協力を得るなど，同じ人が頻繁に介助者になることは避けるべきである．介助者の被ばくは，医療被ばくの範疇に入るといっても，できれば年5mSvの限度（5年間にわたる平均が年あたり1mSvを超えなければ，単一年に5mSv以内であってもよい．病室の線量限度である）をまもりたいものである．

4) 防護の3原則

医療被ばくにおける患者以外の人たち，すなわち放射線診療業務従事者はもちろん介助者や見舞いなどの訪問者などは，たいていの場合，外部被ばくの対象となろう．外部被ばくに対する放射線防護の原則をまもり，被ばく線量の低減に努めるべきである．

外部被ばくの防護の3原則は，次の3つである．

① 線源からできるだけ離れることが大切である．線源から1mの距離での線量が1mSvであれば，2m離れると$2 \times 2 = 4$，線量は1mのときの線量の1/4，すなわち，0.25mSv，3mならば$3 \times 3 = 9$，1/9に減少する．距離とともにその逆2乗で線量は小さくなるのである．（できるだけ線源から離れること）

② 線源の近くに滞在する時間をできるだけ短くする．放射線を扱う作業であれば，あらかじめ作業手順などを十分に検討しておいて（作業訓練を繰り返し，作業に熟達しておくなど），実際の現場での作業を手際よく行う．（被ばく時間を短縮すること）

③ 線源を鉛やコンクリートなどで遮へいして，滞在する場所，作業場所などでの線量率を下げる．遮へい物はできるだけ線源の近くにおくのが簡単で，経済的である．診断用X線のようにエネルギーの低い放射線では防護衣の着用が効果的である．（線源を遮へいすること）

内部被ばくの防護では，放射性物質を取り扱うときに手袋やマスク，つなぎ服などの着用により，放射性物質の吸入，摂取，皮膚汚染の防止に努めることが大切である．この場合にも日頃から，非放射性物質を用いた作業訓練が汚染や被ばく低減には有効である．

沈着冷静な行動が被ばく低減には大切である．

介助者の被ばく線量の項でも述べたように，X線診断装置には，撮影用の寝台の上側にX線管球のあるオーバーチューブ方式（図4.1左側）と下

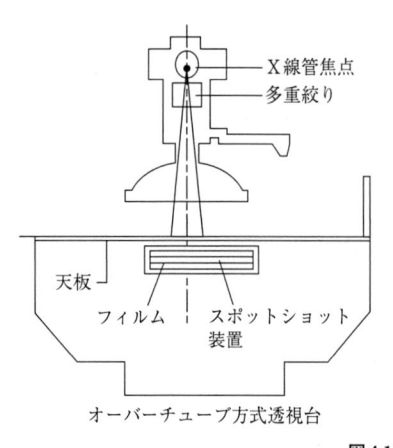

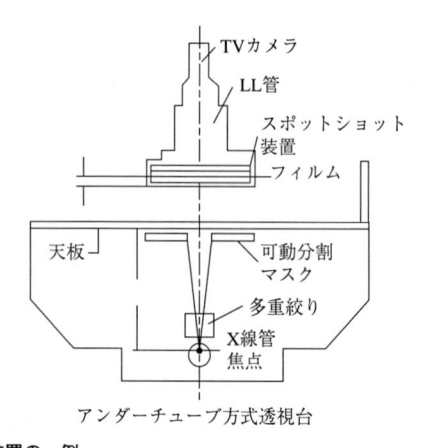

図4.1 X線診断装置の一例
左側：オーバーチューブ方式，右側：アンダーチューブ方式．

側にあるアンダーチューブ方式（図4.1右側）とがある．患者からの散乱線はどちらの場合も同じであるが，ベッドの近くで作業をする場合には，姿勢にもよるが，アンダーチューブ方式では患者を透過した放射線に被ばくする可能性が高いが，オーバーチューブ方式では利用線錐，すなわち直接X線を被ばくする可能性が高い．このように，医療機器などの特徴にも注意することは被ばくの低減にとって大切なことである．

また，診断用X線は，壁などで散乱してもエネルギーが減少しないことに注意することなど，エネルギーが低い放射線であっても皮膚障害や眼の白内障などの影響を与える可能性があることを肝に銘じるべきである．　　　　　〔丸山隆司〕

5 放射線影響の分類

a. 電離からDNAの損傷へ

　放射線とは空間を伝わるエネルギーの流れである．その最大の特徴は，放射線が物質にあたると，放射線のもっているエネルギーの一部があたった物質に吸収されて，その物質に電離と励起が起きることである（第2章参照）．放射線の生物作用の観点からは特に電離が重要と考えられている．

　体を構成している細胞に放射線があたると，細胞の中にあるDNAに電離が起こり，DNAに傷が生じることがある．また細胞の70％程度を構成している水に電離・励起が起きるとフリーラジカルができて，この物質がDNAに傷をつけたり，細胞膜に傷害を与えることもある．放射線の生物作用は電離からDNAの損傷に始まるのである．DNAの傷には，DNAの鎖の切断や，塩基の化学構造の変化などがある．

　しかし細胞はDNAの傷を治す力をもっており，傷のかなりの部分は修復される．生命はその誕生のときからの放射線との長いつきあいの中で，放射線のもっている傷害作用に対抗する仕組みを身につけてきたのである．そこで放射線によりDNAに傷が生じたときに，①傷が完全に元通りに治る場合，②傷が不完全にしか治らない場合，③傷が治らない場合，が考えられる．

　生物が放射線の影響を受けやすいことを，放射線に対して感受性が高いと表現する．細胞の中で放射線に対して特に感受性が高い物質がDNAである．DNAは生命現象を支え，遺伝情報をもつ大切な物質である．DNAの傷が不完全にしか治らない場合や，傷が治らず損傷をもったままの場合には，その傷が拡大されて，生体高分子の変化から，やがて細胞・組織・個体の影響へと発展する可能性が出てくる．

b. 細胞の損傷

　私たちの体には，大人になっても盛んにDNA合成を行い，細胞分裂をして新しい細胞を作り出している組織がある．例えば，骨髄の造血組織では毎日新しい赤血球や血小板，リンパ球，顆粒球などの血液細胞がつくられている．造血組織のほかにも，腸上皮・皮膚表皮・精巣・水晶体上皮などの組織では盛んに細胞分裂が行われている．これらの組織には，それぞれの細胞に応じた幹細胞といわれるおおもとの細胞がある．それぞれの幹細胞が分裂をして未熟な細胞を作り出し，さらにこの未熟な細胞が何回か分裂をして数を増やしながら，各種血球細胞や，腸の絨毛上皮細胞・皮膚の上皮・精子・水晶体線維などの成熟細胞になっていく．成熟細胞には，それぞれの細胞に応じて寿命があり，役目を果たすと死んでしまう．そこでいつも必要な数の成熟細胞を維持していくためには，幹細胞や一部の未熟な細胞は盛んに分裂をして，死んでしまった細胞を補っている．細胞分裂をする前には細胞の中で盛んにDNAが合成されて，2倍になったDNAが新しくできる細胞に配分されていく．

　DNAは放射線感受性の高い物質であるため，DNA合成を盛んに行っている細胞，すなわち骨髄・腸・皮膚・精巣・水晶体などで細胞分裂している細胞は，放射線の影響を受けやすい細胞となる．逆に，DNA合成や細胞分裂をほとんどしない脳や神経の細胞は，放射線に対して低感受性の細胞となる．

c. 組織の損傷から臨床症状へ

　盛んにDNA合成をして細胞分裂をする細胞に非常に多量の放射線があたると，核や生体膜に傷害が発生し，放射線を受けた細胞自身が死んでし

まう場合もある．放射線の量がこれよりは少ないがかなり多いと，DNAに生じた傷は大きく，細胞は死なないにしても，分裂する能力をもっている細胞（幹細胞や一部の幼若細胞）が分裂能力を失ってしまう．これらの結果，必要な成熟細胞数が維持できなくなり，それぞれの組織に影響が発生する．しかし組織は多数の細胞からできているので，多少の細胞が失われても，おおもとの幹細胞がある程度生き残っていれば，その分裂により新しい成熟細胞を補うことができる．そこで組織を構成している細胞がある程度以上失われないかぎり，目に見える症状は現れることはない．しかしある量以上の放射線をあびると，臨床的に症状が現れるほどに成熟細胞数が減少してしまう．この線量をしきい線量と呼んでいる．

しきい線量を超えると，最終的にはそれぞれの組織に応じた症状が現れる．これが生殖腺（精巣と卵巣），例えば精巣で起きると精子数が減ってしまい，一時的不妊や永久不妊の可能性も出てくる．生殖腺以外の細胞（これを体細胞と呼ぶ）の場合にも，やはり必要な数の成熟細胞が維持できなくなる．その結果，白血球減少による細菌感染，血小板減少による出血，腸の繊毛上皮細胞の減少による下痢・潰瘍・下血，皮膚の表皮細胞の障害による皮膚炎などが起こる．線量が多い場合には骨髄や腸さらには皮膚などの組織での機能が維持できなくなり，個体が死んでしまうときもありえる．しかし，しきい線量を超えても被ばくした線量が多くなければ，幹細胞がある程度生き残り，これが分裂をして新しい細胞を作り出す．このような場合には，発生した影響は時間とともに回復することができる．

あびた放射線の量が比較的少ない場合には，DNAに生じる傷は小さいので，かなりの傷は比較的早く修復される．しかし，この修復がうまくいかないときには，傷をもったままの細胞が分裂・存続を続けることがある．例えば生殖細胞に起こったDNAの傷は，異常な情報をもった精子や卵子の出現，そしてそれらの細胞の受精の結果，子どもや孫での親とは異なった形質の発現，すなわち遺伝的影響につながる可能性も出てくる．しかし放射線により異常な情報をもった精子や卵子が出現しても，修復作用により損傷が修復されたり，損傷を受けた細胞が死滅したりして，誤った情報が次世代に伝わらないような仕組みが細胞には備わっている．これ以外にも，受精から出産までの間にいろいろな仕組みが存在して，遺伝的異常をもった子どもは生まれにくくなっている．

一方，体細胞に生じたDNAの小さな傷は，それらの細胞を含む組織が将来がんになる可能性を高めることとなる．がんは体細胞の遺伝子に生じた突然変異によって引き起こされる．すなわち，放射線はDNA損傷を誘発し，その損傷が突然変異として固定されるとがん化が起こると考えられている．この場合には，がんになりやすい遺伝子ができたり，逆にがんになることを抑制している遺伝子が損傷して，がん関連遺伝子の突然変異が蓄積することで，がんを誘発するものと考えられている．しかし私たちの体の中には異常を監視する働きがあり，がん細胞もこの監視対象になる．そこでこの監視を逃れたがん細胞が，将来がんにまで発展していくと考えられている．ここで述べた，放射線影響の大まかな道筋を図5.1に示した．

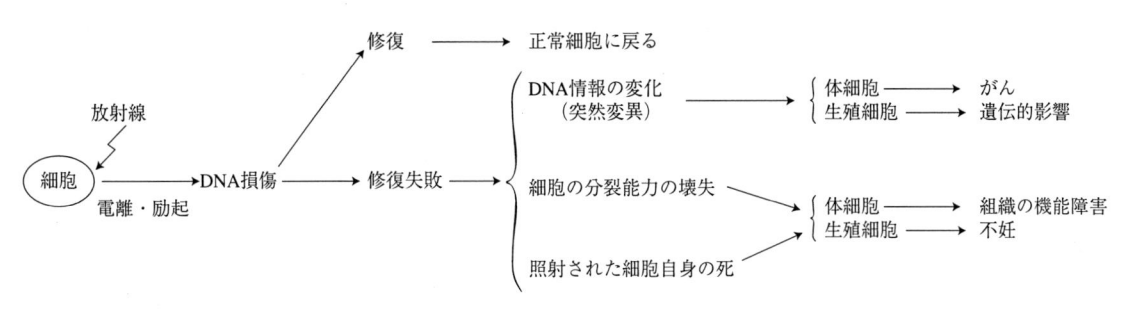

図5.1　放射線影響の道筋

d. 身体的影響と遺伝的影響

放射線の人体に対する影響を，誰にいつ頃，どのような影響が現れるのかといった観点からまとめてみる（表5.1）．まず，被ばくした本人に現れる影響を身体的影響と呼んでいる．例えば比較的多くの放射線に被ばくをすると，その本人に早い時期（被ばく後数時間から数週間以内）に現れる可能性のある影響がある．これを急性影響と呼んでいるが，吐き気・嘔吐，白血球減少，皮膚の紅斑，脱毛などである．一方，被ばくをして数カ月以上の年月が経ってから本人に現れる影響もある．これを晩発影響と呼び，白内障やがんなどである．急性影響や晩発影響の詳細については第6章と第7章で述べられている．

例えば広島の原爆被ばくでは，急性期の死亡者約12万人，重傷者約3万人，軽傷者約5万人，行方不明者約4000人の犠牲者があった．ただし原爆による影響では，爆風・熱線・放射線が関係しており，急性期の死亡の原因の20％が爆風による外傷，20％が放射線障害，60％が熱線ならびに火災による熱傷とされている．原爆の影響は，けして放射線による影響だけではないことを確認する必要がある．原爆で大量の放射線を被ばくした人には，脱力感・吐き気・嘔吐・脱毛・白血球減少・赤血球減少・鼻出血・皮下出血・発熱・下痢・無精子症などの急性放射線症が起こった．しかし，放射線の影響はこれだけではなかった．被ばく後数年経ってから，晩発影響が発生したのである．これには，白血病のほか胃がん・肺がん・甲状腺がん・多発性骨髄腫・大腸がん・乳がん・卵巣がんなどの悪性腫瘍，さらには白内障などがあった．胎内で被ばくした人での精神発達遅滞，幼少期に被ばくした人での発育遅滞などの晩発影響も起こった．これらの晩発影響は，急性の影響から回復した人だけでなく，急性の影響が認められなかった人にも出てくる可能性がある．晩発影響にはそれが発生するまでに相当な期間，すなわち潜伏期が存在する．潜伏期は出てくる影響の種類や放射線の量・被ばく時年齢などによっても異なる．このように被ばくをした本人に現れる影響を身体的影響と呼んでいる．

放射線の影響は被ばくした本人だけではなしに，その子孫にも現れる可能性がある．すなわち，生殖腺（精巣・卵巣）が被ばくをすると，精子や卵子およびそれらの幼若細胞のDNAに傷がつき，親とは異なった遺伝情報をもった精子や卵子が出現する可能性が出てくる．これらの精子や卵子が受精することにより，生まれてくる子どもや孫などに親とは異なった形質が現れる可能性があり，遺伝的影響と呼んでいる．遺伝的影響についても第7章で述べられている．

e. 確定的影響と確率的影響

放射線に被ばくすると必ず何らかの影響が現れるわけではない．影響が現れるかどうかは，受けた放射線の種類や量・受けた体の部位・受けた様式などによって異なる．特に受けた放射線の量は重要で，例えば，白血球減少・皮膚の紅斑・脱毛・不妊・白内障などは，それぞれかなりの放射線に被ばくしないと起こらない．この放射線の量をしきい線量と呼んでいる．しきい線量とは，被ばくをした人の1～5％の人に影響が現れる線量をさしている．

放射線の人体に対する影響を，しきい線量の有無といった観点からまとめてみる（表5.2）．しきい線量のある放射線影響のことを確定的影響と呼ぶが，これはある線量以上を被ばくすると特定の影響が確かに現れるという意味である．しきい線量は確定的影響の種類によって異なり，例えば，一時的脱毛，男性の永久不妊，白内障でのしきい線量は表5.3に示すように，それぞれ3Gy, 3.5Gy, 5Gyでかなり多い線量となっている．男性の一時的不妊でのしきい線量は150mGy, 胎児の被ばくによる形態異常発生でのしきい線量は100mGyで，この2つは最もしきい線量の小さい確定的影響となっている．しかし，しきい線量を超えることがなければ，確定的影響は発生しない．私たち

表5.1 誰にいつ現れるかによる放射線影響の分類

誰に現れるか	影響の種類	いつ現れるか	例 示
本人	身体的影響	早期発生：急性影響 潜伏期を経て発生：晩発影響	白血球減少・皮膚の紅斑・脱毛・不妊など がん・白内障など
子孫	遺伝的影響	次世代以降	遺伝子突然変異・染色体異常

e. 確定的影響と確率的影響

表5.2 しきい線量の有無による放射線影響の分類

しきい線量の有無	影響の種類	線量の増加によって変化するもの	例　示	放射線防護の目的
存在する	確定的影響	症状	白血球減少 皮膚の紅斑・脱毛 不妊など	発生の防止
存在しないと仮定	確率的影響	発生確率	がん 遺伝的影響	発生を容認できるレベルまで制限

表5.3 確定的影響のしきい線量

影響	しきい線量 [Gy]
皮膚障害（皮膚炎）	
初期紅斑	2
壊死	18
一時的脱毛	3
永久脱毛	7
男性の不妊	
一時的不妊	0.15
永久不妊	3.5〜6
女性の不妊	
一時的不妊	0.65
永久不妊	2.5〜6
水晶体混濁	0.5〜2
白内障	5 (2〜10)
白血球減少	0.25〜0.5
胎児影響	
胚死亡（流産）	0.1
形態異常	0.1
精神発達遅滞	0.12
発育遅滞	0.1

ことにある．図5.2に，確定的影響での線量と症状の悪化との関係を示した．放射線防護の目的の一つは，しきい線量を超える被ばくをしないように放射線管理を実施して，確定的影響の発生を完全に防止することにある．

一方，がんや遺伝的影響の発生にはついてはしきい線量がなく，どんなに少ない線量でも影響が発生する確率が存在し，その確率は線量に比例するとの仮説（しきい値のない直線仮説）が，国際放射線防護委員会では採用されている．そこで，がんと遺伝的影響とは確率的影響と呼ばれている（表5.2）．確率的影響は被ばくした人に必ず現れるものではなく，多数の人が被ばくをした場合に，影響の現れる確率がその線量に応じて統計的に高まるという性質をもっている（図5.2）．がんや遺伝的影響については第7章で述べられている．地球上で生活をしている私たちは自然放射線の被ばくを避けることはできない．私たちはごく少ない量ではあるが，毎日放射線に被ばくしている．このため理論的には，しきい線量がないと仮定されている確率的影響の発生を完全に防止することはできなくなる．そこで確率的影響については，その発生確率をあるレベルにまで制限することしかできないことになる．放射線防護の第二の目的は，確率的影響の発生を容認できるレベルにまで制限することとなる．

が日常でやむをえずに被ばくする自然放射線や医療被ばく・職業被ばくからの線量と，確定的影響でのしきい線量とを比較すると，確定的影響が発生する線量はかなり大きいことがわかる．例えば診断のために放射線（放射性医薬品を含む）を使用するときには，国際原子力機関が提案している放射線診断患者の被ばく線量に関するガイダンスレベルを超えないように検査を行えば，患者に確定的影響が発生することはない．確定的影響の特徴は，線量が増えてしきい線量を超えると症状が現れ，線量が増えるに従ってその症状が悪化する

〔上島久正〕

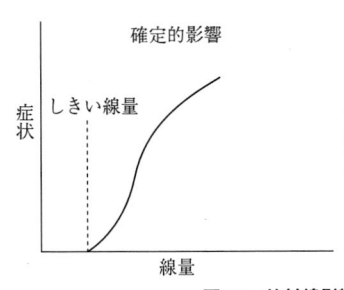

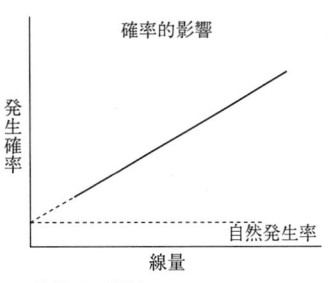

図5.2 放射線影響の線量効果関係

文　献

1) 菅原　努監修：放射線基礎医学，金芳堂，2000.
2) 辻本　忠，草間朋子：放射線防護の基礎，日刊工業新聞社，1992.
3) 放射線被曝者医療国際協力推進協議会編：原爆放射線の人体影響，文光堂，1992.
4) 渡利一夫，稲葉次郎編，今井靖子，村松康行，西村義一，明石真言：放射線と人体，研成社，1999.

6　急性放射線障害

a.　放射線による急性障害

　急性放射線障害は，全身被ばくと局所被ばくに分けられる．被ばく事故の件数でいえば，圧倒的に局所被ばくが多い．被ばくが局所に限られる場合，解剖学的には相当する臓器に障害が生じるが，一般的には皮膚障害が多い．ここでは，主に全身外部被ばくによって生じる急性放射線症，局所障害，特に皮膚障害，そして眼の障害について述べる．

1)　全身被ばくによる急性放射線障害

　米国テネシー州オークリッジに，エネルギー省（DOE）が運営している Radiation Emergency Assistance Center/Training Site（REAC/TS）がある．ここは，医師のための緊急被ばく医療コース（Medical Planning and Care in Radiation Accidents）を年数回行っている．ここの教科書によれば，被ばく後数時間から数週間に起こる臨床症状の総称を急性放射線症（acute radiation syndrome；ARS）といい，その病態は多くの組織や臓器の複合障害と位置づけられている．また一般に急性放射線症は，約1Sv以上の線量を短時間に体幹など主要な部分に被ばくすると起きる．

　その病型は，被ばく線量に依存して現れてくる臨床症状から血液・骨髄障害，消化管障害，循環器障害，中枢神経障害の4つの病態に分けられる（図6.1）．また，急性放射線症は時間的経過から前駆期，潜伏期，発症期，回復期もしくは死亡に分けられる（図6.2）．被ばく線量により，前駆期に出現する主な症状とその発症時期を表6.1に示した．また，表6.2に急性放射線症の発症を示す主な兆候を示す．

　前駆期は被ばく後数時間以内に現れ，食欲低下・悪心・嘔吐・下痢が主な症状で，およそ1Sv以上で現れることが多い．これらの症状は線量が

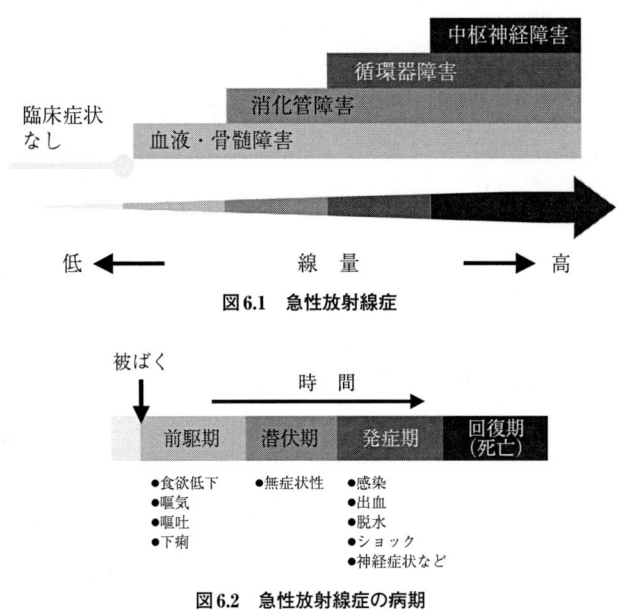

図6.1　急性放射線症

図6.2　急性放射線症の病期

表6.1 急性放射線症における前駆症状

線量	1〜2Sv	2〜4Sv	4〜6Sv	6〜8Sv	＞8Sv
嘔吐 （時期） （％）	2時間以降 10〜50	1〜2時間 70〜90	1時間以内 100	30分以内 100	10分以内 100
下痢 （時期） （％）	— —	— —	中等度 3〜8時間 ＜10	重度 1〜3時間 ＞10	重度 1時間以内 100
頭痛 （時期） （％）	非常に軽い — —	軽い — —	中等度 2〜24時間 50	重度 3〜4時間 80	重度 1〜2時間 80〜90
意識 （％）	影響なし —	影響なし —	影響なし —	影響あり —	意識喪失のことあり 100 （50Gy以上）
体温 （時期） （％）	正常 — —	微熱 1〜3時間 10〜80	発熱 1〜2時間 80〜100	高熱 ＜1時間 100	高熱 ＜1時間 100

（IAEA Safety Reports Series No. 2：Diagnosis and Treatment of Radiation Injuries 1998より引用・改変）

表6.2 急性放射線症の主な兆候

線量	1〜2Sv	2〜4Sv	4〜6Sv	6〜8Sv	＞8Sv
潜伏期（日）	21〜35	18〜28	8〜18	7以下	なし
主な症状	疲労感，脱力感	発熱，感染，出血，脱毛，疲労感	高熱，感染，出血，脱毛	高熱，下痢，めまい	高熱，下痢，脱毛，意識障害（20Sv以上）
死亡率(％)＊	0	0〜50	20〜70	50〜100	100

（IAEA Safety Reports Series No. 2：Diagnosis and Treatment of Radiation Injuries 1998より引用・改変）
＊数字は治療を行わない場合のおおよそのものであり，被ばくの状態，治療などでかなり異なる．

高いほど現れるまでの時間が短く，症状が重い．このことが大まかな被ばく線量推定にも役立つことが多い．すなわち1〜2Svでは，吐き気が10〜50％の被ばく者に2時間から数時間後に現れるが，4Svを超えるとほぼ全員に現れ，6Sv以上では30分以内に現れる．

下痢についても4Svを超えると3〜8時間くらいの間にみられることがあり，8Sv以上ではほぼ100％の人に現れる．表6.1にあげたように，前駆症状ではこのほかにも，頭痛，意識障害，体温の上昇などがみられる．意識障害については20〜50Svを超える被ばくで現れるとされているが，これは血管運動神経の障害による逸脱症候群と考えられている．高線量であっても，爆発，化学薬品の吸入などを伴わない純粋な被ばくでは世界的にみても即死の報告はない．また，皮膚においても初期紅斑を除いていわゆる放射線熱傷が発症するには時間がかかる．またこの前駆期には0.5Svを超えると最も放射線に感受性が高い末梢血中のリンパ球の減少が現れ，免疫機能も48時間以内に機能低下がみられる．チェルノブイリ事故などの多くの症例から得られた結果をもとに，このリンパ球の減少曲線から被ばく線量を推定することも可能である．国連科学委員会の報告書（1988年）に，計算方法が示されている（図6.3）．

リンパ球数は被ばく後早期に減少するため，初期の線量評価には有効であるが，被ばく直後には変動も大きく，正確な評価は被ばく数日後の結果が必要である．末梢血染色体異常もこの時期から現れる．この染色体は全身被ばく線量評価に非常に役に立ち，一般的にはX線やγ線で0.2Gyが線量評価の下限であるとされているが，fission

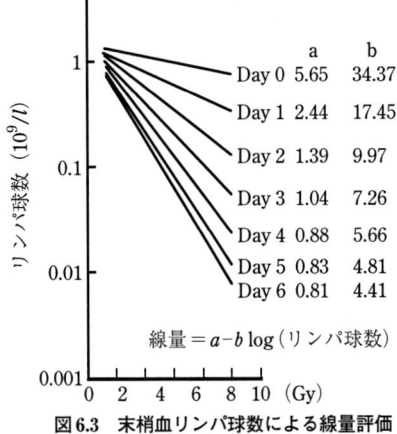

図6.3 末梢血リンパ球数による線量評価

線量 = $a - b \log$ (リンパ球数)

	a	b
Day 0	5.65	34.37
Day 1	2.44	17.45
Day 2	1.39	9.97
Day 3	1.04	7.26
Day 4	0.88	5.66
Day 5	0.83	4.81
Day 6	0.81	4.41

spectrum neutronでは10〜20mGyが下限であるという報告もある．一方，上限はX線やγ線では10Gyとされているが，8Gyより高い線量では末梢血のリンパ球数が減少し，評価できる細胞数が少なくなり困難である．また評価するのに最低2〜3日かかること，わが国では染色体から線量評価できる専門家が少ないなど，問題点も多い．

この前駆期を過ぎると，一時的に前駆期の症状が消え，無症状な時期に入る．この機序は不明である．前駆期にみられることが多い皮膚の発赤や紅斑も消失する．この期間も線量に依存し8Svを超えるとほとんどみられないが，1〜2Svでは数週間あることもある．一方，この潜伏期後には多彩な症状が現れる発症期に入る．この時期に，典型的な4つの病状が発症する．その後，治療が成功すれば回復期に入るが，線量が高いと死亡する．

2) 血液・骨髄障害

約0.5Svを超える全身被ばくではリンパ球数が減少するが，1〜2Svを超える被ばくではリンパ球以外の白血球（顆粒球），血小板，赤血球数も減少する．図6.4に典型的なγ線による2Sv被ばく時の血液細胞の減少を示す．約3週間で白血球（顆粒球）と血小板数が極低値を示しているが，リンパ球はより早期に減少がみられる．リンパ球が減少すると，ウイルスなどに対する免疫力が低下，顆粒球の減少では細菌などによる感染，血小板減少では出血が問題になる．これに対し無菌室管理・消化管滅菌を含む抗生物質の投与を行い，最近ではおおむね8Svまではこれらの細胞を増やすためにサイトカインと呼ばれる造血因子により，自らの血液幹細胞を刺激し成熟した血液細胞を増加させる．しかしながら，8Svを超える被ばくでは，被ばく者自身の血液幹細胞では十分ではなく，第三者からの幹細胞移植が必要なことが多い．前述したように，事故による全身均一な被ばくはないため，被ばくした人のリンパ球やその前駆細胞が残存しているため，拒絶反応が起きにくく供血者にも負担が少ない末梢血幹細胞移植や臍帯血幹細胞が提唱されている．しかしながら，8〜10Svを超える被ばくに対しては他の臓器の障害も大きく，骨髄の治療以外（例えば消化管）が制限因子となることが多い．

3) 消化管障害

約8〜10Sv以上の被ばくで現れるとされる．腸管上皮がその幹細胞の死滅で再生できなくなり，重篤および血性の下痢を起こし，水分・電解質の喪失，出血，吸収不良，感染などが生じる．対症療法以外に効果的な治療法がない．消化管症候群が致命的原因となることもある．

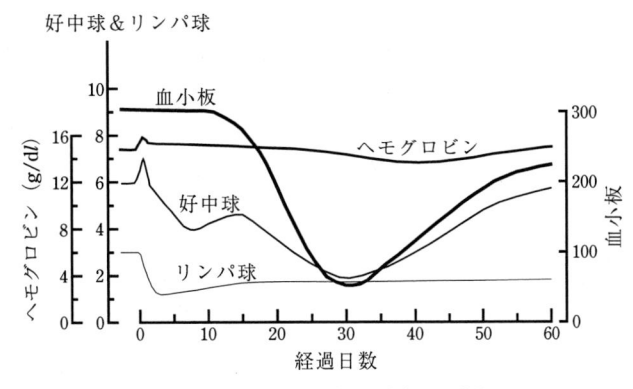

図6.4 2Sv全身被ばく例の末梢血の変化

4) 循環器障害

心筋は放射線に感受性は低いが，消化管障害・皮膚障害や血管の透過性亢進による水分・電解質の喪失により循環不全が生じる．血管運動神経の障害も原因の一つである．また透過性放射線による筋の挫滅によるミオグロビン血症などにより腎不全を起こすこともある．

5) 中枢神経障害

20～50Sv以上の高線量の被ばくでは，不穏・見当識障害・運動失調・錯乱などが起きるとされている．対症療法以外に有効な治療はない．1997年のロシア共和国サロフの臨界事故ではこれらの症状が現れている．

6) 肺障害

急性放射線症には入れていないことが多いが，6Svを超える急性被ばくでは早い場合3カ月のうちに急性肺臓炎を起こす．これは放射線による肺胞細胞と血管の障害によると考えられている．線量が高いと6カ月くらいで致命的な呼吸不全，またそれ以降数年のうちに肺線維症を起こすこともあるとされている．

7) その他

これまでの記述で抜けているのは，精神的側面である．外国では必ず記載されるのが不安への対処である．被ばくした者は，放射線に対する知識の有無にかかわらず不安をもつ．高線量被ばくに対する恐怖感や高熱などで不眠を訴えることも多い．これらに対する対処も急性放射線症の治療の一環である．

b. 放射線熱傷（皮膚障害）

放射線による皮膚障害を放射線熱傷と呼び，特に全身被ばくの場合，予後を大きく左右する因子である．1986年に起きたチェルノブイリ事故では56名に重症皮膚障害が生じ，そのうち13名は全身の50％以上にも及んでいる．この事故と1987年のゴイアニアでの事故では，β線核種による皮膚の浅層，またγ線核種により深層の複合皮膚障害が生じ，治療がいっそう困難なものとなっている．また，一方では皮膚の厚さの相違により，症状が大きく異なることも明らかにされている．

1) 放射線熱傷と熱傷

熱によるいわゆる熱傷と放射線熱傷では多くの

表6.3 放射線熱傷と熱傷

	熱傷	放射線熱傷
症状の現れ方	すぐに痛み 激しい炎症反応 患部の細胞死 組織の破壊	はじめは痛みがない （再生が起きなくなってから）
病態	細胞・組織すべてが障害 高温による障害	一律でない （細胞により感受性が異なる） 非特異的障害
必要なエネルギー （第2度熱傷）	大 (4Cal/cm^2)	小 (0.0126Cal/cm^2 (30Gy))

点で異なる（表6.3）．熱による障害は，すぐに痛み・激しい炎症反応・患部の細胞死・組織の破壊が起きる．これに対して放射線熱傷では，はじめは痛みがなく，細胞死や組織死が明らかになるのは表皮が脱落し再生が起きなくなってからである．熱傷では，一般に患部の細胞・組織すべてが障害を受けるが，放射線の場合は皮膚を構成する細胞により感受性が異なるため一律ではない．障害の程度は両者とも組織に付与されたエネルギーの総量（線量），付与率（線量率），患部面積などによる．放射線熱傷と熱傷を比較した場合，同程度の障害を起こすためには，放射線による障害に比べ熱傷は10～100倍ものエネルギーを必要とする．例えば，皮膚表面から1mmの深さに4Cal/cm^{2}のエネルギーが与えられると，第2度熱傷を起こす．これは放射線では約30Gyのγ線に相当する．30Gyを熱に換算すると0.0126Cal/cm^{2}となる．温度が非常に高いとたんぱく質は凝固し，火炎は炭水化物，脂肪，たんぱく質を酸化し水を蒸発させるが，放射線が生体に対して与える影響はより非特異的である．放射線による影響は急性ならびに晩発性障害とも皮下，真皮組織への障害であるとともに同時に血管への障害につながる．

2) 放射線熱傷の症状

初発症状は発赤（初期紅斑）であり，通常は一過性である（表6.4）．およそ2Svの被ばくから現れる．それに引き続き，組織の腫脹から生じてくる瘙痒感，硬直，針で刺したような，あるいはつねったような感じが現れることもある．発赤や浮腫は，障害を受けた細胞が血管を拡張させ，その結果透過性を亢進させる物質を放出することにより生じる．これらの初期症状が皮膚や血管系の変化の前兆となる．線量にもよって異なるが，時

表6.4 放射線による皮膚反応と処置

	第1度	第2度	第3度	第4度
典型的な症状	発赤,脱毛(軽い紅斑)	強い紅斑	水疱,びらん	潰瘍
線量(Sv)	3～4以下	6～15	20～25	30以上
発現までの期間	3週間	2週間	1週間	2～7日
持続期間	3～4週間	4～5週間	6～7週間	持続
早期反応	かさかさ	充血,紅斑,腫脹,脱毛	強い紅斑,腫脹,水疱,びらん	深紅の紅斑,水疱,びらん,再生しない潰瘍
後期反応	色素沈着 脱毛は回復	色素沈着 脱毛,落屑	皮脂腺・汗腺の破壊,皮膚萎縮,毛細血管拡張,潰瘍をつくりやすい	色素沈着を伴う瘢痕,辺縁部の毛細血管拡張,中央部難治性潰瘍
処置	保存的処置	保存的処置,対処療法	第3度熱傷に準じる	植皮,形成外科的処置

間の経過とともに脱毛,色素沈着,落屑,水疱,細胞死や表皮の細胞増殖障害によって生じる疼痛性の潰瘍が現れる.

血管内皮細胞が障害を受けると炎症反応は長期化する.内皮細胞が膨潤し,脈管間隙は増大し,血栓形成が起きる.その後,小動脈・毛細血管の内皮細胞が増殖する.しかしながら,これらの症状は,発赤や浮腫を除いて,循環不全による組織の萎縮,治癒不全,組織欠損が生じるまで現れない.症状の発症時期などに関して十分な情報が得られれば患部の被ばく線量は推定できるが,局所被ばくの場合,症状が出るまで気づかず,いつ被ばくしたか,どういう線種によるものか,症状の程度,被ばくの時間などが不明なことが多い.

3) 放射線の線質による障害の相違

α線の場合,角質層があるために基底層に達しない.例えば,プルトニウムα線は軟部組織における到達距離は約0.04mmであり,表皮の基底細胞層には達しない.つまり,皮膚障害を起こさない.しかしながら,α放射体による汚染は経皮的に吸収される可能性と娘核種によるβ,γ放射体による被ばくの可能性があるために,無視することはできない.皮膚から二次汚染が起きやすいα放射体による汚染がある場合は体内汚染の危険性もある.β線では組織の厚さが1mm程度の場合,ほとんどのβ線は低減するので,表面のβ線汚染から皮下組織へ到達する線量は少ないが,基底層の障害を起こす.これがβ線熱傷でチェルノブイリ事故でみられている.

これに対して,透過性の放射線といわれるX線,γ線,中性子線による障害は,皮膚,皮下組織,筋肉,時には骨にも達する.このため筋の挫滅によるミオグロビン血症が起きることがある.エネルギーの高いβ,X,γ線により高線量(数Gy以上)で皮膚が被ばくされると真皮の毛細血管に障害が残る.

4) 治療

被ばく部位の微小血管の障害を最小限にする治療は確立されていない.現在,感染予防や栄養状態をよくするなど治癒を促進するほかに,さまざまな試みがされている.高圧酸素療法もその一つである.外から圧力をかけると,血管は収縮を起こし表在組織の血流は減少するが,血中の酸素運搬量は増加する.これには赤血球のヘモグロビンばかりでなく,血漿中に物理的に溶解して酸素が運搬されることも関係している.高圧酸素療法は組織の酸素化を促進するが,微小循環の血流は改善されない.急性障害には効果はなく,後発性に起きる組織の壊死には効果があるという報告もある.また,チェルノブイリ事故では皮膚移植が行われ,東海村臨界事故でも死体皮膚の移植,培養皮膚移植など新しい治療法が試みられている.

不安,交感神経などエピネフリンの分泌を促進するストレスは,血管壁の筋を収縮させ血管内腔が狭小化する.したがって,外科的もしくは薬物などによる交感神経ブロックも有効であるとの報告もあるが,そうでないというものもあり,評価は一定しない.

熱傷とは異なり,通常症状が出るまでに時間を要することは前述のとおりである.被ばく線量が多い場合,早くから血管防護対策をとることが必要である.

c. 高線量被ばくによる眼の障害

1Svを超える急性被ばくがレンズに生じると,数カ月以内に微小な後極の混濁が生じる.また,短時間に2～3Svの被ばくを受けるか,数カ月の間に5～14Svの被ばくでは,視力障害を伴う白内障となる.

d. 被ばく患者に対する初期対応

1) 原 則

　被ばく事故を考える際，最も重要な情報は推定被ばく線量と汚染の有無である．しかしながら，被ばく事故であっても急を要する外傷や病気がある場合は，患者に救命処置をとり，汚染の有無にかかわらず医療施設に搬送することが原則である．

　被ばく事故では，その被ばく線量により症状が異なることは前述のとおりであるが，最初の24時間以内に悪心，嘔吐，下痢，意識障害などがある場合は，患者は入院して検査を受ける．嘔気および嘔吐は放射線事故の心理的反応として起こることは少なく，他に原因があることがわかるまでは，患者は透過性放射線により1Sv以上の重大な被ばくを受けたと考えるべきである．白血球検査（総数およびリンパ球数）は早期に行うべきで，その後3〜12時間ごとに行う．48時間以内で白血球数の急速な低下，または絶対リンパ球数値が低いことがわかれば，放射線障害が強く示唆される．染色体分析は，前にも述べたように線量評価に役立つ．

　患者に医療処置が必要である場合は，直ちに医療機関に通知する．事故現場での第一次除染作業および大まかな線量評価に数時間かかることもあるが，この間に搬送先の医療機関に知らせれば医療機関は必要な人材，物資を動員できる．施設職員は正確な情報を医療機関のスタッフに伝えることで，無用な不安が防げ速やかな診断と治療ができる．

2) 患者の移送

　患者の搬送の際には，事故現場で汚染した衣服を脱がせる．このことで大部分の汚染は除去できる．輸送事故など現場での除染が不可能な場合，患者をシーツか毛布で覆い，担架やまわりの床をビニールシートで覆うこと（養生という）でほとんどの場合救急車またはその隊員を重大な汚染から防ぐことができる．ビニールシートで患者を覆うと過度の発汗をもたらすため，これらは患者の下にだけ敷き，上にかけないことを原則とする．患者はきれいなシーツで覆う程度にすることが適切であろう．

参考【サロフにおける臨界事故】

　この事故はサロフというソビエト連邦における核兵器の発祥の地ともいうべき町で，現在のロシア連邦原子力センター（The Russian Federation Nuclear Center，以前はアルザマス16といわれていた）で起きた．この施設は1946年に設立されたもので，ロシアで最大である．1997年6月17日午前9時30分，41歳のある熟練技術者が実験装置の組み立てを開始した．10時50分ころに操作ミスからウラン溶液に臨界を起こしてしまった．その瞬間閃光と熱が走り，内容物が噴出，急に手に燃えるような熱を感じ，すぐに臨界が起きたことを知らせた．この技術者の意識は正常で午前11時45分には医務室で手当てを受けている．このときから嘔吐を繰り返したが，午後2時には制吐剤で治まった．顔色は蒼白でリンパ球の減少がすでに始まっており，体温は37.8℃，倦怠感，頭痛を訴えていた．手の障害はすでに始まりかけており，浮腫が時間とともに進行していた．午後3時30分，中性子により放射化したγ線を検出したが，汚染はなかった．患者の状態から，チェルノブイリ事故の患者治療で多くの経験をもつモスクワ第6病院に転院が決まり，事故から10時間後の午後8時30分にモスクワ第6病院に到着した．到着時，意識は清明，唾液腺に痛みがあったが全身状態は安定していた．入院2時間後（事故後12時間），超音波検査では肝腫脹，脾腫脹，また手の血管の著明な拡張が認められた．γ線の計測からは，不均一な被ばくであることが示され，^{24}Na，^{32}Pなどから概略的な被ばく線量が計算された．それによると，全身で14Gy，手はおそらく200Gyを超えることから骨髄移植は不可能であること，手には外科的処置が必要である，という結論に達した．翌6月18日は，血管の透過性の亢進による肺に水が溜まり，尿量が減少した．被ばく後3日目に当たる6月19日に行ったCTでは，左肺に1200ml，右肺に2000mlの水が溜まっていることが判明した．また，眼では網膜中心動脈圧が下がっており，これも被ばくによることが結論づけられた．午後4時20分には，感染などの進行をおさえる意味で両腕を切断した．術後はしばらく安定していたが，血清たんぱく質（アルブミン）の急激な減少がみられ，6月20日午前3時20分に死亡した．死因に関して，1999年10月1日現在では，大量の水分，電解質，たんぱく質などの"漏出症候群"による循環不全が根底にあ

るものと考えている．剖検では，心臓・肺・脾臓・肝臓・骨髄・脳などに著明な間質性の浮腫，骨髄は検査部位により異なるが未熟な細胞が減少していること，障害された血液細胞が多いこと以外は特異的なことはない．

　線量評価では中性子線：γ線＝15：1とほぼ中性子によるまれな事故と位置づけられた．上半身については中性子40Gy，γ線2.5Gyであった．また手について，中性子線1700Gy，γ線120Gyと計算されている．また腹部では29～60Gyであった．全身では中性子線14Gyであった．　　　　　　　　　　〔明石真言〕

文　献

1) Safety reports series No.2：Diagnosis and Treatment of Radiation Injuries. IAEA, Vienna, 1998.
2) Emergency Planning in the NHS：Health Services Arrangements for Dealing with Major Incidents, Vol.2, Accidents involving Radioactivity. Department of Health, September 1996.
3) Department of Health：On the State of the Public Health, annual report of the Chief Medical Officer of the Department of Health for the year 1995. HMSO, London, 1996.
4) International Conference on One Decade After Chernobyl：Summing Up the Consequences of the Accident. Vienna, Austria, 1996.
5) J.C. Nenot：Overview of the radiological accidents in the world, updated December 1989. *Int.J.Radiat.Biol.*, **57**：1073-1085, 1990.
6) R.H. Wagner, M.A. Boles, R.E. Henkin：Treatment of radiation exposure and contamination. *Radiographics*, **14**：387-396, 1994.
7) F.A. Mettler,Jr.：Emergency management of radiation accidents. *JACEP*, **7**：302-305, 1978.
8) The Radiological Accident in Goiania. IAEA, Vienna, 1988.
9) M.E. Berger, R.C. Ricks：Management of emergency care for radiation accident victims. In：CRC Handbook of Management of Radiation Protection Programs (K.L. Miller ed.), pp105-116, CRC Press, 1992.
10) Textbook for REAC/TS Medical Planning and Care. 1995.
11) J.R. Harrison：Medical Aspects of Radiation Accidents. NRPB, 1997.
12) A.C. Upton：Radiation Injury. In：Cecil Textbook of Medicine Vol.1, p62-68, Philadelphia, W.B. Saunders, 2000.
13) A guide to the Hospital Management of Injuries Arising from Exposure to or Involving Ionizing Radiation：American Medical Association Chicago. Illinois, 1984.
14) Management of Persons Accidentally Contaminated with Radionuclides. NCRP REPORT NO.65, 1993.
15) The criticality accident in Sarov, IAEA, Vienna, 2001.

7 放射線の晩発障害

はじめに

多くの看護職が，放射線の人体に対する影響について，例えば，"自分たちは大丈夫だろうか？"，"「放射線を受けることで自分の身体や生活に何か影響があるのか？」という患者の疑問にどのように対応したらよいのか"，などの不安や疑問を抱きながら，放射線診療の業務についている[1]．特に低線量放射線の影響については，"放射線はどこまで安全で，どこから危険なのか"という問いかけを私自身も受けてきた．この問いに対する明確な答えを出すことは難しいのが現状である．しかし実際問題としては，放射線がきちんと管理された施設で，基本的なルールを守って診療を行えば，通常の放射線診断やインビボ核医学検査で受ける放射線については，患者や看護職の一人ひとりが放射線の影響を心配する必要はないと，考えられている[2〜4]．一方，放射線治療においては，患者は多量の放射線を病巣部に受けて局所的な副作用が発生する可能性があるので，副作用への対処が重要な問題となってくる．

本章では放射線の主な晩発障害について述べると同時に，内部被ばくの影響，放射線の遺伝的影響などについても簡単に述べてみたい．本章を読んでいただくことにより，看護職が放射線に対してもっている不必要な不安が取り除かれ，患者に適切な看護が提供されることにつながれば幸いである．なお本章での放射線の単位については，確定的影響について述べるときにはGy（グレイ）を，確率的影響について述べるときにはSv（シーベルト）を，原則として使用することとした．

a. 放射線の晩発障害の特徴

放射線を被ばくした後，比較的長期間，例えば数カ月から場合によっては数十年を経て現れるような放射線障害を晩発障害という．晩発障害には，①比較的少線量を被ばくした人に発生する，②被ばく後短期間に起きる急性死を免れた人に発生する，③がん・白内障・胎児への影響などや，放射線治療に伴う局所の炎症・潰瘍などがありうる，④放射線に特有な障害ではなく，放射線以外の原因でも起こりうる，などの特徴がある．

b. がんの発生

1) 放射線誘発がん

放射線によるがん誘発は，原爆被ばく生存者・各種疾病の治療のために放射線を受けた患者・ウラン鉱山の鉱夫・夜光時計の文字盤工・トロトラスト造影剤投与患者・医師や放射線技師などで認められている．しかし放射線だけが誘発するがんはなく，化学物質などで発生したがんと放射線で発生したがんとは区別がつかない．確率的影響であるがんについては，影響の現れた個人について放射線被ばくとの因果関係を明確にすることは困難である．そこで多くの人を含む集団を対象にして調査を行い，放射線被ばくをした集団と被ばくをしていない集団との間でがんの発生率が異なるか否かなどを疫学的に検討することとなる．人における放射線によるがん誘発は，疫学研究の結果，被ばくした集団でのがんの増加が証明されたもので，病状や病理学的知見によって放射線によるものだと証明されたわけではない．人では胃，肺，結腸，骨髄，膀胱，食道，肝臓，骨，皮膚，乳腺，甲状腺，などで放射線被ばくによるがんが発生している．これまでに行われた疫学調査では，被ばく線量が50mSv以下の集団では，過剰ながんの発生は統計学的には検出されていない[5]．

放射線発がんの潜伏期はがんの種類によって異なる．白血病の潜伏期間は他のがんに比べて短く，

最短では被ばく後2～3年程度である．白血病発生率は被ばく後5年から8年で高く，その後時間の経過とともに低くなる．白血病以外のがんの潜伏期間は短い場合は5年程度，通常では10年以上で，長い場合には生涯にもわたる．白血病以外のがんは，いわゆるがん年齢になってから多発するものが多い．

2）人間に認められた放射線誘発がんの例

皮膚がんは放射線誘発がんとして初めて確認されたがんで，皮膚がんが転移して死亡した例が1904年に報告されている．皮膚がんは医師や技師などの放射線業務従事者や良性疾患のX線治療患者で発生した．ほとんどは致死的ではない．

ウラン鉱夫に発生した肺がんがラドンの吸入によるものであること，ラジウムを含む夜光塗料の経口摂取により骨腫瘍が時計文字盤工に発生したことが，1920年代から1930年代において報告されている．肺がんは，原爆被ばく生存者，強直性脊椎炎のX線治療患者でも発生した．

白血病が原爆被ばく生存者，放射線治療患者などに発生した．発生率と線量との関係から，きわめて少ない線量では白血病を生じないしきい値があるとも考えられる．しかし放射線防護の観点から国際放射線防護委員会は，放射線による白血病の発生は骨髄の被ばく線量に比例するとして，しきい値のない関係を仮定している．被ばく時の年齢が若いほど白血病になる確率が高くなる．しかしチェルノブイリ原発事故では，白血病が増加したとの確認はされてはいない．

肝臓がんが，造影剤トロトラストを投与された患者で発生した．トロトラストは二酸化トリウムを主とする造影剤で，わが国でも第二次世界大戦中に軍人の負傷の様子を検査する目的で使用された．肝臓や骨髄に長期間沈着してα線を放出するため，肝臓などでのがんを日本人にも引き起こした．

乳がんは，原爆被ばく生存者，乳腺のX線治療患者，気胸術後に頻回の透視検査を受けた患者などに発生した．放射線感受性に男女差があり，女性の乳腺組織は感受性が高い．被ばく時年齢が若いほど発生率が高い．発生率は白血病より数倍高いが，死亡率は白血病ほどは高くない．

甲状腺がんは，原爆被ばく生存者，マーシャル群島核実験被ばく者，頸顎部のX線治療患者などで発生した．幼若期での被ばくは成人での被ばくよりも危険性が高い．女性は男性よりも大きい危険性が見込まれている．発生率は白血病より高いが，進行は比較的遅く，早期の治療によって治りうる．人の甲状腺疾患の診断・治療に伴う^{131}Iによる内部被ばくでは，甲状腺がんは認められていない．チェルノブイリ原発事故では，被ばく当時に子どもであった人々に甲状腺がんが多発した（1998年までに1791件発生）．最短の潜伏期は4年程度であった．チェルノブイリ事故における小児甲状腺がん患者数の増加傾向は，事故後12年を経過した1998年現在でも続いている．

3）放射線誘発致死がんの発生確率

疫学調査の結果から，1Svあたりの被ばくで致死がんの起こる確率が推定されている．すべてのがんを念頭におくと，全身被ばくによる致死がんの発生確率は，公衆では5×10^{-2}/Sv（5%/Sv）とされている．例えば，1Svの全身被ばくをした100万人の集団では，生涯で5%の確率で，すなわち5万人の人に致死がんが過剰に発生することが推定される．放射線業務従事者では4×10^{-2}/Sv（4%/Sv）と推定されている（表7.1）．公衆の単位線量（1Sv）あたりでの致死がんの発生確率は，従事者のそれに比べて高く推定されている．これは，公衆には放射線感受性が高い小児が含まれるためなどである．この発生確率を用いて，放射線診療にかかわる平均的な看護職の集団での致死がんの発生確率を机上計算してみよう．100万人の看護職がいて，全員が30年間にわたり毎年0.14mSvを被ばくしたとすると，単位線量あたりの致死がんの発生確率と被ばく線量を掛け合わせたものは，4%/Sv×0.14×10^{-3}Sv/年×30年＝0.0168%となる．仮に日本人の生涯がんリスクを30%とした場合，100万人の看護職集団のうちおよそ30万人は種々の原因でがんで死ぬことが予測されるが，さらに168人が職業上の放射線被ばくのために余分にがんで死ぬ推測となる．およそ

表7.1 単位線量あたりの確率的影響の発生確率

被ばく集団	致死がん	遺伝的影響
放射線作業従事者	4×10^{-2}/Sv	0.6×10^{-2}/Sv
一般公衆	5×10^{-2}/Sv	1×10^{-2}/Sv
胎児	$(10\sim15)\times10^{-2}$/Sv	1×10^{-2}/Sv

万が一（168人/100万人）の余分な確率である．このきわめて単純な机上計算例は，実際には影響を証明できないような少ない線量でも，線量とがん発生率との関係を"しきい値のない直線仮説"をもとに行っているもので，けっして実際に起こっていることではない．このような単純な推定を行うことに否定的な意見もある．ここでは，放射線被ばくによる致死がんの危険性を理解するための一助として，あえて机上計算を試みた．

日本人が生涯に白血病で死亡する確率は，0.7％程度とされている．X線診断を受ける患者集団での白血病発生について机上計算を行うと，患者が通常のX線診断のために白血病になる可能性は，自然発生の白血病の可能性に比べて小さいものと推定されている．そこで1回ごとのX線診断で受けた放射線によって白血病の発症が問題になることはないと考えられている[4]．

原子力施設などの放射線業務従事者や高自然放射線地域の住民など，微量の放射線を長期にわたって受けている人たちでのがん発生率の調査結果がある．全部の種類のがんをまとめて対象にした場合には，いずれの調査でも，がん発生率が有意に高いということはなかったとされているが，一部に骨髄性白血病の発生率が増加しているという報告もある．

c. 白内障

放射線被ばくによる白内障の発生にはしきい値があり，X線では2〜5Gy程度とされている．例えば，放射線治療のために3週から3カ月にわたって分割照射され，水晶体が被ばくした患者では，総線量が約3.5Gy以下では白内障の発生は認められていない．総線量が3.5〜7.5Gy程度では50％程度，総線量11.5Gy以上では100％の患者に白内障が発生したとの報告がある．白内障の潜伏期間は6カ月から35年とされている．視力障害を伴わない水晶体混濁のしきい値はX線では0.5Gyとされている．

d. 放射線による不妊

不妊は，放射線照射により必要な数の生殖細胞が維持できなくなるために現れるもので，しきい値のある影響である．例えば男性の場合には，精子形成過程や成熟精子の寿命を考えると，放射線を被ばくしてから不妊となるまでには通常6週間以上はかかる．そこで本書では，放射線による不妊については晩発障害の項で取り上げることとした．

精子形成と卵子形成ではその過程が異なるため，男性と女性とでは生殖細胞の放射線感受性が異なる．成熟した男性の生殖腺（精巣）には，幹細胞というおおもとの細胞があり，これが分裂・成熟して，毎日新しい精子がつくられている．男性の生殖細胞のうち，放射線に対して最も感受性の高い細胞は，幹細胞よりは分化しているが分裂する能力をもっているB型精原細胞である．この細胞はおおもとの幹細胞よりも感受性が高いのである．そこで幹細胞は生き残るが，感受性の高いB型精原細胞では細胞分裂が抑えられるような比較的少ない線量を受けた場合には，新しい精子がしばらくの間つくられなくなるため，一時的な不妊になる．しかしこの場合には，生き残っている幹細胞が分裂して新しい精子がつくられるので，数カ月後には精子の数が正常にまでもどる．B型精原細胞よりも感受性が低い幹細胞までもが分裂できなくなるような比較的多量な放射線を生殖腺に受けると，精子がつくられなくなって，永久不妊となってしまう．男性の一時的不妊のしきい線量は0.15Gy，永久不妊のしきい線量は3.5Gy以上といわれている．

女性では，第一次卵母細胞という生殖細胞までが出生前（胎児期）に形成されて，出生後の卵巣には幹細胞は存在しない．そこで成熟した女性の卵巣では生殖細胞が増殖することはない．女性の生殖細胞で最も放射線感受性が高い細胞は第二次卵母細胞である．この細胞は増殖することがない細胞で，細胞分裂をするB型精原細胞より放射線感受性は低くなる．それでもしきい線量を超えて被ばくをすると，細胞そのものが死ぬこととなる．そこで，女性での一時的不妊に対するしきい線量は0.65Gyと男性のそれに比べて4倍ほど高くなり，一時的不妊に関しては，女性は男性よりも抵抗性となる．感受性が比較的低い第一次卵母細胞までが死ぬような線量，例えば2.5Gy以上の被ばくをすると，女性でも永久不妊が起こりうる．男性での永久不妊に対するしきい線量が3.5Gyで女

性のそれが2.5Gyと，女性でのしきい線量が低いのは，排卵や吸収のために第一次卵母細胞の数が少なくなってしまった高齢者での感受性が高くなるためである．

放射線がきちんと管理された職場で，基本的なルールを守って業務を行えば，通常の放射線作業や医療被ばくにより，女性・男性ともに一時的不妊を含めても，不妊が起きるような線量を受けることはない．

e. 放射線治療による晩発障害

最近の放射線治療は進展がめざましい．そこで全身症状を伴う副作用は軽減されたが，照射局所での副作用は避けられないものもある．照射局所での晩発性の副作用は，主に不可逆性の小血管障害に起因する栄養障害から壊死にいたるもので，感染による慢性的な炎症を併発すると治療が難しくなることもある．例えば，直腸炎，膀胱炎，咽頭粘膜の潰瘍，肺線維症などが起こりうる[6]．正常組織にこれ以上の放射線照射を行うと回復不能な急性および晩発性の障害を引き起こすと考えられる限界の線量を，耐容線量（TD：tolerance dose）と呼ぶ．通常の放射線治療においては，1～5％の患者に副作用の現れることは容認されている．そこで照射後5年間のうちに1～5％の患者に回復不能な障害が発生しうる線量を表示する（表7.2）[7]．25％の患者に副作用が現れる線量は容認されていない．がんの放射線治療では腫瘍周辺の正常臓器には耐容線量以上の放射線があたらないように治療計画がなされるので，晩発性の障害が生じることは少なくはなってきている．しかしがんの再発などの理由によって2回以上のシリーズで照射が行われると，難治性の皮膚潰瘍，神経障害，骨壊死などが発生する場合もある[8]．

f. 胎児に対する影響（胎内被ばく）

1) 胎内被ばくの特徴

胎児の放射線被ばくを胎内被ばくという．胎内被ばくの特徴には次の3点がある．

① 感受性が高い：胎児の細胞は分裂が盛んなため高感受性で，母体では影響のない線量でも影響が現れ，母体には現れないような種類の影響も現れうる．

② 時期特異性：胎児は発生学的に，着床前期（受精～9日），器官形成期（受精後2～8週），胎児期（受精後8週～出生）の3期に分けられる．胎児に対する放射線の影響は，どの時期に被ばくしたかによっても発現する組織や症状が異なる．

③ 妊娠に気づかない時期も要注意：妊娠の初期には本人が妊娠に気がつかずに，疾病の疑いで放射線診療を受ける場合がありうる．この時期でも胎児が放射線の影響を受ける可能性があり，注意が必要である．

2) 着床前期での被ばく

着床前期の被ばくでは，着床不能や着床後の致死（胚死亡）が増加しうる．死亡した胚は自然に吸収されて，母親は妊娠したことにも気がつかないで流産となり，被害としては実感されない．死を免れた胚はほとんどが正常で生まれ，出生時に奇形などの障害が現れる可能性はないとされている．しかし最近の動物実験では，着床前期の被ばくでも形態異常が起こりうるとの報告もあり，さ

表7.2 通常の放射線治療に際して容認される線量

対象臓器	5年後までに現れる障害	1～5％の人に障害が現れる線量（Gy）	25～50％の人に障害が現れる線量（Gy）	照射野（cm²）
皮膚	潰瘍，線維化	55	70	100
口腔粘膜	潰瘍，線維化	60	75	50
食道	潰瘍，狭窄	60	75	75
胃	潰瘍，穿孔	45	50	100
小腸	潰瘍，狭窄	45	65	100
結腸	潰瘍，狭窄	45	65	100
直腸	潰瘍，狭窄	55	80	100
唾液腺	口内乾燥	50	70	50
肝臓	肝機能障害，腹水	35	45	全体
腎臓	腎硬化症	23	28	全体
膀胱	潰瘍，拘縮	60	80	全体
精巣	永久不妊	5～15	20	全体
卵巣	永久不妊	2～3	6～12	全体
子宮	壊死，穿孔	<100	<200	全体
肺	肺炎，肺線維症	40	60	葉
毛細血管	毛細血管拡張，硬化	50～60	70～100	
骨	骨壊死，骨折	60	150	10
軟骨	壊死	60	100	全体
中枢神経系	壊死	50	<60	全体
眼	全眼球炎，出血	55	100	全体
角膜	角膜炎	50	<60	全体
水晶体	白内障	5	12	全体
甲状腺	甲状腺機能低下	45	150	全体
骨髄	造血機能低下	2	5.5	全体
		20	40～50	一部
リンパ節	萎縮	35～45	<70	

＊通常の放射線治療においては1～5％の患者に副作用の現れることは容認されるが，25～50％の患者に副作用が現れることは容認されない．

らなる検討が必要である．胚死亡は確定的影響で，しきい値は0.1Gyとされている．

3） 器官形成期での被ばく

子宮に着床した胚は器官形成期に入り，個々の組織への分化・増殖が行われる．このときに被ばくすると，分化の時期に応じて種々の形態異常が生じうる．動物実験では中枢神経の異常，眼の異常，骨格の異常などの報告がある．器官形成期初期は妊娠を認知していない時期であり，特に注意を要する．しかし放射線被ばくが原因で発現したことが確認されている人での形態異常は，広島での原爆による胎内被ばく者で認められた小頭症のみである．形態異常は確定的影響で，しきい値は0.1Gyとされている．

4） 胎児期での被ばく

発育遅滞・精神発達遅滞・がん・遺伝的影響などは，主に胎児期で問題となりうる．発育遅滞は出生後の成長で補われる可能性があり，他の胎児影響に比べて被害として実感される程度は低い確定的影響で，しきい値は0.1Gyとされている．胎児の大脳は放射線感受性が高く，胎内週齢8〜25週の被ばくが問題となる．特に8〜15週では，大脳のニューロンの産出が活発に行われ，未熟なニューロンが大脳表層へ移動して皮質を形成する．この時期に原爆で胎内被ばくした者には精神発達遅滞（知恵遅れ）が生じている．精神発達遅滞は確定的影響で，しきい値は0.12Gyとされている．

胎内被ばくによるがん誘発については，約3000人の原爆胎内被ばく者集団（平均線量200mSv）の調査がなされている．小児期のがん（白血病を含む）については有意な増加が認められていない．しかし原爆による胎内被ばく者が壮年期に達するにつれて，放射線被ばくによるがんが増加する傾向にあることが，最近になって報告されている．放射線防護の観点からは，胎児・小児の放射線発がんへの感受性は成人よりも高いと考え，国際放射線防護委員会では，胎児や小児期での被ばくによる致死がんの発生率を，成人の2〜3倍と推定している（表7.1）．

胎児期の胎児の体内には成人になって生殖機能を営む細胞が存在する．放射線被ばくによってこれらの細胞の遺伝子に変化が生じると，胎児の子ども以降，すなわち母親の孫以降の世代に，遺伝的影響として伝えられる可能性はある．しかし実際問題としては，胎内被ばくによる遺伝的影響は，人では確認されてはいない．

5） 胎児の医療被ばく

胎児の医療被ばくは，①妊娠中での放射線診療実施の是非について判断をするとき，②診療によって放射線を受けたと考えられる胎児への対応を考えるとき，③出生後に発見された異常と妊娠中の放射線被ばくとの因果関係を考えるとき，に問題となるとされている[9]．

放射線診断やインビボ核医学検査によって胎児が受ける放射線の量は検査の種類や胎児の発育時期によっても異なるが，通常は数mGy程度で，腰部CT検査のように被ばく線量が多い場合でも30mGy程度と報告されている（第5章参照）．したがって通常の放射線診断やインビボ核医学検査で胎児が受ける放射線量では，胎児に確定的影響が生じる可能性はまずないと考えられている．また，がんや遺伝的影響のような確率的影響が容認できない確率で発生することもないと推定される．しかし胎児の放射線感受性が高いことから，妊婦への放射線診断やインビボ核医学検査の適用の判断は十分慎重に行われるべきである．妊娠可能な女性が放射線診断・インビボ核医学検査を受けるときには，①適当な代替手段がないときにのみ実施する，②妊娠していない時期を選んで検査を行う，③撮影技術などを工夫して，検査での被ばく線量を少なくする，ことを守る必要があるとされている．そこで特に検査を急ぐ必要がなければ，「妊娠可能な婦人の骨盤照射は月経開始後10日以内に行うこと」という規則（10日規則）を国際放射線防護委員会は1965年に出している．"この規則は厳しすぎる"との意見もあるが，妊娠可能な女性での不必要な不安を減らすためには，下腹部が照射野に入る検査ではこの規則を守ったほうがよいとも考えられる．特に，放射線診断のために開発された技術を治療にも応用するIVRという技術では，時間がかかる場合もあり，患者の受ける線量も多くなり，場合によっては患者の脱毛・皮膚の紅斑などが問題になる．妊娠している可能性のある女性の場合には，IVRは実施すべきでないと考えられる．一方，胸部X線検査

や歯科撮影のように胎児が照射野に入らない場合には，妊娠中の女性でも検査を見合わせる必要はないとされている[4]．

胃のバリウム検査では胎児の被ばく線量は1検査で最大でも3mGy程度とされている．この程度の線量では形態異常・死亡などの確定的影響は起こらない．確率的影響が容認できないレベルで発生することもないと予想される．仮に妊娠していることに気がつかないで胃のバリウム検査など診断用の放射線検査を受けても，普通の検査では胎児に影響が現れるような被ばくは通常はないと考えられている．そこでもし妊娠に気がつかないで通常の放射線検査（例えば，IVRは除く）を受けてしまっても，胎児に障害が現れる可能性はないと考えて対処されている[6]．胎児が100mGy以上の被ばくをした場合には，人工妊娠中絶の可能性を検討するのが妥当であろうと考えられている[9]．

胎児期の被ばくにより小児白血病が統計学的に有意に増加する線量は10mSvのオーダーであるとの疫学調査結果がある．医療被ばくに関する疫学調査では，胎内被ばくによる小児白血病の有意な増加を示す報告もあるし，がん誘発の増加を否定する報告もある．胎児の医療被ばくで小児がんをはじめとしたがんが誘発されるかどうかは，疫学調査の結果からははっきりとした結論は出ていない．数mSv程度を受けた場合のがん増加の確率はきわめて低いと予想されるので，増加を証明することは不可能とも考えられている[10]．

6) 女性の放射線作業について

国際放射線防護委員会では，男性と妊娠していない女性の放射線感受性には大きな差がないとして，後述する線量限度に男女の区別はしていない（第9章参照）．そこで妊娠をしていない女性または妊娠する可能性のない女性は，男性と同様の放射線業務に従事しても問題はない．しかし第9章で述べるように，女性従事者に宿る胎児を保護するために，妊娠可能な女性や妊娠と診断された女性については別の線量限度が設けられている．

g. 内部被ばく

1) 内部被ばくの特徴

X線診断に際して体の外から放射線を浴びる外部被ばくでは，X線発生装置に電源が入っている1秒の何百万分の1というきわめて短い時間だけ人体が放射線を浴びることになる．この場合，照射された放射線が体の中に残っていることはない．一方，体内に入った放射性物質からの放射線被ばくを内部被ばくと呼ぶ．体内に入った放射性物質は後述するように体から減ってはいくが，特定の組織が長期間被ばくするような場合もありうる．不注意に放射性物質を取り扱うと作業環境が汚染されて，身体の中に放射性物質を取り込んで，内部被ばくを受ける可能性もある．核医学診療に携わる医療従事者は，放射性物質の安全取り扱いに努めて，汚染防止と汚染の即刻除去を行い，体内に放射性物質を取り込まないように注意する必要がある（巻末の「実習」を参照）．

2) 放射性物質が人体に入る経路

放射性物質の種類により体内に吸収される経路や吸収の度合いが異なる．例えばガス・粉塵などとして吸入により肺から吸収されやすい放射性物質には，^{222}Rn，^{133}Xe，^{239}PuO$_2$，^{131}Iなどがある．経口摂取により消化管から吸収されやすい放射性物質には，^{90}Sr，^{226}Raなどがある．正常または傷のある皮膚から吸収されやすい放射性物質には酸化トリチウムなどがあげられる．医療従事者は，自分がかかわりをもつ放射性物質の特性について勉強をしておく必要がある．

3) 生物学的半減期と実効半減期

放射性物質は，その放射性物質のもつ固有の物理学的半減期により減衰していく．例えば核医学領域で使用頻度の高い^{99m}Tcの物理学的半減期は6時間である．それと同時に，体内に取り込まれた放射性物質は，尿・便・汗・呼気・乳などの生物学的過程を介して体外に排泄される．^{99m}Tcの場合にはその化学形にもよるが，投与直後から尿に排泄される．生物学的過程を介して体内の放射性物質が半分になる時間を生物学的半減期と呼ぶ．このように，体内に取り込まれた放射性物質は，物理学的半減期と生物学的半減期の両方によって放射能が減っていく．この2つの過程により全身あるいは特定の組織においてはじめに存在した放射性物質が1/2量になるまでの時間を実効半減期という．核医学インビボ検査に使われる放射性物質の場合には実効半減期が短い核種がほとんどである．

4) 特に問題となる放射性物質

体内に摂取されやすい放射性物質，重要臓器に親和性の高い放射性物質，電離密度の高い放射線（α線など）を出す放射性物質，実効半減期の長い放射性物質などが，内部被ばくでは特に問題となる．インビボ核医学検査において使用される主な放射性物質については，γ線放出核種が主で，短半減期核種でもあり，患者の被ばくを少なくするようになっている（第3章参照）．インビボ核医学検査のために患者に投与された放射性物質は，投与された時点から法律的には放射性物質としては取り扱われないことになっており，通常のインビボ核医学検査で患者が受ける線量は，患者一人ひとりが心配する量ではないとされている[11]．また，放射性物質の希釈，患者への投与，患者の看護に際しては決められたルールに従い，放射線防護に留意すれば，診断量の放射性物質を投与された患者の看護や排泄物などの取り扱いで，看護職が放射線の影響を心配するような被ばくを受けることはないと考えられている．しかし，^{131}Iによる甲状腺疾患の治療など，多量の放射性物質を取り扱う場合には，不必要な被ばくを防ぐための細かい注意が必要である．

5) 主な人体障害例

内部被ばくの人体障害例には，職業被ばくでの^{226}Raと^{222}Rnによる例と，医療被ばくでの^{232}Thと^{131}Iによる例などがある．^{226}Raはα線を放出する放射性物質で，夜光塗料に含まれていたものが経口摂取により骨に沈着して，時計文字盤工に骨壊死・骨肉腫・貧血が発生した．^{222}Rnもα線を放出する放射性物質で，粉塵の吸入により肺に沈着して，ウラン鉱夫にけい肺・肺がんが発生した．^{232}Thはα線を放出する放射性物質で，第2次世界大戦中に日独軍人の怪我の診断のために投与されたトロトラスト造影剤の中に含まれていたため，肝臓などに沈着し，肝硬変・肝がんなどを引き起こした．^{131}Iはβ線を放出し甲状腺に沈着するが，甲状腺機能亢進症の治療のために投与された患者に甲状腺機能低下症が発生した．これらの人体障害例は放射線についての知識が十分でない時代に発生したもので，放射線防護についての知識が普及している現在では，重大な内部被ばく障害が起きることはないものと考えられる．

h. 遺伝的影響

1) 放射線の遺伝的影響の特徴

生殖細胞が放射線を受けると突然変異が生じ，突然変異をもった生殖細胞が受精することによって，親とは別の性質が子孫に伝えられる可能性が出てくる．このように照射を受けた個体ではなく，その後の世代に影響が現れるものを遺伝的影響という．

放射線の遺伝的影響については，①羽の長さや目の色の異なる子どもの出現を目印にしたショウジョウバエでの実験，②毛色や耳の長さが異なる子どもの出現を目印にしたマウスでの実験，などで調べられている[12]．これらの実験結果からは，放射線による突然変異の発生率と線量との間にはしきい値のない直線関係があることが推定された．そこで放射線防護上は遺伝的影響は確率的影響に分類され，しきい線量が存在しない線量効果関係が仮定されている．

遺伝的影響は被ばくした人の次世代以降に現れる影響である．したがって，これから子どもをつくる可能性のある年齢の人が生殖腺に被ばくした場合にのみ問題となる．子どもをつくる可能性がない人が生殖腺に被ばくしても，それは遺伝的影響にはつながらない．さらには生殖細胞に突然変異が生じても，その突然変異が修復されたり，アポトーシスにより異常のある細胞が除かれたりもする．そこで，放射線によって突然変異が生殖細胞に生じること，その個体が被ばく後に子どもをつくること，その際突然変異をもった精子または卵子が受精すること，その受精卵が出生までにこぎつけること，などが満たされないと，突然変異は次世代には伝わらない．

2) 人類での遺伝的影響

人集団での放射線の遺伝的影響については，広島・長崎の原爆被ばく生存者から生まれた子どもを対象にした調査や，その他の集団についても調査がなされている．調べられたかぎりでは，被ばくした集団から生まれた子どもと被ばくをしていない対照集団から生まれた子どもとの間に，放射線の遺伝的影響を示す統計学的に有意な差は認められず，人類に遺伝的影響が発生したという証拠は得られていない．しかし遺伝情報を担っているDNAの構造は人でも実験動物でも同じであるか

ら，人でも遺伝的影響が発生するものと考えて放射線管理を行っていく必要がある．

3） 遺伝的影響の評価

遺伝的影響を評価するためには，人での被ばく線量と遺伝的影響との量的な関係を明らかにしなければならない．しかし人で実験をすることはできない．また，人の疫学データも不十分である．生物実験のデータなどを参考にして，国際放射線防護委員会では，重篤な遺伝性障害の発生確率を，公衆では 1×10^{-2}/Sv，放射線業務従事者では 0.6×10^{-2}/Sv と推定している（表7.1）．放射線にかかわる平均的な看護職が年間に被ばくする放射線の線量は0.14mSv程度なので，この程度の被ばくを子どもを産むまでの間継続して受けても，自然発生で生じる遺伝病を大きく下回る遺伝的影響しか発生しないことが机上計算からは推定される．同様に，男性が注腸造影検査を受けた場合の重篤な遺伝性疾患の発生確率は，自然発生の遺伝病の確率の約1/200に相当するとの推定結果もある[4]．

i. 低線量放射線の影響

放射線の健康影響が出現するか否かは，どれだけの放射線を受けたかに関係する．私たちにとって気になるのは，日常生活で受けざるえない微量の放射線，例えば，通常の業務による医療従事者の被ばく（職業被ばく）や，通常の放射線診断やインビボ核医学検査での患者の被ばく（医療被ばく）における影響である．この際に問題となる線量領域はせいぜい数mSvから数十mSvである．この種の被ばくでの影響は，すぐ目に見える形で現れるのではなく，後になってから現れる可能性が考えられる．確定的影響の発生は予測されず，がんや遺伝的影響が問題となりうる．

微量の放射線によって何が起こるかということは専門家の間でもいろいろな考え方があり，盛んに議論されている．ここでは，"放射線ホルミシス"について簡単にふれてみたい．通常の使用量では有害作用をもつ物質が，微量では生物活性を刺激する（上昇させる）現象をホルミシスと呼んでいる．微量の放射線が生物活性を刺激することが認められる場合にはこれを"放射線ホルミシス"と呼んでいる．例えば，微量の放射線を照射されたゾウリムシは，照射されていないものよりも速く泳いだり，速く成長したり，よく繁殖することが報告されている．また，微量の放射線であらかじめ照射をしておくと，この前照射によって放射線に対する抵抗性が誘導され，引き続いて行われる大線量照射による障害作用が軽減される現象も報告されている．そこで，"微量の放射線は人体にとって有益であるのではないか"との考えをもつ専門家もいる．この考え方は，従来から考えられてきた，がんや遺伝的影響の発生にはしきい値が存在せず，どんなに少ない放射線でも危険性があるとの"しきい値のない仮説"とはまったく異なる考え方である．

生体が微量の放射線に対して防御機構を有していることは確認されているが，それが完全に効果的であることを結論づけるには証拠が不十分である．そこで国際放射線防護委員会では，"ホルミシス効果は，防護基準に適用できる段階ではないが，注意深く追跡する必要がある"との立場をとっている．放射線防護の基準は予防的な基準であり，わからないことには安全側の仮定をとる必要がある．国際放射線防護委員会は，リスクを過小評価しないとの観点から，"しきい値のない仮説"を現時点では採用している．"放射線ホルミシス"の現象は，低線量の放射線影響にかかわる重要問題である．"しきい値のない仮説"に基づくリスク論と，放射線発がんにもしきい値があると考える"しきい値論"との間での論争が激しくなるものと予想される．

ちなみに平均的な日本人は，年間に約1.5mSvの自然放射線と約2.3mSvの医療放射線を受けながらも，健康な生活を営んでいる．1999年にはウラン加工工場で，けっして起こしてはならない臨界事故が発生した．1mSv（公衆での年間線量限度）を超える外部被ばくをした周辺住民などは118名であった．その最大線量は21mSvであったが，大部分は5mSv以下の被ばくと報告されている．原子力安全委員会の健康管理検討委員会は，これらの住民について，"確率的影響については，放射線が原因となる影響の発生の可能性はきわめて小さく，影響を検出することはできない"と報告している[13]．

すでに述べられているように，人での放射線影

響については以下のことが確認されている．

① 一番少ない量の放射線で発生する臨床上での確定的影響は，男性では一時的不妊，女性では母体内の胎児に対する影響であり，それぞれのしきい線量は150mGyと100mGyである．

② 疫学調査の結果，確率的影響であるがんの発生については，50mSv以下の被ばく集団では，統計学的に有意な増加は確認されていない．

③ 疫学調査の結果，確率的影響である遺伝的影響の発生については，統計学的に有意な増加は，人類では確認されていない．

しかし，統計学的に有意な差が確認されていないということと，リスクがないということは異なる．微量の放射線によって誘発されるかもしれないきわめて低頻度と予想されるリスクを定量的に検出し，対照集団との間に有意な差を確認するのには，数十万人という多数の調査可能な対象や感度良好な検出方法などが必要なのである．現時点においては，微量の放射線によるがんや遺伝的影響の発生を人類で証明することは困難な課題なのである[4,10]．

それでは，現在の科学的知見からは明らかになっていない50mSv以下の線量での確率的影響について，どのように考えたらよいのであろうか．ここでは，"疫学調査の結果で影響が出現していない線量領域については，個人の患者さんのレベルでは心配しなくてよい"，"しかし，個々の患者が，今後，いつ，どのような放射線診断を受けるかについては予測できません．そこで，一回一回の放射線量を減らして最適化を図っておくことが必要になります"との医療被ばくに対する基本的な考え方を紹介しておく[4]．また，医療従事者の通常業務における被ばくのように，適正に管理されたレベルの被ばくについても，基本的なルールに従った業務を実施していれば，一人ひとりの従事者が放射線の影響を心配をする必要はないものと考えられている．これらの考えの基本には，線量低減化のために医療従事者が最大限の努力を払うことが，前提条件となっている．

おわりに

放射線は適正に管理・使用することによって，病気の診断・治療だけでなく，いろいろな分野で私たちの生活を支える有効な手段となっている．私たちが放射線の利用を安心して受け入れるためには，放射線利用にかかわる被ばくの影響を最小限に抑え，十分な安全を確保する必要がある．本章では"放射線は取り扱い方を間違えると健康に影響をおよぼす"ことを述べてきた．しかし，このことは放射線に責任があるわけではない．放射線とはそうした性質のものであり，放射線の性質を変えることはできない．放射線の性質を十分理解しないで管理・使用している人間の側に責任がある．寺田寅彦は"ものを怖がらなすぎたり，怖がりすぎたりするのはやさしいが，正当に怖がることは難しい"と述べている．放射線を取り扱う人は，①放射線についての正しい知識と，②不必要な放射線被ばくを防止する技術と，③基本的なルールを守るモラル，を身につける必要がある．さらに看護職には放射線診療を受けた患者に対して適切な看護を提供するという重要な仕事がある．特に患者にとっていちばん身近な存在である看護職は，放射線被ばくに関する患者の不安（例えば，白血病発生への不安，異常児出産への不安，遺伝的影響への不安など）に適切に対応しなければならない場面にぶつかる．しかし，これらへの対応は必ずしも簡単なことではない．わかっていないこともある．誤解を受けやすい問題でもある．本章ではこれらの問題について，科学的事実に基づいて，できるだけわかりやすく述べようと試みた．しかし，表現を簡略化した箇所，具体的事実や数値を使っての説明が不十分な箇所などが多々ある．放射線の晩発影響について看護の観点からさらに深く勉強をしたい方は，本章を書くにあたり全面的に参考にさせていただいた成書[2,3,4,9,10]を読むことをお勧めする．

〔上島久正〕

文　献

1) 小西恵美子：放射線診療の看護；基礎編．看護技術，**46**(8)：33-38，2000.
2) 草間朋子，太田勝正，小西恵美子：医療のための放射線防護．真興交易医書出版部，1992.
3) 草間朋子：あなたと患者のための放射線防護Q&A．医療科学社，1997.
4) 草間朋子：放射線防護マニュアル．日本医事新報社，1998.
5) D.A. Pierce, Y. Shimizu, D.L. Preston, M. Vaeth, K. Mabuchi：Studies of the mortality of atomic bomb

survivors. Part I. Cancer1950-1990. *Radiation Research*, **146**, 1-27, 1996.
6) 日本医学放射線学会：放射線科専門医があなたの疑問に答える．放射線Q＆A．日本医学放射線学会，1995.
7) 国連科学委員会1982年報告書．1982.
8) 小塚拓洋，井垣　浩，中川恵一：放射線のはたらきQ＆A（2）；治療編．看護技術，**46**(8)：27-32，2000.
9) 吉澤康雄：放射線健康管理学．東京大学出版会，1984.
10) 菅原　努監修：放射線基礎医学．金芳堂，2000.
11) 日本核医学会：核医学専門家があなたの疑問に応える．核医学検査Q＆A．日本アイソトープ協会，1997.
12) 放射線影響協会編：放射線の影響がわかる本．放射線影響協会，1996.
13) 原子力安全委員会健康管理検討委員会報告．原子力安全委員会，2000.

8 病院における放射線事故

　現代医療において放射線の果たす役割が大きいことはいうまでもないが，取り扱いのミスが大きな事故につながる可能性ももっている．理論的に想定でき，明らかにミスとして考えられるものをあげてみると，次のようなものである．予定外の患者に照射もしくは放射性医薬品を投与してしまう，誤った線量特に過剰量を与えてしまう，治療の線源を体内に放置するか紛失するなどである．予定外の患者に照射もしくは放射性医薬品を投与してしまう例は似たような例が手術でも報告されており，医療施設自体の問題でもある．線量の間違いと線源のずさんな管理は，放射線治療もしくは核医学診断施設で起きうる．このほかにも事故とはいえないが，二次性発がんを含めた放射線治療による副作用もあるが，本章では医療施設における不慮の過剰被ばく例について述べる．

a. 治療用線源の体内放置
1) 事故の概要と臨床経過

　悪性腫瘍に対して行う短期間放射線治療法の一つに，線源を外科的に腫瘍の中に埋め込んだカテーテルに挿入して行う治療（interstitial brachytherapy）がある．高線量率（high dose rate；HDR）の場合，線源の一端を遠隔操作できるケーブルに固定し，医療従事者の被ばくを軽減している．治療は1〜5Gy/分で行い，数分で済むため外来で行うことができる．1992年11月，米国ペンシルベニア州インディアナの病院の事故は，がん治療用の線源の体内放置が原因で起きた．

　1991年9月，82歳の女性が肛門の高分化型扁平上皮がんと診断され，放射線および化学療法を受けた．この治療により，会陰部の皮膚障害，直腸炎，下痢などの副作用も強く，完全にこの副作用から回復するまでに数週間を必要とするほどであった．はじめは治療に反応していたが，1年後には再発し，胸部X線撮影から転移が認められた．1992年11月16日，4155GBq（ギガベクレル，10^9Bq）のイリジウム192（^{192}Ir）線源をカテーテルを通して肛門周囲の組織に入れ，6Gyの分割HDR interstitial brachytherapyを受けることになった．治療第1日，退出時に治療室のモニター警報機が作動したが，スタッフは誤作動だろうとその警報を無視してしまった．朝9時30分に挿入した4本の線源のうち1本がカテーテルの中で破損しており，患者は体内に線源が残ったまま，彼女が住んでいる養護施設に帰った．養護施設の看護記録には，表8.1のような記載が残されている．

　この線源が体内に置き忘れになっていたことがわかったのは患者の死後2週間になってからで，患者の遺体は掘り出され，解剖されたが，線源は見つからなかった．2週間後にゴミ捨て場の警報装置が鳴ったことから線源は見つかったが，そのゴミの経路をたどったところ養護施設からのものであることが判明し，初めて事故が明らかになった．実際治療日を含めて4日目に線源は体外に出ていたが，それも認識されずゴミとして処理されたため，ゴミ処理業者も被ばくした．この線源は計92.75時間患者の体内にあり，後に計算した被ばく線量は，直腸で7770Gy，肺でも5.9Gyにも及んだ．また，患者は治療後に養護施設に帰ったため，この間医師の診察を受けておらず，被ばくはさらに拡大し，施設のスタッフ，お見舞いに来た人，その他合計21名が50〜200mSvの被ばくをした．しかし幸いなことに，急性障害を起こす線量の二次被ばくを受けず大事には至らなかった．もし，治療直後に定められたサーベイをしていれば，防ぐことができた事故である．

表8.1 養護施設の看護記録

事故当日
　午後2時　　　　嘔吐
　午後2時30分　　嘔吐が持続し，骨盤痛を訴える
　午後5時30分　　嘔吐が持続し，骨盤痛変化なし
　午後7時30分　　排便・排尿困難
　　　　　　　　　頻脈（100/分）
第2日
　午前2時15分　　嘔吐，体温（37.8℃）
　午前8時　　　　食欲低下，水分摂取減少
　午前11時15分　 嘔吐，微熱，頻脈（130/分）
　　　　　　　　　第2回目の治療の延期を希望
　午後3時　　　　終日睡眠
第3日
　午前2時　　　　体温38.8℃，頻脈（126/分），悪心
　午前9時　　　　嘔吐，食欲なし，水分摂取困難
　午後3時　　　　悪心，嘔吐
　午後5時　　　　衰弱，蒼白，倦怠感，蠕動低下
第4日
　午前2時　　　　衰弱，頻脈（120/分），腸音減弱，排便・排尿困難
　午前8時20分　　少し食べただけで胃痛，蒼白，強い倦怠感，衰弱，嘔吐と疼痛
　午前11時　　　 嘔吐
　午後12時15分　 少量の昼食をとったのち嘔吐と胃の疼痛，蒼白，覚醒時でも会話は緩慢
　午後7時　　　　はずれかけたカテーテル1本とともに1インチの黒灰色の組織を発見，持続する悪心と骨盤痛
　午後10時　　　 膣から腹部にかけての放散痛，皮膚の緊張感の消失・冷感・乾燥・腸音の低下
第5日
　午前3時　　　　嘔吐（頻回）
　午前6時15分　　カテーテル1本が脱落（中に線源が入っていたが気づかれていない），大量の水溶性下痢
　午前8時　　　　微弱な不整脈，触ってみると熱感があり，乾燥
　　　　　　　　　終日頻回の下痢（三交代制の看護婦の1勤務につき5回）
　午後5時　　　　蒼白，衰弱，ささやくことしかできない，起きあがれない
第6日
　午前8時　　　　蒼白，衰弱，頻脈（128/分）
　　　　　　　　　直腸周辺に発赤，腫脹，熱感
　　　　　　　　　引き続き下痢
　午後3時　　　　状態は持続して悪化，呼吸困難はないがときどきひどい咳
　午後5時　　　　深く労作性の呼吸，酸素投与，四肢の冷感
　午後11時　　　 死亡

表8.2 各臓器の線量率と吸収線量

		平均線量率(Gy/時)	平均線量(Gy)
直腸	（線源から最も近い点）	83.8	7,770.0
膀胱	（同　上）	22.4	2,080.0
小腸	（同　上）	3.56	330.0
小腸	（中間点）	1.03	95.8
骨髄腰仙椎	（線源から最も遠い点）	0.212	19.7
肝臓	（中間点）	0.217	20.1
右腎	（同　上）	0.336	31.2
左腎	（同　上）	0.396	36.7
心臓	（同　上）	0.101	9.4
肺	（同　上）	0.064	5.9
左肺	（同　上）	0.068	6.3

2) 患者線量評価

被ばく線量は，4155GBq ^{192}Ir 線源から計算された（表8.2）．吸収線量は線源から1cmのところで17500Gyであり，最も近い直腸壁は1.5cmのところにあり，線量率83.8Gy/時で総吸収線量は7770Gyにも及んだ．

3) 剖検所見

平均7000Gy以上の被ばくを受けた直腸では，直腸・肛門移行部に壊死による穿孔と空洞が形成された．骨盤内の臓器・組織の広範な壊死がみられ，直腸・膣・膀胱は癒着が非常に強かった．腸管内面では襞が失われていたが，胃，肝臓，腎臓では大きな変化はみられなかった．一方，顕微鏡的には著明な骨髄抑制が認められた．

4) 事故からの反省点と今後の対策

この事故は，多くの問題を提起している．まず，治療後線源の数や格納の確認を行っていないこと，警報装置を誤作動として無視したこと，事故後の急変を治療抵抗性のがんによる終末期を考えてしまい，医師の診察を受けさせていないことなどがある．さらに急変後治療部位の局所的な熱感，発赤，腫脹，また全身の被ばく症状である急性放射線症の症状がみられている．治療5日後には脱落したカテーテルに線源の入った黒い組織が付着していることを確認していたにもかかわらず，不審に思われていない．

わが国においてこのような大事故は報告がないが，線源を探した経験をもっている放射線治療医は多いと聞く．事故は初歩的なミスが重なっていることが多く，事故など想定していないと思われる．基本的な安全管理を確実に実行するとともに，放射線被ばくによる症状を理解し，疑ってみることが防止，早期発見の手がかりとなろう．

b. 放射性核種投与量の誤り

1968年米国で赤白血病と診断された73歳の女性が，肝腫大の検査のため肝臓のシンチグラム検査を受けた．金198（^{198}Au）コロイドの7.4MBq（メガベクレル，200μCi）の投与を予定していたが，誤って1000倍の7.4GBq（200mCi）を投与してしまった．事故は直ちに発見され，患者はアル

ゴンヌがん研究センター病院に移送された．入院時の被ばく線量は，肝臓73Gy，脾臓73Gy，赤色骨髄4.4Gyと推定された．

入院時の白血球数は5450/mm^3，血色素は9.7g/dlであった．意識は清明であった．予想される骨髄抑制に対して骨髄移植が考慮されたが，骨髄移植は提供者がなく施行されなかった．事故後1週間後には白血球が500/mm^{3}に減少したため患者は無菌室に移され，感染予防のためにネオマイシン，ナイスタチンなどの抗生物質が経口投与された．3週後に血小板は最低値を示し，血小板輸血が行われたが，その後8000/mm^{3}までしか回復しなかった．その後も著明な血小板減少，皮下出血，血尿，結膜出血などが続いた．入院後68日目に激しい頭痛，意識消失が出現し，次の日死亡した．脳には硬膜下出血，くも膜下出血が認められた．

現在の核医学診断では，通常使用量は多くの場合1バイアルに1回分となっていることが多いため，このような事故は起こりにくい．しかしながら，パソコンでμ（マイクロ）を入力する際，m（ミリ）を入れシンボルフォントとして変換する．もしこの作業に誤りが生じれば，本来μ（マイクロ）であるところがm（ミリ）になり，1000倍投与もありうることになる．

c. 治療用線源の盗難

正確にいえばこれは病院における事故ではないが，移転した病院の廃墟に残された線源の盗難による被ばく事故であり，有名な例であるので概略を記す．

1）事故の発生

1985年の終わり頃，南米ブラジルの中央に位置するゴイア州の首都ゴイアニア（リオデジャネイロまで1348km，サンパウロまで919km）に放射線治療をする病院があった．この病院では，線源としてコバルト60（^{60}Co）とセシウム137（^{137}Cs）を使用していた．この病院は移転に際してセシウム線源を残していった．それが放射性物質であることを知らせる注意書きもなく，監督官庁にも届けていなかった．1987年9月，ある男が病院跡に何か金目のものが残されているという噂を聞き，友人と2人病院跡に入り，それが何であるかを知らずに治療装置をこじ開け，ステンレス性の線源を0.5km離れたところに持ち出した．

2）急性放射線症と体内汚染

セシウムはカプセル内に密閉されていたため当初汚染はなかったが，2人には嘔吐がみられた．次の日，一人は下痢を起こし，片方の手首に腫脹がみられたが，医師は食中毒と診断した．一方，もう一人はそのカプセルにドライバーで穴を開けたところ，中から放射性の塩化セシウム（$CsCl_2$）が出てきた．これは溶けやすく飛び散りやすい粉で，別のスクラップ屋に売られたのち汚染事故につながった．放射性セシウムは青く光る性質をもち，この現象を見ようと多くの人が被ばく，また顔や体に塗ったりする人も出た．このために体内汚染を起こしたり，広い地域に汚染が広がった．

3）事故の規模

これが放射性物質によるということがわかったのは，たまたま患者の一人が残った放射性セシウムの一部を市の公衆衛生部に持っていったことからであった．この事故では，のべ112000人を調べ，249人が体内外に汚染．また，汚染を調べたゴイアニアの道路網は2000km，汚染した土壌や除染に使用したゴミは200lのドラム缶14500個，5トンの箱1470個にも及んだ．入院した20名の患者のうち19名に局所の被ばくによる腫脹，発赤などの放射線による皮膚障害が生じた．体内に放射性セシウムで汚染した患者に対しセシウムを体外に排出するためプルシアンブルーという色素を飲ませた．しかし4名の人が骨髄障害による出血や感染症で1カ月以内に死亡した． 〔明石真言〕

文 献

1) Loss of an Iridium-192 Source and Therapy Misadministration at Indiana Regional Cancer Center Indiana, Pennsylvania, on November 16. NUREG-140, U.S.Nuclear Regulatory Commission Washington, DC, 20555. 1992.
2) 青木芳郎，渡利一夫編：人体内放射能の除去技術―挙動と除染のメカニズム―．講談社サイエンティフィク，1996.
3) The Radiological Accident in Goiania. IAEA, Vienna, 1988.
4) 古賀佑彦：大学病院における治療用^{137}CS管の紛失から発見まで．*Isotope News*，9：8-11，1983.
5) 渡利一夫，稲葉次郎編：放射能と人体―くらしの中の放射線―．研成社，1999.

9 放射線防護の原則と実際

はじめに

今日の医療において放射線診療は不可欠な存在であり，放射線診療を有効に利用するためには，放射線安全に関する正しい理解と実践が必要である．放射線診療における放射線や放射性同位元素の取り扱いは，特別に管理された放射線診療施設において，十分な放射線防護の知識および技術を有した医療従事者によって実施されることが原則である．しかし，看護職は，放射線安全に関する教育の機会が少なく，放射線に対し漠然とした不安を抱いている．そのため，放射線診療施設への立ち入りを躊躇したり，病室でのX線撮影の際には患者から逃げるように離れ，患者および家族に無用な不安を与えるなど，臨床現場においては放射線安全や放射線防護の認識不足からくる弊害が懸念される．また，患者自身も放射線に必要以上の不安を抱いている場合がある．

したがって，看護職は，患者が有益な放射線診療を安全に安心して診療できるように配慮し，看護職自身の放射線安全への対応が重要である．そのためには，看護職としての放射線安全管理に関する正しい認識が必要であり，放射線防護の基本的な知識と実践的な防護技術を身につけることが大切である．また，放射線診療における放射線防護は，看護職自身も積極的に参加して病院組織全体として放射線安全を最優先する安全文化の意識を高めることが重要である[1,2]．

ポイント1：放射線安全の認識
① 放射線に対する漠然とした不安感を是正する．
② 放射線防護・放射線安全について正しく認識する．
③ 放射線安全を最優先する安全文化を醸成する．

a. 医療の放射線安全

1) 放射線防護の目的

放射線防護の目的は，患者にとって必要な放射線診療を不当に制限することなく，より安全に安心して実施するための手順を定め，放射線診療にかかわるすべての"人"の安全を合理的に維持することである．

そのためには，臨床上有用な放射線診療を社会的および経済的な要因を考慮しつつ，あらゆる放射線源から，看護職，医師，診療放射線技師などの医療従事者，および放射線診療を受ける患者やその家族・介護者，さらに他の患者や一般公衆に対しても，放射線に関する安全確保と環境保全を実現することである．

2) 看護職の放射線防護

看護職自身がX線検査や放射線治療として，放射線源となる診療用X線装置や高エネルギー放射線発生装置，あるいは診療用放射線照射装置などを直接操作して，患者に放射線を照射することはできない．看護職としての放射線防護は，放射線防護の基礎的な内容を理解すること，そして，看護職自身の被ばく低減と患者の放射線安全を具体的に実施することが重要である．

ポイント2：放射線防護の目的
① 患者に有益な放射線診療を不当に制限しない．
② 放射線診療にかかわるすべての"人"の安全を確保する．
③ 合理的な放射線安全を実現する．

ポイント3：看護職の放射線防護
① 患者に放射線を照射することはできない．
② 放射線防護の基礎的内容を理解する．
③ 自分自身の被ばく低減を実施する．
④ 患者と放射線との関係に配慮する．

b. 放射線安全の基礎
1) 放射線防護の歴史
　放射線防護は，放射線診療の利用の影として，臨床現場の表舞台での活動は控えてきたきらいがある．しかし，今日の放射線診療は，放射線の適正利用と放射線防護の両方がバランスを保って車の両輪の関係にあることが望ましい．19世紀末にX線や放射能が発見されてから創生期における放射線診療においては放射線障害による痛ましい犠牲者が続出し，放射線防護の必要性が認識された．そして，国際的な放射線防護の必要性から，1928年の第2回国際放射線医学会議において，今日の国際放射線防護委員会（International Commission on Radiological Protection；ICRP）の前身である，国際X線ラジウム防護委員会（International X-Ray and Radium Protection Committee；IXRP）が設立された．なお，わが国においては，1937年に内務省から初めて放射線防護に関する"診療用X線装置取締規則"が制定された．

2) 国際放射線防護委員会
　a) ICRPとは　　国際放射線防護委員会（ICRP）は，前身である国際X線ラジウム防護委員会から，1950年にICRPとして名称および組織を変更した．ICRPは，放射線防護の基本的な考え方や基本となる防護基準などを，新しい知見や社会動向を配慮しながら，そのつどICRP勧告として提示してきた．このICRP勧告は国際機関で提示する基準や，各国の放射線防護関係法令および放射線防護の基本原則として尊重されている．
　わが国においても，放射線審議会においてICRP勧告を尊重し，放射線防護関係法令への取り入れを行ってきた．2001年4月からは，ICRP 1990年勧告を取り入れた放射線防護関係法令改正が施行された．
　b) 基本的な考え方　　放射線は無用の不安を引き起こすことなく，放射線の利用を恐怖ではなく注意をもって取り扱うことが必要である．そして，放射線防護関係者は，放射線リスク以外のいろいろなリスクと便益とのバランスについての判断が重要である．
　c) 放射線防護体系
　i) 行為の正当化：放射線被ばくを伴う行為について正当性の裏付けが必要である．例えば，ある患者に対して放射線診断としてX線CT検査を適用する場合，他の診断検査と比較して，患者および他のすべての損害（被ばく）を考慮しても，患者の受ける利益が莫大であることが必要である．なお，通常の放射線診療は臨床上の行為として正当化されている．
　ii) 防護の最適化：最適化は放射線防護の基本的な考えであり，すべての放射線被ばくを，経済的および社会的な要因を考慮にいれながら，合理的に達成できる限り低く保つことである．
　iii) 個人の線量限度：個人の被ばくに対する線量が線量限度を超えてはならない．なお，線量限度は従事者と公衆の被ばくに適用し，医療被ばくには適用しない．

ポイント4：基本的な考え方
① 放射線は恐怖ではなく，注意して取り扱う．
② 放射線診療は正当化された臨床利用である．
③ 放射線防護は合理的な最適化が必要である．
④ 被ばくは線量限度を超えてはならない．

c. 放射線安全規制と防護
1) 放射線安全規制
　医療機関において，放射線診療を実施する場合は，厚生労働省の医療法施行規則と薬事法や，電離放射線障害防止規則（国立機関は人事院規則），および文部科学省の放射線障害防止法などの放射線安全管理関係法令がある．これら放射線安全管理の法的規制は，放射線施設・設備の安全基準や診療用X線装置などのハード面の防護基準と，医療従事者の安全な取り扱い管理などのソフト面を定めている．医療機関および医療関係者は，これらの関係法令を理解して遵守する義務がある[3]．

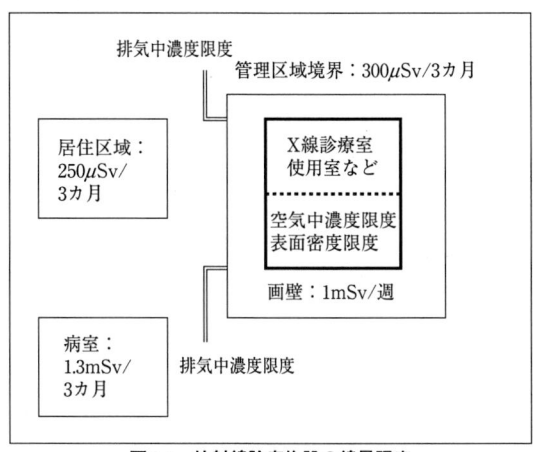

図9.1 放射線診療施設の線量限度

排気中濃度限度
管理区域境界：300μSv/3カ月
居住区域：250μSv/3カ月
X線診療室使用室など
空気中濃度限度
表面密度限度
画壁：1mSv/週
病室：1.3mSv/3カ月
排気中濃度限度

2) 放射線施設・設備などの防護基準

　診療用X線装置や診療用放射性同位元素を取り扱う放射線診療施設は，関係法令で定める防護基準により，放射線からの安全性を確保するための特別な施設および設備機能を備えている．放射線診療施設の防護基準は，図9.1に示すとおりである．また，放射線施設である旨の標識や患者にも理解できる注意書きを目のつきやすいところに掲示する．なお，これらの防護基準を満たしたうえで，看護職は放射線診療業務および患者サービスが円滑に行われるように配慮することが重要である．

3) 放射線診療従事者の安全管理

　診療用X線装置や診療用放射性同位元素などの取り扱い，管理またはこれに付随する業務に従事する者であって，管理区域に立ち入る看護職などは放射線診療従事者（以下"従事者"という）として登録する必要がある．従事者とは放射線診療に従事する医師，診療放射線技師，看護職などである．従事者の安全管理は，健康診断と教育訓練および被ばく測定を行い，これらの結果は個人管理記録として保管され，本人に通知される．

a) 健康診断　従事者は，健康管理の一環として，いわゆる特殊健康診断を初めて管理区域に立ち入る前，およびその後は6カ月間を超えない期間ごとに定期検査を実施する．健康診断の項目は問診と検査であり，問診は放射線の被ばく歴に関して行い，検査は血液，皮膚および眼の検査である．なお，眼の検査はX線診療では省略されており，定期検査も医師が必要と認めた場合に限り実施する．

b) 教育訓練　放射線の安全確保のためには，従事者に対する教育訓練が重要である．また，従事者以外の者が一時的にX線診療室などの管理区域に立ち入る場合も事前に放射線防護上の注意を与える必要がある．なお，教育訓練の内容は，放射線障害防止法では項目と時間数が定められており，適切な放射線防護措置ができる能力・知識および技術を定期的に習得することが大切である．

c) 被ばく管理　従事者は，線量限度を超えないように被ばく線量を管理することが必要である．そのため，従事者が管理区域に立ち入る場合は個人モニターなどを胸部に装着し，妊娠可能な女性は腹部に装着して，被ばく線量を測定する必要がある．なお，従事者以外の看護職で管理区域に一時的に立ち入る場合は，1回の立ち入りが100μSvを超えるおそれのない場合は，記録を行うことで被ばく測定は省略できる．

　なお，従事者の個人モニターの被ばく状況を表9.1に示す．看護職は5万人近い人が測定しており，他の職種よりも低く線量限度の1/100以下である[4]．

d) 線量限度　従事者の線量限度は，放射線影響の危険と安全の境界線ではないが，容認可能な上限の被ばくとして，放射線診療をより安全に

表9.1　放射線診療従事者の被ばく線量の状況

職種	合計人数	検出限界以下	0.1〜20mSv	20.1〜50mSv	50mSv以上	平均線量
医師	69,637	51,785	17,712	127	13	0.42
技師	30,735	16,131	14,551	51	2	0.71
看護職	46,154	37,368	8,765	18	3	0.21
その他	22,608	19,353	3,235	14	3	0.19
合計	169,134[人]	124,637[人]	44,266[人]	210[人]	21[人]	0.38[mSv]

個人モニタリングサービス機関（千代田テクノル社および長瀬ランタウァ社）の平成9年度のフィルムバッジによる測定結果．

表9.2 放射線作業従事者の個人被ばくに関する線量限度

対象	線量限度
実効線量	5年間につき100mSv. ただし1年間につき50mSv
女性*	3ヵ月間につき5mSv
妊娠中の女性	妊娠期間中につき内部被ばくは母体で1mSv
等価線量	①眼の水晶体で1年間につき150mSv ②皮膚, 手および足で1年間に500mSv
妊娠中の女性	妊娠期間中につき腹部表面で2mSv

＊：女性とは，妊娠する可能性がないと診断された者および妊娠する意志のない旨を申告した者は除く．

利用するために超えてはいけない値である．従事者の線量限度は，表9.2に示すとおりである．なお，自然放射線源からの被ばくと医療被ばくは線量限度からは除かれている．また，公衆に対する線量限度は，実効線量で1年間につき1mSvである．

e) 特別な女性の線量限度 女性の従事者で，妊娠する可能性がないと診断された者と妊娠する意志がない旨を病院または診療所の管理者に書面で申請した者以外は，女性の線量限度は実効線量で3ヵ月間で5mSvである．また，妊娠期間中における線量限度は，外部被ばくの場合は腹部表面で2mSv，内部被ばくの場合の実効線量は1mSvである．なお，妊娠期間中の線量限度は，胎児の被ばく線量を公衆の線量限度と同等に担保する考え方を導入しているために，低く設定されている．

ポイント5：放射線安全規制

① 放射線施設や放射線装置の防護基準が担保される．
② 従事者は，健康診断，教育訓練，被ばく測定が実施される．
③ 線量限度は，実効線量で5年間につき100mSvである．
④ 女性の場合は，実効線量で3ヵ月間につき5mSvである．
⑤ 妊娠中の場合は，妊娠期間につき腹部表面で2mSvである．

---

d. 外部被ばくの防護
1) 外部被ばくの対象
外部被ばくとは，放射線源が体外にある場合の被ばくであり，エネルギーの低いβ線などは透過力が小さく，X線，γ線や中性子線などを取り扱うときに防護する必要がある．放射線診療では，X線装置および高エネルギー加速器や密封の放射性同位元素を利用した照射器具，照射装置からの被ばくが主な対象である．

2) 防護の3原則
外部被ばくの被ばくを減少させる方法としては，外部被ばく防護の3原則がある．外部被ばく防護の3原則は，①遮へい，②距離，③時間であり，それらの関係を上手に組み合わせて被ばくを少なくすることが大切である．

a) 遮へい 放射線の遮へいは，放射線の種類やエネルギーと遮へい物の材質と厚さによって遮へい能力が異なる．X線やγ線の遮へいは原子番号の高い鉄や鉛などが効果的である．また，遮へい材の厚さが増すことにより遮へい効果は高くなる．

b) 距離 放射線源から距離をとることにより，距離の逆2乗の法則に従い線量は少なくなる．線源からの距離が10cmから1mに離れることで，被ばく線量は1/100に減少する．

c) 時間 被ばく線量は，その場所の線量率と立入時間に比例して増加する．場所における線量率は，遮へいと距離により減少できるが，立入時間を短くすることでさらに減少させることができる．

3) X線診療時の防護
照射中のX線室内には原則的に立ち入らないことである．X線室の隔壁は十分な遮へい材によって，X線室の外側における放射線レベルは自然環境放射線レベルと遜色のないほどまでに減少している．なお，X線室へは照射中でないことを確認してから立ち入るようにする．X線は，照射が終了した瞬時に完全に消失する．

a) X線室内の防護 X線透視装置などによる消化器系および心臓血管カテーテル検査やIVRなどでは，患者近傍において看護を行う必要がある．このような場合は，照射中であっても室外に退避することができない．また，照射中に患者の身体を支える場合などでは，鉛当量0.25mm以上の防護衣や防護手袋を着用する．なお，X線装置からの放射線は照射部位以外にはX線が漏れないように遮へいされているため，照射野内に直接身

体を入れないことが重要であり，照射部位からできるだけ離れ，透視時間などを必要最小限にする．

b) 移動型X線装置の防護 X線装置は，X線室で使用することが原則である．しかし，患者の状態で移動困難などで特別な理由により，病室内などで移動型X線装置が使用される．また，最近は在宅医療として患者の居宅においても携帯型X線装置が利用できる．このような場合は，看護職を含め他の患者や家族および介助者は，X線管容器および患者の照射部位から2m以上離れていれば，被ばくはほとんど無視できる線量である．なお，看護の都合上2m以上離れることが困難な場合は，鉛当量0.25mm以上の防護衣を着用する．

4) 放射線治療時の防護

診療用高エネルギー発生装置や密封の大線源を取り扱う照射室などは，厚いコンクリート壁で遮へいされており，照射中に患者以外の人が室内に立ち入らないように厳重に監視する．また，万が一に照射中に室内入口ドアを開けた場合は，インターロックシステムで自動的に照射が停止する安全装置がある．そのため，日常はこれらの放射線治療施設・設備や装置が正常に機能することの点検が重要である．

なお，密封の小線源を利用する診療用照射器具により患者の患部に線源を挿入する行為では，線源はピンセットなどで距離をとり操作に慣れておくことが必要である．また，最近はリモートアフターローディング法が多用されており，従事者の被ばくは減少した．密封小線源の防護は線源確認が最も重要である．

ポイント6：外部被ばくの防護
① 防護の3原則は，遮へい，距離，時間である．
② X線室内では，防護衣を着用する．
③ 病室内の移動型X線装置では，2m離れることで十分である．
④ 照射中の室内には立ち入らないことが原則である．

e. 内部被ばくの防護

1) 内部被ばくの基本

内部被ばくは放射性物質が身体の内部に侵入することにより受ける被ばくであり，体内に入った放射性物質が体外に排泄されるまで被ばくする．内部被ばくの防護は汚染管理が重要であり，放射性同位元素の閉じこめと清浄化で実施する．また，放射性物質が体内に侵入する経路は，①経口摂取，②吸入，③経皮侵入の3通りがあり，内部被ばく線量は，体内に侵入した放射性同位元素の核種，体内摂取量とその体内残存時間によって決まる．なお，内部被ばくが起きた場合はヨウ素核種であれば甲状腺ブロック剤や，水分摂取と利尿剤などで積極的に排尿することで，内部被ばく線量を減らすことができる．外部被ばくの防護と内部被ばくの防護とは基本的に異なる．

a) 内部被ばくの対象 放射線診療において内部被ばくの防護が重要なのは，放射性医薬品である非密封放射性同位元素を取り扱う核医学施設である．なお，密封線源は通常の使用状態では放射性物質が漏れないため，内部被ばくを考慮する必要がない．しかし，^{226}Ra線源などが破損して汚染された場合には，内部被ばくの管理が必要である．

b) 汚染管理 内部被ばくの防護は汚染防止であり，核医学施設内の床などの表面が汚染されているかの表面汚染の測定としてスミア法や，室内空気の汚染測定が重要である．なお，これらの汚染を測定することで，放射性物質の閉じこめ状況を評価できる．

c) 内部被ばくの測定 内部被ばくの測定は，放射性同位元素を誤って吸入または経口摂取した場合，あるいは汚染管理で汚染された場所に立ち入る場合に実施する．測定方法は，①全身放射能測定法，②バイオアッセイ法，③空気中濃度からの計算法などがある．

2) 核医学診療における防護

a) 放射性医薬品の安全取り扱い 核医学検査で用いる放射性医薬品は，短半減期の放射能毒性の低い放射性同位元素である．看護職が放射性医薬品を取り扱うことは少ないが，患者からの排泄物で放射性物質に汚染されたものを取り扱う場合は，ゴムまたはビニール手袋をはめ，この手袋

から他のものの表面を汚染しないようにする．

b) 核医学施設への立ち入り　核医学施設の管理区域内においては，飲食，喫煙は禁止されており，管理区域出入口において専用のスリッパにはきかえ，専用の衣服の着用やハンドフットクロスモニターなどの汚染検査を行う．

c) 核医学治療患者の取り扱い　核医学治療患者は，放射線治療病室において入院するため，看護が重要となる．なお，治療病室内での看護は，患者が被ばく源であり汚染源であるため，外部被ばくと内部被ばくの防護で対応する．また，放射線治療病室および核医学施設から治療患者を退出する基準は，投与量または体内残存放射能量が，^{131}Iで500MBq，^{89}Srで200MBqであり，患者への十分な説明と指導が必要である[5]．

3) 放射性廃棄物の管理

放射性物質および放射性物質に汚染されたものの廃棄物は，放射性廃棄物として社団法人日本アイソトープ協会の特別な分別に従い，委託処理されるまでの期間は保管廃棄室にて保管する必要がある．なお，放射性廃棄物以外の廃棄物から放射性物質が検出されないように，特に放射性医薬品を投与した患者からの排泄物としてオムツなどの処理が重要である．

f. 看護職の放射線防護の役割

1) 放射線安全が最優先

放射線診療の発展には，従事者と患者および公衆の安全を最優先に，放射線防護・安全管理の確保を共通の認識とする必要がある．特に看護職は患者の放射線安全を積極的に奨励し，患者が安心して放射線診療を受けるような安全管理の整備が重要である．

2) 患者の放射線防護

a) 医療被ばくは必要な被ばく　医学領域の放射線利用における最大の特徴は，医療被ばくである．医療被ばくは，医療行為として，患者に意図的に放射線や放射性医薬品を照射し，投与することによるコントロールされた被ばくである．この被ばくは，患者の診断情報などを得るための臨床上の判断によって患者に有益な被ばくであり，被ばく線量を無制限に減らすことはできない，必要な被ばくである．

b) 医療被ばくのガイダンスレベル　医療被ばくには，従事者や公衆の被ばくと異なり，有益な放射線診療を阻害しないために線量限度を適用しない．しかし，同じような診断情報を得るために，より適正な被ばく線量として，高すぎる被ばく線量を改善するための目安となるガイダンスレベルなどの導入が最近検討されている[6]．

c) 妊娠可能年代の女性の防護　妊娠可能な年代の女性に対しては，胎児の防護への配慮も重要である．放射線被ばくが胎児に及ぼす有害な影響は被ばくの時期によって多少異なるが，胎児の線量が100mGy以下では形態異常などの障害はないため，通常のX線検査では心配することはない．なお，がんなどの放射線の確率的影響が成人よりも2〜3倍高いため，下腹部に対するX線検査に対しては患者への説明が必要である．なお，被ばく線量から算定される確率的影響は非常に小さく，中絶の可否に影響を与える被ばくではない．

3) 患者を介した放射線防護の特殊性

IVRなどにおいて，看護職は照射中の患者近傍において作業する必要がある．また，放射性医薬品を投与した患者は，患者自身が放射線の被ばく源であり，放射性物質の汚染源となる．このような放射線源を取り扱う際に一般的な防護の原則に示される外部被ばくの防護の3原則が，患者との特別な関係においては好ましくない場合もある．また，同様に内部被ばくの防護策として，放射性医薬品を投与した患者を気密性の部屋に隔離し，閉じこめることは，看護上好ましくなく，医療では患者を介した放射線防護の特殊性がある．

4) 患者との信頼関係

医療の特殊性として，看護職を含め医師，診療放射線技師などの医療関係者は，放射線源となる患者からの被ばく状況を把握して，医療行為を介しての患者との特別な信頼関係を維持する必要がある．特に，患者を厚い遮へい壁で隔離された場所に閉じこめておくことや，患者にとって重苦しい防護システムなどは，患者に対して疎外感や孤独感を与えることもあり，診療上の理由から十分な配慮が必要である．

5) 家族・介助者および公衆の被ばく防護

患者には，家族や介助者が常に近傍におり，X線検査時には患者から2m以上離れるように指示

する．また，X線検査時の患者の支持を依頼する場合や，RI投与患者の居宅における家族・介助者および公衆に対する被ばく防護がある．特に，病院の放射線施設は一般公衆が適時立ち入る場所であり，公衆の被ばく防護にも配慮を払う必要がある．

6) 放射線防護の認識

医療の放射線防護は，有益な放射線診療を不当に制限しないことから，患者の診療を優先するあまり，診療と防護が両立しないことを理由に，従事者の被ばく防護を軽視することはあってはいけない．また，従事者の被ばくは，適正な放射線防護の実施によって，必要最小限の被ばく線量にまで最適化された状況において，容認した被ばくとして受け入れられることを認識すべきである．

g. まとめ

1) 放射線診療の安全と安心

放射線診療においては放射線を安全に利用することが前提条件である．看護職は，自分の健康は自分で守る意識をもち，また患者に対する安全の配慮が大切である．どのような利用においても，安全で安心できる行為は，豊かな社会生活の基本的な要件である．また，国民の間では，安全と安心への関心が高まっており，放射線診療に対する安全対応が不十分であれば，有益な放射線診療が不当に制限されることが懸念される．

なお，安全と安心は同じような意味で用いられているが，安全は第三者が客観的な事実に基づいて評価できる内容である．安心は個人の認識に基づく主観的な心の状態であり，安全性が確保されているといっても，安心できるかどうかの判断は個人の受け止め方によって異なる．そのため，継続的に放射線診療の安全性を高めることが重要である．

2) 放射線診療の安全文化

医療における放射線防護・安全管理は，よりよい放射線診療を実施するうえで不可欠である．特に，医療被ばくは，患者にとっては必要な診療を行うための，患者との信頼関係に基づく臨床上の有益な被ばくであり，人類の英知による必要な被ばくである．したがって，他の被ばくとは本質的に異なる．また，放射線安全管理は人の安全の確保であり，従事者の安全な利用に掛かっている．看護職は，自分自身と患者の防護に対する安全の認識を高め，正しく把握することが重要である．そのため，従事者に対する放射線安全の教育・訓練と，放射線診療関係者の理解と協力が必要である．

最後に，最近の医療機関の事故事例からも察するとおり，一つの放射線事故，1件の放射線診療ミスで，放射線診療全体に大きな影響が波及する．このことを忘れずに，医療機関において，有益な放射線診療が安全に安心して行われるよう，安全を最優先する安全文化を醸成することが重要である[7]．

〔菊地　透〕

文　献

1) 菊地　透：診断における放射線防護，ナースのための画像・内視鏡検査の知識．JJNブックス，医学書院，1990.
2) 草間朋子：放射線防護マニュアル―安全な放射線診断・治療を求めて．日本医事新報社，1998.
3) 医療放射線防護連絡協議会編：医療領域の放射線管理マニュアル2001．医療放射線防護連絡協議会，2001.
4) 菊地　透：医療機関における放射線管理．日本医師会雑誌，**124**(3)：371-374，2000.
5) 医療放射線防護連絡協議会編：放射性医薬品を投与された患者の退出に関するQ＆A．医療放射線防護連絡協議会，1998.
6) 菊地　透：わが国における医療被曝の現状と問題．医のあゆみ，**178**(8)：460-461，1996.
7) 菊地　透：JCO臨界事故から学ぶ医療機関における放射線安全管理．産業保健，**21**(19)：6-7，2000.

10　放射性物質の汚染検査と除染

　原子力の平和利用が始まって，50年以上が経過している．この間にさまざまな分野において放射線の利用が高度かつ専門的に発展を遂げてきたが，看護職のうえで関連する利用の一つに，医療における放射線の応用・利用をあげることができる．

　また最近では経済の発展に伴い，電力の安定供給源として日本各地に原子力発電所（平成11年現在17カ所）や関連する原子力施設など（ウラン濃縮工場，再転換工場，成型加工工場，再処理工場，廃棄物貯蔵管理・埋設施設は13カ所が運転または建設中）が稼働している．これら原子力施設などの防災対策の一環としての緊急時医療の面からも，放射線医療は看護職の方々にとってけっして無縁とはいえなくなってきている．

　ここではまず，用語の整理を行ったうえで，汚染の測定・検査，汚染除去と汚染防止，除染剤の種類そして汚染廃棄物の取り扱い方法についてわかりやすく考えていきたい．

a. 用語の整理

　私たちの身のまわりの物質はすべて液体，固体，気体に分けることができる．これらの中に放射線を出す物質（元素）が含まれているとそこから放射線を放出し，われわれに人体的な影響を与えることになる．原子力の世界で汚染という場合は，利用しようとする密封されていない放射性物質（放射性同位元素，放射能ともいう）が何らかの災害（地震，火災，落雷，津波など）や事故（人災）により，液体，気体，固体（微粉末を含む）のかたちで周辺の人や機器や建物などに付着することをいい，放射性物質で汚染した（放射性物質で汚れたもので染まった）と表現する．したがって，ここでいう汚染検査とは，人や機器や建物が密封されていない放射性物質によって汚染されたかどうかを調べるということになる．

　私たち人間は高等な生物といわれているが，この放射線に対して直接五感（視覚，触覚，嗅覚，味覚，聴覚）で感じることはできない．ところが，現在では放射線の性質を利用して，その種類や量を計ることのできる計測器が考案され一般に販売されている．これらの測定器を，放射線測定器とかサーベイメータと呼び，比較的簡便かつ容易に放射線を測定できる．

　通常，私たちが密封されていない放射性物質（放射性医薬品なども）を使用したときや，事故等により放射性物質が一般環境に放出された可能性が考えられる場合は，まずサーベイメータを用いて人体や周辺の汚染検査をすることになる．このときに，

　① 人体や機器の表面（外部）に放射性物質による汚染が認められた場合を表面（外部）汚染があったといい，例えば，"手術台に ^{99m}Tc（テクネシウム99m）による表面汚染がある"などといったりする．

　② 事故などで空気中に放出された微粒子状の放射性物質（液体，固体）やガス（気体）状の放射性物質を吸い込んだり，放射性物質が付着した食品を飲食したりして，体内に入り，臓器や筋肉に取り込まれる場合を内部汚染があったといい，例えば "^{131}I（ヨウ素131）による内部汚染がある"などといったりする．

b. 汚染の測定・検査

　放射性物質による汚染の検査方法としては，①直接測定法と，②間接測定法に分けることができる．一般的には表面汚染検査用サーベイメータを使用する場所に設置し，非密封性放射性物質の使

用に際しては絶えずサーベイメータで汚染の検査を行う必要がある．

① 直接測定法

放射性物質によって汚染された可能性がある箇所について，直接サーベイメータ（測定しようとするものに，検出部を約1cm程度近づけ）を使用して，放射能汚染の有無を計測する方法をいう．

［例1］　患者の検査で静脈注射するために，放射性医薬品をアンプルから注射筒に吸入しようとしていたときに，誤って指先にアンプル内の医薬品が付着してしまった場合を想定してみる．指先は放射性医薬品によって，放射能汚染している可能性がある．直ちにGM式サーベイメータ（図10.1）で測定してみる．看護職たちはゴム手袋を着けているはずであるから，手袋表面に放射性医薬品が付着し，汚染している可能性が非常に高い．サーベイメータを測定可能状態にすると，メータの針が振れているのがわかる．これは，われわれのまわりの放射線を測っているわけである．条件によって異なるが，通常50～80（cpm）の付近で針が振れているはずである．これをバックグラウンド（BG）といい，多少の違いはあるが，地球上のどこで計測してもGM式サーベイメータはこの値付近を示すはずである．次に，サーベイメータの検出部を汚染している可能性のある指先に近づけてみるときに，指先が本当に汚染しているのであれば，サーベイメータの検出部が汚染した部位に触れると，放射性物質で汚染してしまうことになるので，ビニール袋やサランラップで検出部を覆っておかねばならない．ゆっくり（2～3cm/秒）と汚染したと思われる部位を測定していく．人差し指の先の部分でサーベイメータが最高約2000cpmの指示をした．ここでは，いちばん高い指示値を示す部位で10秒程度位置を動かさないでしっかりと指示値を確認する．汚染が認められたわけである．次にゴム手袋を外してみる．汚染部位に触わらないよう注意してゴム手袋を裏返しにし，ビニール袋などに廃棄する（汚染物は医療用放射性廃棄物として，あとで専門の廃棄物業者に引き渡すことになる）．もう一度人差し指の指先をサーベイメータで測定してみて，50～60cpmの指示をしたとすれば，放射性医薬品による人差し指の汚染はゴム手袋のみだったことになる．もし，手の部分でもバックグラウンド以上の値を示していたならば，ゴム手袋が破損していると考えられる．その場合のこれ以降の処置については，次節で述べる．

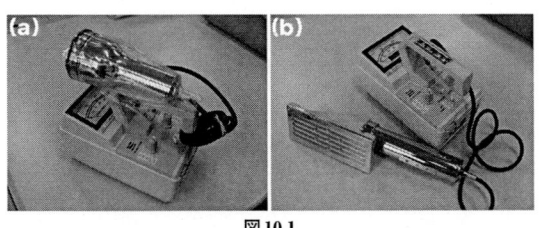

② 間接測定法

定期的に大きな機器，床や壁を汚染チェックする場合には多数のサーベイメータや測定者を必要とする．こうした場合には一定の面積を，拭き取り専用のろ紙（スミア用ろ紙という）で拭き取り，このろ紙を放射線測定器やサーベイメータで測定する．これを間接測定法という．

［例2］　診療室の床が放射性医薬品によって汚染していないことを定期的に確認するために20カ所に区分けし，それぞれについてスミアろ紙による拭き取りを行い，サーベイメータで汚染チェックを行っているが，今までに汚染は認められていない．

どちらの測定法を行うにあたっても，測定の記録は必ず保存しておくべきである．記録の項目としては，測定年月日，測定場所，測定者氏名，測定器名，測定内容，汚染部分などが必要となる．

c. 除染と汚染防止

先に述べたとおり，放射性物質といっても自然界に存在する物質の形態，すなわち固体（微粉末を含む），液体（微粒子を含む）および気体のかたちで存在し，これらが私たちの作業場所周辺を汚染すると考えられる．放射性物質の化学的挙動は放射線を放出しない一般の物質（同位元素）と同じであるから，汚れ（汚染）を取ろうとするときもあまり難しく考える必要はない．私たちは普段の生活の中で，さまざまな汚れに接している．汚物に触れればすぐにも水のある所へ行って洗

図10.1
(a) β(γ)線用GM式サーベイメータ（アロカ社製TGS-133）
(b) α線用シンチレーション式サーベイメータ（アロカ社製TCS-222）

い，洗剤があればもちろんこれを使って洗浄する．食事の前には手を洗い，外から帰れば"うがい"をする．放射性物質による汚染を除去する場合にも考慮すべきことがあり，ここで皮膚の徐染を例に留意点を述べる．

① 除染時に汚染部分を拡大しない．（汚染拡大の防止）

ほぼ均一に汚染が認められる場合の洗浄．
- 専用の流しを使用し，水道水を流し続ける（もしもなければポリバケツなどで代用する）とともに，飛沫などによって床や壁に汚染が拡大しないように，ビニールシートや吸収紙を敷いておく．
- 汚染した部位に触れる手は，ゴム手袋やポリエチレン手袋を使用し，汚染の拡大を防止するよう

紙類

ウェス、脱脂綿、衣類などの布類

敷わら・おがくず類（糞尿のついていないもの）

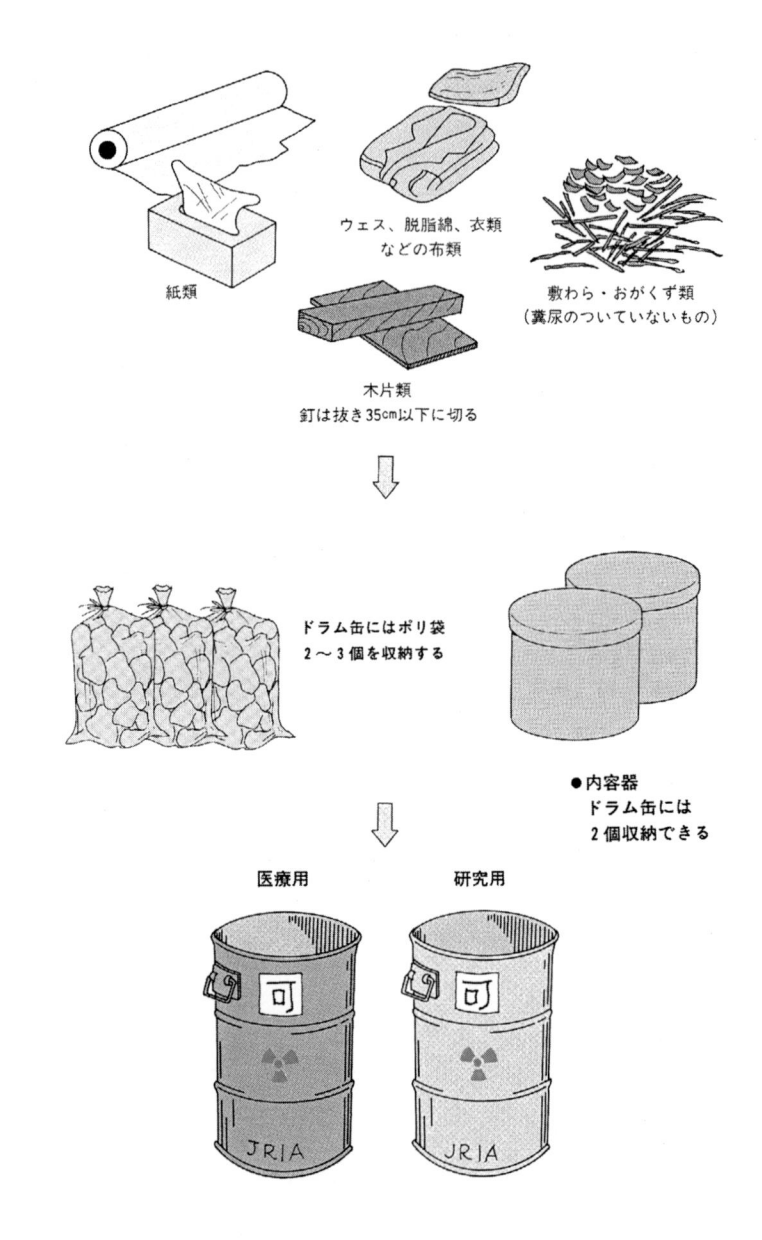

木片類
釘は抜き35cm以下に切る

ドラム缶にはポリ袋2〜3個を収納する

● 内容器
ドラム缶には
2個収納できる

医療用　研究用

図10.2　RI廃棄物の分類と容器の使い方（可燃物）(1)
- 十分乾燥する．
- 破砕，圧縮などの前処理はしない．
- 敷わら・おがくずなどで糞尿を分離できないものは動物に分類する．

にする．
• 中性洗剤（家庭用食器洗い用洗剤など）を汚染部位につけ（肌が過敏症の場合は薄めて）1〜2分放置し，その後肌を傷つけないようていねいに泡立て，流水で洗浄する．

部分的に汚染が認められる場合の洗浄．
• 事前に除染場所を決め，飛沫などによって汚染が拡大しないように，ビニールシートや吸収紙を敷いておく．

• 指先や手の甲など部分的な汚染が認められた場合は，中性洗剤と水を含ませた脱脂綿やガーゼなどで，汚染部分の中心に向かってまわりから拭いていくようにする（汚染の拡大防止）．このときに除染液がこぼれる可能性があるから，下の所でバットや膿盆（ポリバケツなども）で受ける必要がある．
• 汚染の中心部に向かって拭いてきた脱脂綿（ガーゼなど）をサーベイメータによるいちばん高い

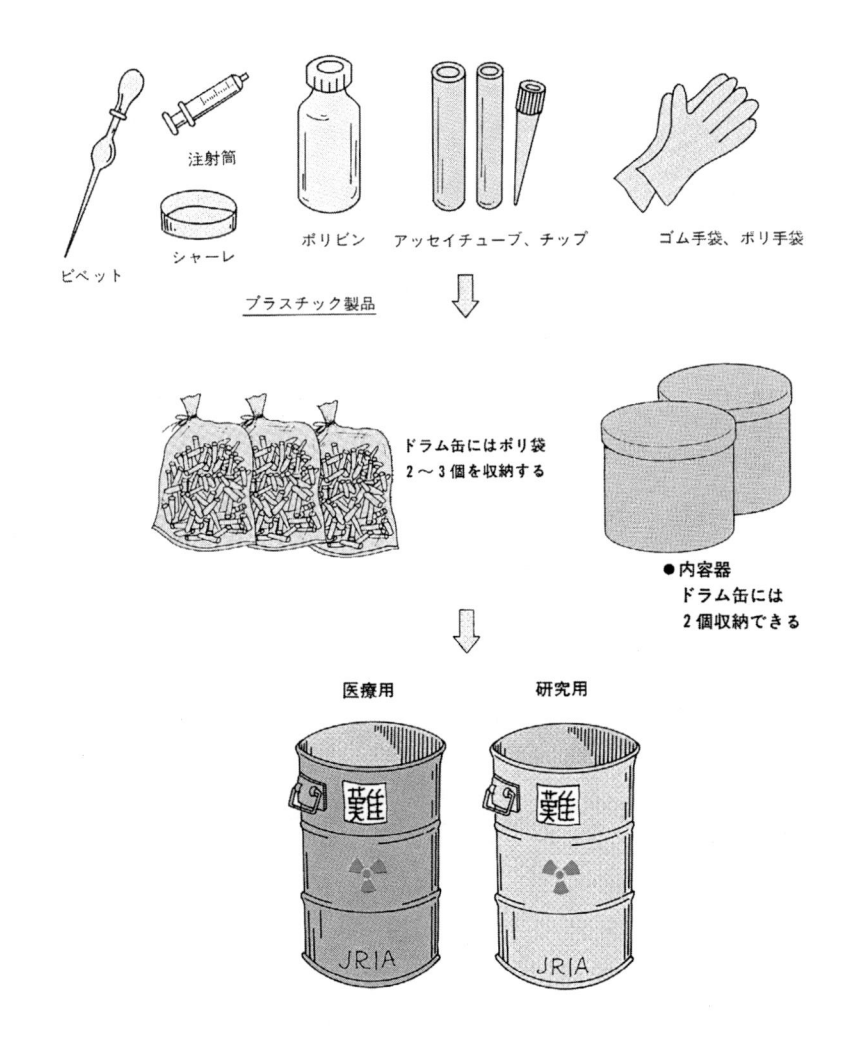

図10.3 RI廃棄物の分類と容器の使い方（可燃物）(2)
• シリコン，テフロン，塩ビ製品，アルミ箔，鉛加工品が混入すると焼却処理ができないため，特に注意して除く．
• ポリバイアルなどの中の残液は抜く．
• 破砕，圧縮などの前処理はしない．

値を示す部分に乗せ，数分放置したのちに，軽く擦る．このときに，強く擦ったり，引っ掻いたりして表皮を傷つけないように（表皮が傷つくとそこから放射性物質が浸透し除染が困難になる可能性がある）する．

- 拭いた脱脂綿（ガーゼなど）はビニール袋に入れ，専用の廃棄物とする．除染に使う脱脂綿は何回も繰り返し使用しないで，随時新しいものと交換する．

- ペーパータオルなど（汚染した部位に接触したものはすべて放射性廃棄物として取り扱うため，可燃，不燃などに分類してビニール袋に入れ，最後には袋を閉じる）で水分を取り，サーベイメータで測定する．

- 測定の結果十分な除染結果が得られない場合は，前記の作業を繰り返す．汚染後直ちに除染を行えば，ほとんどの放射性物質を取り除くことができるはずである．ただし，2〜3度繰り返して

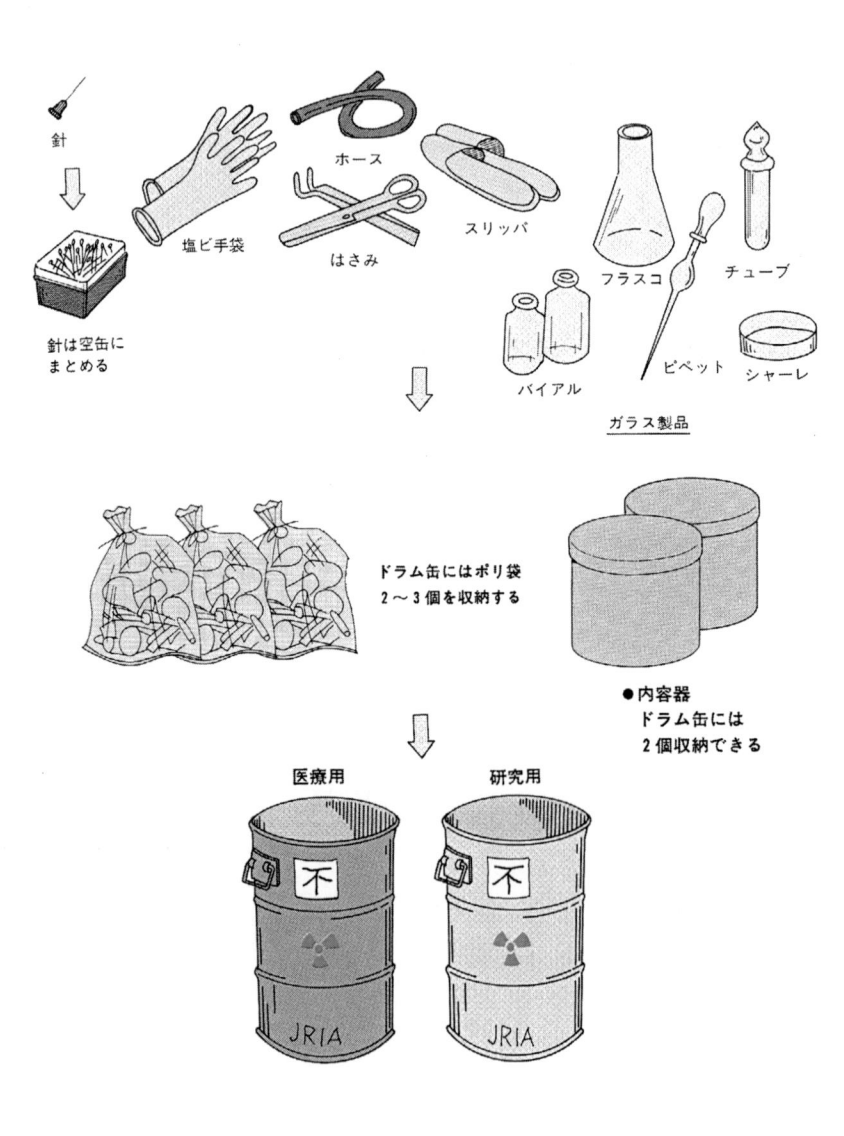

図10.4 RI廃棄物の分類と容器の使い方（不燃物）
- 注射針などの感染のおそれがあるものは滅菌する．
- ガラスバイアルなどの中の残液は抜く．
- 破砕，圧縮などの前処理はしない．

も十分な除染結果が得られない場合は、作業を中止し、専門家に相談することになる。また、作業終了後は痛んだ皮膚を保護するために、市販されている保護クリームなどを塗ることも大切である。

・ほこり状（微粉末状）の汚染であれば、粘着性の高いテープを使用して汚染部分を軽く押さえるようにすると、テープの粘着部分に付着する。ただし、被服などでは強く押さえたり擦ったりすると繊維の中に入ってしまい、除染効率が低下するので注意すること。

② 汚染した可能性がある場合には直ちに除染する。（汚染直後の除染）

いちばん大切なことは、汚染したら直ちに除染することである。まわりにある水や生理食塩水を使用する。できれば中性洗剤や石鹸を使用すれば、除染効果をより期待することができる。私たちの表皮は普段から皮脂などで守られているので、傷

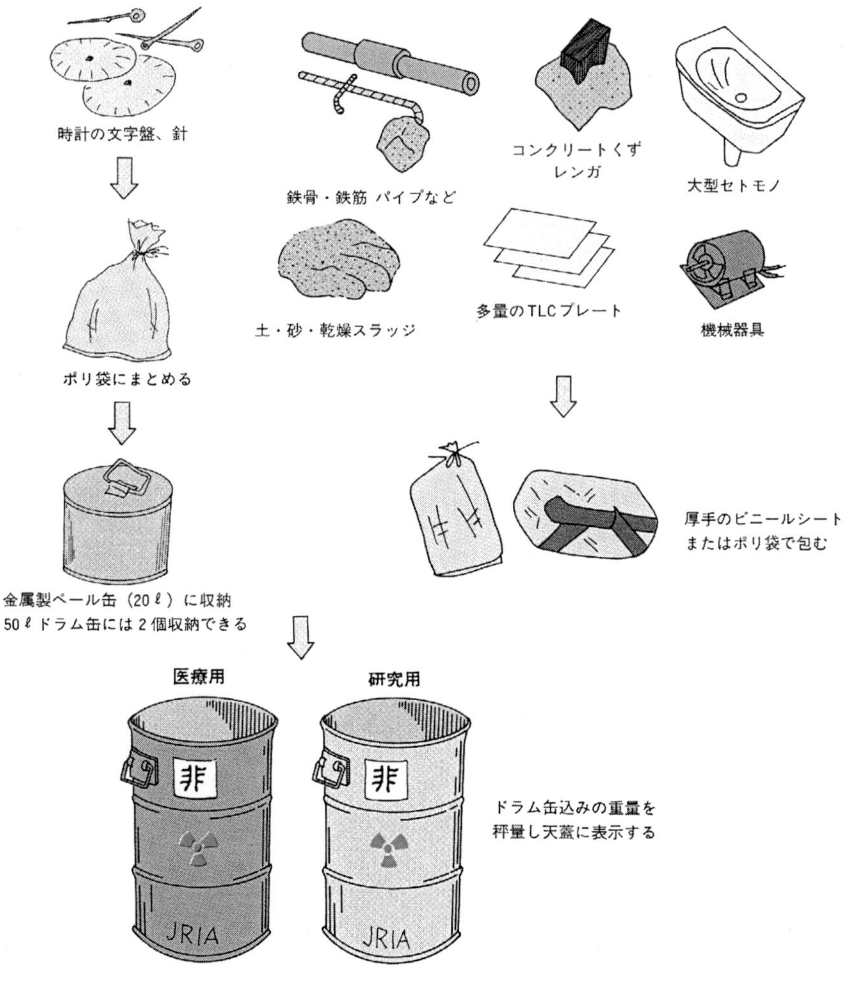

図10.5 RI廃棄物の分類と容器の使い方（非圧縮性不燃物）
- 厚手のビニールシートまたはポリ袋に包み、破れないように梱包する。
- 時計部品は金属製ペール缶(中子)に封入する。
- ドラム缶込みの重量をドラム缶の天蓋に記入する。

などがなければ，ほとんどの汚染は皮脂を含む表皮の部分で止まっているはずであるから，皮脂部分をきれいに落とせばよいわけである．

③ 普段からの汚染防止対策（汚染防止）

汚染を防止する観点からは，放射性物質を使用する予定の場所や機械・設備，器具などをビニールシートやサランラップなどで覆ったりして使用し，汚染した可能性がある場合はこれらシート類を廃棄し，絶えず新しいもので覆っておくことが重要な防止対策になる．特殊な例としては，剥離が容易に可能な壁紙や塗料を施設に使用することがある．また，作業者については使い捨て型の手術衣，ヘアーキャップ，オーバーシューズ，マスク，メガネ，ゴム手袋などを装備するとともに，皮膚などの予防的措置としては，放射性物質などを使用する前に油脂やシリコーンを含んだ皮膚保

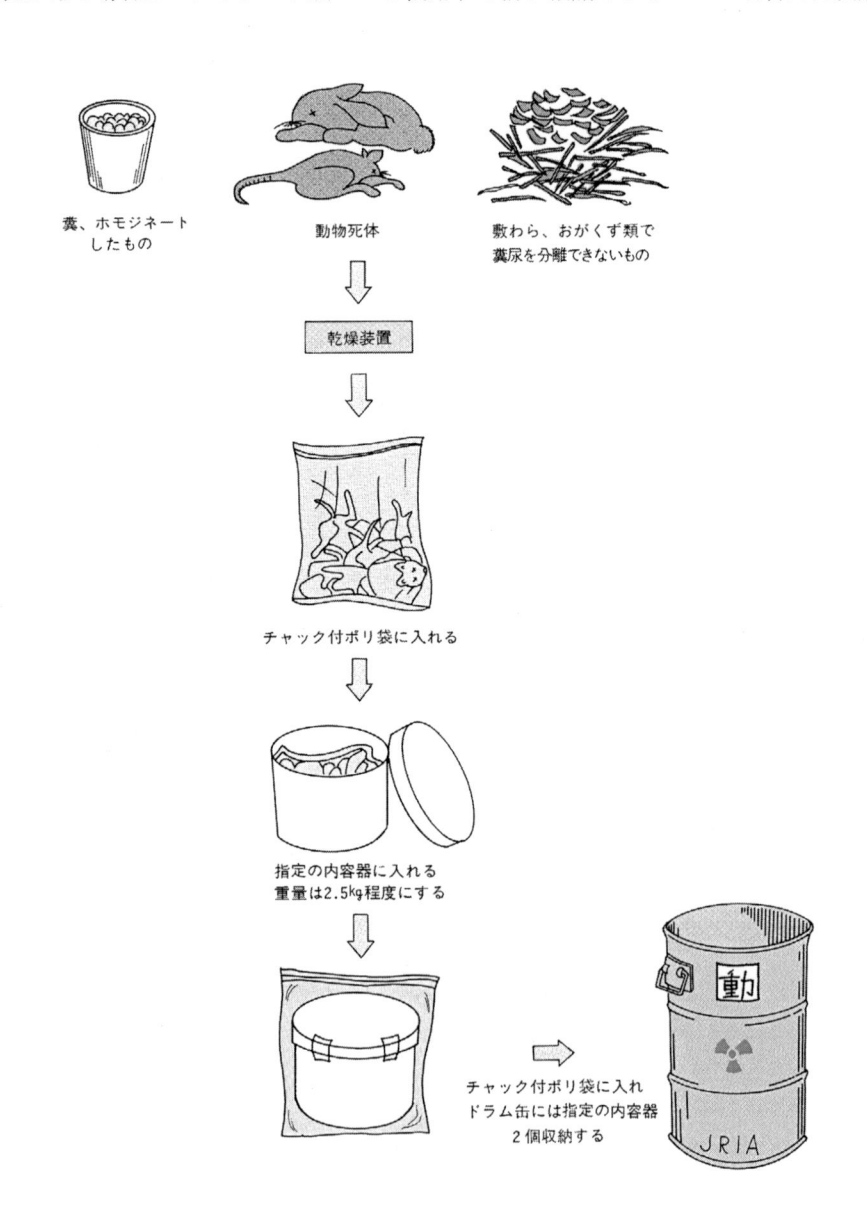

図10.6 RI廃棄物の分類と容器の使い方（動物）
- 指定のチャック付きポリ袋とポリプロピレン製内容器を使用する（無償なので，希望する場合は「容器借用申込書」にて申し込む）
- 十分乾燥する．

護クリームを塗っておくことも必要であろう．

d. 除染剤の種類
① 中性洗剤
市販されている台所用洗剤で，現在では界面活性剤を多く含有し油状の汚染に対しても効果が高い．建屋，機器，医療器具，人体などに有効かつ安価であり容易に入手することが可能である．
② 水，生理食塩水

人体の創傷や粘膜部分については，特に化学的に刺激性の少ない除染剤を使用することが必要になる．汚染の初期段階であれば，流水し続けながらの除染は有効であり，容易に入手することが可能である．
③ オレンジオイル
落ちにくい汚染に対して特に有効であるが，まれに皮膚のかぶれを生じることがあるので注意し，数倍に薄めて使用することも考慮する．

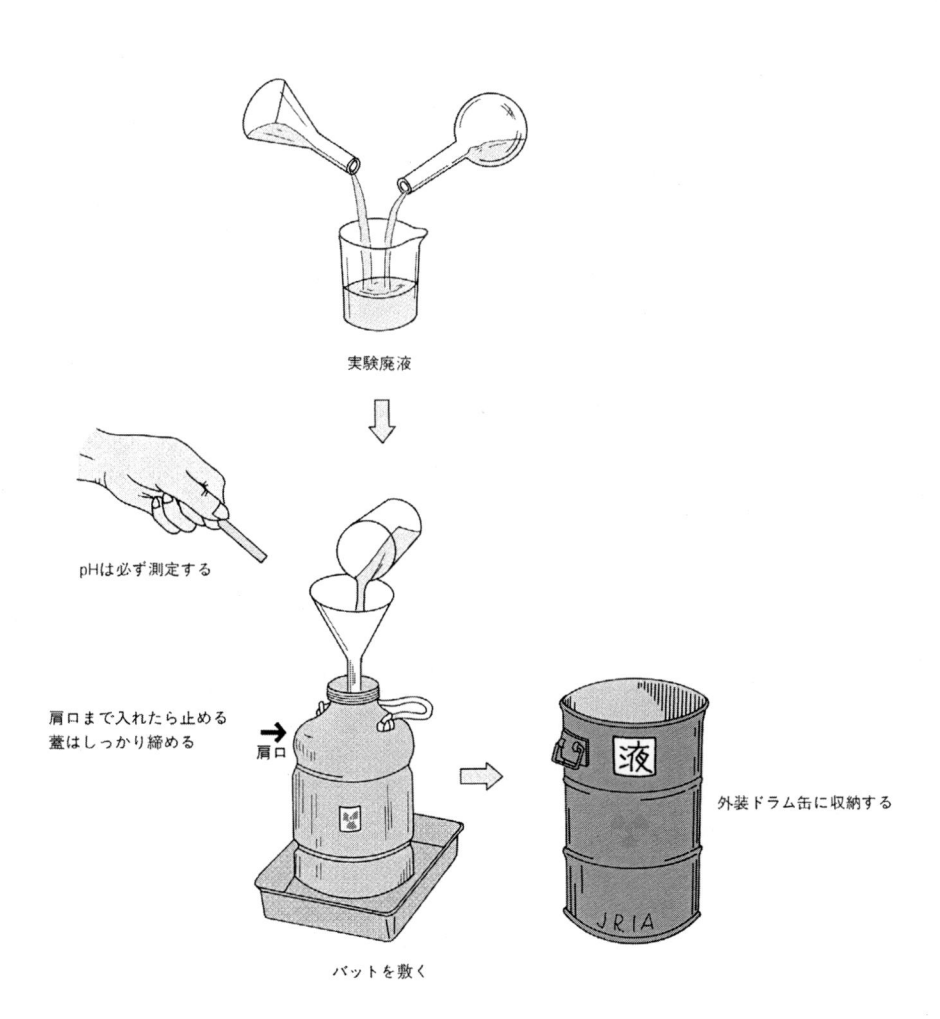

図10.7 RI廃棄物の分類と容器の使い方（無機液体）
- 指定のポリびんを使用する．
- 高粘度の液体，可燃性液体は収納しない．
- pH値は3～12にする．
- pH調製には塩酸を使用しない．
- 液量はポリびんの肩口以下にする．

④　ストリッパブルペイント

剥離性の塗料で，汚染部分に塗布後，数時間放置し，剥がすことによって汚染を付着・除去する．施設や大型機器類の除染に有効であるが，高価であり塗布するのに技術を要する．

このほかにも原子力用除染剤，EDTA，酸化チタンペースト，DTPAなど多くの除染剤が市販されているが，常時使用するものでもなく，しかし，汚染があった場合には直ちに使用することになる重要なものである．自分たちが取り扱う放射性物質に適した入手しやすい除染剤を常備しておくべきである．

e. 汚染廃棄物の取り扱い

放射性物質によって汚染されたものを放射性廃棄物といい，一般環境に廃棄することはできない．放射性同位元素などによる放射線障害の防止に関する法律では，廃棄の基準を定めており，廃棄物の取り扱いに関しては，汚染拡大の防止，専用の保管場所での一時保管などのほか，定められた分類を行うことが重要となる．

廃棄物の分類方法などについては，図10.2～10.7に示す．なお，図の掲載にあたっては（社）日本アイソトープ協会環境整備部のパンフレット「RI廃棄物について」より転載した．（東京都文京区本駒込2-28-45，（社）日本アイソトープ協会環境整備部）　　　　　〔芳田典幸〕

11 画像診療での看護

a. 画像診療の基礎知識

最近の放射線診療は新しい技術の導入によって，放射線診断の範囲を越えて画像診断医療ととらえられている．放射線を用いる診断検査の一般撮影（断層撮影検査を含む），各種造影検査（血管造影検査を含む），X線CT検査，核医学検査に加えて，放射線を用いない診断検査の超音波検査，MRI検査，内視鏡検査を含んだ各modalityの特徴を熟知することが大切である．

そしてまた進歩し続けて変化していく画像診断の現状を知ることと，その看護方法を探究することを継続することで，最新のあらゆる画像診療を受ける患者のための看護を実践することが可能となるのである．

画像診療に携わる看護職の役割を遂行するために，看護職に求められる必要な基礎知識を，1）放射線の理解と放射線防護，2）各modality別検査の特徴と介助のポイント，そして，画像診療に携わるすべての看護職に求められていることは何かを，3）画像診療の現状と将来の可能性としてまとめて以下に示す．

1）放射線の理解と放射線防護

放射線の理解と放射線防護に関する詳しい内容は他章に述べられているので，その関連ページを参照していただくことにして，ここでは看護職の日常業務の際に最も多い放射線に関連した最小限必要な知識はどんなことであるかを2点あげる．それは，a）放射線の人体への影響に関する知識と，b）検査中の患者と自分の被ばく防護のための知識である．

a）放射線の人体への影響に関する知識　検査を受ける前に医師にインフォームドコンセントしたにもかかわらず，再度放射線の人体への影響に関する質問を受けたり説明を求められるなどは，放射線診療時にはよく遭遇する内容である．患者にとって，放射線診断の際の放射線被ばくによる身体の影響に比べれば，検査結果が得られるという利益のほうがはるかに大きいので，患者に"放射線を使用して検査を受けることのメリットを患者に理解してもらえる程度"の放射線の人体への影響に関する知識が必要となる．

b）検査中の被ばく防護のための知識　近年，IVR透視時間の延長（透視時間が1時間を超えるケースもでてきている），撮影回数の増加に伴って患者，スタッフの放射線被ばくが問題になっている．IVR介助時に看護職が放射線から逃げまどうなどで患者に不安感を与える行動をしないためには，"放射線診療時の被ばくの機会の知識"と，"それに基づいた放射線からの不必要な被ばくを避ける賢い放射線防護の実践のための知識"が必要になる．そして，多くの放射線診療に携わるスタッフが"医療被ばくの正当化と最適化"に留意できる放射線診療の環境づくりができるように患者の立場にたち，患者の代弁者となって推進することも看護職に求められる役割である．放射線診療時には，患者をはじめ看護職自身と協働するスタッフ全員の放射線からの安全確保のために，この2点は看護職に必要な放射線に関する最小限必要な知識といえよう．

2）各modality別検査の特徴と介助のポイント

検査の手技に伴う合併症などの侵襲だけでなく検査の前処置や検査に使用する造影剤や麻酔剤などの副作用や副障害を知って，検査を受ける患者の安全確保の対応を行うためと診断や治療に最も有効な患者の身体的・精神的負担が最も少ない無駄のない検査計画を考慮するために各modalityの特徴を熟知することが大切である．以下に，a）一般X線撮影検査，b）各種造影検査，c）X線

CT検査，d）MRI検査，e）超音波検査，f）内視鏡検査の順でその特徴と介助のポイントを示す．

a）一般X線撮影検査　最も手軽に短時間にできる診断の基本となる検査である．以下の4つの濃度から画像が成り立っている．

① カルシウム・金属濃度：骨，石灰化，金属性異物
② 水濃度：心血管，血液，実質臓器，筋肉
③ 脂肪濃度：皮下脂肪，筋肉間脂肪
④ 空気・ガス濃度：肺，腸管，ガス，free air

X線が被写体を透過するとき，部位によって異なるX線減弱の度合いを感光乳化剤を塗布したフィルム上に，写真コントラストとして表現したものである．X線の透過性は①から④と高くなり，骨や実質臓器は白く，空気を含んだ肺はX線をよく透過するため黒く写る．そのため，肺の写真を撮影する場合を例にとると，ECGモニターの電極などが異常陰影を隠してしまい診断の弊害となる可能性もあるので，撮影前の更衣を行う場合や装着物を外したりする場合がある．

［介助のポイント］

撮影時には患者の放射線被爆は避けられないが，放射線診断を受けることは，医療行為として必要不可欠な手段であり，患者の利益に直接結びつくことである．看護職は検査を行うことによってどんな情報を得るかをわかりやすく患者に説明する．

手術後の患者や麻痺のある患者，痛みのある患者は簡単な撮影でも撮影体位をとるまでに時間がかかったりするので可能な場合は必要に応じて苦痛が最小限になるよう体位を工夫する．またこのとき，不容易に被ばくしないように，放射線防護の基礎知識を身に付け，技師の協力を得て撮影の介助に入る．

妊娠の可能性のある女性については妊娠の有無を確認し，やむをえず撮影をする場合は放射線による胎児の被ばくの影響がある時期を考慮して医師に報告をし，（妊娠している確率が最も少ない月経開始後の10日間内に）撮影をするか中止するかの調整処置をとる必要がある．

b）各種造影検査　目的の器官（消化管，動脈，静脈，リンパ管，胆管，尿管など）と周囲組織の間にX線吸収の差がないとき，造影剤がX線を透過しにくい物質である特性を利用して造影剤でコントラストを作り出して診断を行う．造影剤には組織コントラストを増して一般X線撮影より多くの情報が得られるメリットがあることと，造影剤による患者の身体への侵襲を伴うことのデメリットがあることを理解し造影検査の準備や介助時に臨むことが大切である．

造影検査時には透視診断を行う場合が多いので検査中の患者と自分の被ばく防護に意識して介助に臨むことも大切である．

i）主な造影検査とIVR（表11.1）：造影検査は大きく以下のように分類される．

・血管造影検査：血管造影検査のその多くは病変の存在診断目的にとどまらず，最近では多少施行

表11.1　造影検査とIVRの種類

	造影診断検査	IVR（治療，QOL的処置，検体）
消化器系	・消化管造影 　上部消化管造影 　低緊張性十二指腸造影 　小腸造影 　大腸（注腸）造影 ・胆道造影 　点滴静注法（DIC） 　経皮経肝的胆管造影(PTC)	食道ブジー，食道ステント 緊急腸重積整復 PTCD，胆管内ステント
泌尿器系	・腎盂造影 　静脈(排泄)性(DIP/IVP) 　逆行性（RP） 　経皮的（PP） ・膀胱造影（CG） ・尿道造影（UG） ・排尿時膀胱尿道造影(VCUG)	 生検 尿管ステント 経皮的腎瘻造設 内圧測定
その他	・子宮卵管造影 ・乳管造影 ・脊髄腔造影 ・瘻孔造影 ・膿瘍造影	通気療法 膿瘍ドレナージ
血管系	・動脈造影 〈セルジンガー法〉 　脳血管造影（CAGVAG） 　心血管造影 　腎動脈 　大腿動脈 　骨盤動脈 　肝動脈 〈直接穿刺法〉 ・静脈造影 〈セルジンガー法〉 　肺動脈造影 　腎静脈造影 〈直接穿刺法〉 　透析シャント造影 　下肢静脈造影 ・リンパ管造影	 薬剤注入，コイル塞栓 血栓溶解，PTCA，ステント PTA，塞栓術 PTA，ステント コイル塞栓，PTA TACE，薬剤注入， TIPS ダイレクトCAGVAG 採血 血栓溶解，PTCA，ステント

の目的が異なってきている．

・IVR：最近の放射線診療は新しい技術の導入によって，放射線診断の範囲を越えて画像診断医療ととらえられていることは前述した．IVR：interventional radiology（インターベンショナルラジオロジー）とはそれぞれのmodarityで診断の枠を越えて治療をする手技のことをいい，カテーテル，ガイドワイヤーなどの開発，造影剤の改良もあって，比較的安全，簡便に行える検査方法が進歩して今後の発展が期待されている新しい画像診療の分野である．IVRには血管造影検査から発展した血管系IVR（TAE，PTCA，血管内ステント挿入など）と後で紹介する超音波検査や内視鏡検査の診断検査に血管造影手技を応用した非血管系IVR（PTCD，胆管内ステント挿入，胃瘻造設など）がある．

IVRには動脈内薬剤注入，血管塞栓術，血管形成術，経皮的穿刺術などがある．

① 動脈内薬剤注入：動脈から病変に薬剤を選択的注入することにより，薬剤を局所的に強く効かすことを目的として行う．

② 血管塞栓術：動脈から塞栓物質を選択的注入することにより，止血効果，抗腫瘍効果，術前処置などを目的として行う．塞栓後症候群は，一般に発熱，腹痛，悪心嘔吐，麻痺性イレウス，白血球増加，CRP陽性，血沈亢進などをいい，鎮痛解熱剤投与などの対症療法で，通常数日以内で回復する．塞栓物質の注入に伴う合併症は，塞栓する動脈により異なる．

③ 血管形成術：血管拡張用バルーンカテーテルを血管狭窄部まで挿入し，バルーンを広げることで血管を内腔から押し広げて狭窄部を拡張することを目的として行う．最近ではメタリックステントの開発と進歩により広くそれが使用されるようになってきた．狭窄病変にはまず血管拡張術が選択され，ステントは血管拡張術後の残存狭窄や解離，血管拡張術後の再発に対し適応となる．

④ 経皮的穿刺術：経皮的に肝臓または腎臓などを穿刺し，内容液を除去したり，外瘻または内瘻を形成することを目的に行う．

IVRの長所としては局所麻酔下で行うので，患者に，低侵襲で，手術に匹敵するような治療効果を得ることができる点などがある．例えば脳血管内手術を例にその長所をあげると，開頭術に比較して侵襲の少ない手技で術後の安静もセルジンガー法血管造影と同様であり，手術に匹敵するような以下のような治療効果を得られることがあげられる．

① 塞栓術では血管奇形や動静脈瘻の流れを完全に止めて根治する．

② 血管形成術では血管を拡張することで，脳梗塞を予防したりする．

③ 血栓溶解術では早期に血栓溶解術を主幹脳動脈に注入して閉塞を解除させ，脳梗塞を予防することができる．

また，局所麻酔下で行うことで異常を発見しながら行えるので，危険なときは治療を休んだり，途中で切り上げることが可能である．

しかし，いくら低侵襲といえども，セルジンガー法血管造影と同様の手技で行うが，その治療時間は3時間以上にわたることもあり，長時間にわたる治療中の体動の制限があることや，術者の技術については熟練を要し，治療などの内容によっては重篤な合併症の出現の可能性がある．例えば脳血管内手術を例に合併症をあげると，①塞栓術に伴う脳や神経の閉塞で，麻痺・感覚障害・失語・視野障害など，②腫瘍からの出血で急激な意識障害，脳圧亢進症状の出現，③脳動静脈奇形の塞栓後の急激な脳血流の変化に伴う出血，④血栓化による麻痺の出現などがある．

IVRは医師，放射線技師，看護職などの多種の専門職種で行うことや種々の画像診断機器と道具を使用するなどから，具体的なIVRの内容や器具，機器類の取り扱いや撮影方法などについてチームとして相互理解の機会をつくるなどして，IVRの成果をひとつにすることが重要である．IVRのそのほとんどは意識のある患者が対象となるため，よいIVRを行うことイコールそのチーム医療が患者中心に配慮された環境であることが大切である．IVRにかかわるすべてのスタッフは，自らの行動や言動が患者の心理状態に及ぼす影響が大きいことを知って臨むことが大切である．これに関する看護職の役割の比重は大きい．患者の心理的動揺は身体的にも負担が増し，処置への協力の気持ちの減少や処置自体が難行して術者の心理状態に余裕が減少し，ひいてはIVRチーム全体の状況

に影響を及ぼしてIVRの期待された成果がでないことになるかもしれない．患者がリラックスしていれば，術者に無用なストレスをかけることなくIVRチームも良好な状態になり，患者を取り巻く環境は穏やかとなって"素晴らしいIVR"の成果が期待できるのである．

IVRチームのそれぞれのスタッフがIVRの内容を知って協働するには目的とする治療部位と解剖生理，患者の状態や疾患の段階，などの患者情報を共有して，その患者のIVR上の留意点を知ることが大切である．ある一定の手順でIVRが遂行されるために，その質の保持のためにIVR別の手順をその施設にあった内容で作成しておくことが大切である．

ii) 造影剤の副作用と対応：

［造影剤の種類と使用時の注意事項（表11.2）］

造影剤は放射線診療には欠かせない薬剤である．しかし造影剤は身体に無害ではない．患者の身体への影響が何であるかを理解して造影検査の準備を行い，その使用方法を正しく知って，介助に臨むことが大切である．

［遅発性副作用］

造影剤の副作用の主要原因は高浸透圧にあると考えられ，ヨード濃度を減らさずに低浸透圧を図るため，構造そのものを非イオン性にすることで安全性の改良がされた．低浸透圧造影剤は副作用の発現率が非常に少なくなっているが，投与後1時間から数日後に遅発性副作用症状が報告されている．その症状は頭痛，悪心，めまいなどのように不定愁訴と発疹，かゆみ，じんま疹などの皮膚症状が中心で一般的には治療を必要とするものは少ない．しかし，開始2時間後にプレショック状態になった例も報告されており，投与後も患者の状態を十分に観察することが必要である．

［副作用の予防］

① 造影剤の副作用でもある，悪心・嘔吐を防止するためと消化管運動の亢進による撮影時のアーチファクトの発生を予防して，検査4時間前からは禁食とする．高齢者や状態のよくない患者はもちろんだが，造影前の飲水制限は脱水症状を増強するため絶対禁忌ではない．むしろ，造影剤による検査後の強制脱水症状の予防として水分摂取を勧め，また経口摂取できない場合は点滴を行うなどして水分の補給を行う．

② アレルギー歴のある患者ではアレルギー歴のない患者に比べて，重篤副作用発現率が3倍，ヨード造影剤による副作用の既往がある患者ではない患者に比べてそれが6倍，喘息の既往がある患者ではない患者に比べてそれが8倍であると報告されている．これらは造影剤を使用する前に確認しておく患者情報となる．検査を予定されたときには，事前に副作用出現予防の処置を施す検討ができるのでアレルギーの有無や過去の造影剤の使用歴を問診して実施前のリスクの程度を把握する．

③ 副作用は少量でも起き，予測できないためそのテスト自体が危険とされ，造影剤の事前テストは行わなくなった．しかし，副作用症状の早期発見のため造影剤投与時には静脈確保後に少量注入して様子を観察後，検査を行うことが望まし

表11.2 造影剤の種類と使用時の注意

- 種類
  - 陽性造影剤（X線をよく吸収する：写真上では白い）
    - ヨード系造影剤
      - 油性
      - 水様性
        - イオン性
        - 非イオン性
    - 硫酸バリウム
  - 陰性造影剤（X線の透過性がよい：写真上では黒い）
    - 空気，炭酸ガスなど
- 使用時の注意
  - ヨード系造影剤を使用する際には副作用の治療に常に備える．
  - 硫酸バリウムは便秘の原因になる．また使用前の禁飲食と関連して，脱水症状を起こしやすい．

表11.3 副作用症状別の対応

① 軽度の副作用症状：嘔心，嘔吐，せき，くしゃみ連発，限局性発赤，血管痛，流涙，皮膚副瘙痒感
　［対応］
　　軽度の喉元の熱感・嘔気は腹式の深呼吸で消失する．嘔心，嘔吐は顔を横にし，嘔吐させ，必要時吸引する．
② 中等度の副作用症状：嘔吐（強度），顔面浮腫，悪寒，声帯浮腫（嗄声），気管支の痙攣，呼吸困難（軽度），頭痛，胸痛，腹痛
　［対応］
　　呼吸困難，窒息感が増強傾向にある場合は人員の確保を行い，造影剤注入時の針は抜かずに医師の指示でステロイド剤，抗ヒスタミン剤などの投与を行う．
③ 重度の副作用症状：血圧低下，意識消失，肺水腫，呼吸停止，不整脈，心停止
　［対応］
　　直ちに人員の確保を行い，一般の救急蘇生を行う．

い．

[副作用症状別の対応]

ヨード系造影剤の副作用の症状には，①治療を必要としないもの，②患者の生命に危険を及ぼすものではなく治療によく反応して間もなく回復するもの，③患者の生命にかかわり早急に治療を必要とするものがある．造影剤の重篤な副作用は少なくなってきているが，ショックの発生を想定して救急カートを準備し，すぐに患者のもとへ駆けつけられるように医療チーム単位で準備や事故防止対策をたてておくことは必要である（表11.3）．

c) X線CT検査（コンピュータ断層撮影法）

[CTの原理]

撮影される人体を挟んでX線管球と検出器を対向させ，多方向からX線を照射して人体を透過したX線を測定し，このX線吸収値をデータとして，人体の横断面の断層画像を作成する．

ヘリカルCTでは1回の呼吸停止間（十数秒から30秒程度）に，連続的にX線管球が回転して，その間に患者を乗せたテーブルを体軸方向に移動させることによって，患者を螺旋状にスキャンする．これによって，検査部位の体積全体のデータ収集が可能となり，この体積全体のデータを用いて，高精度の三次元画像を得られ，また任意のスライス画像の再構成が容易になった．

[CTの適応]

全身のあらゆる部位において行われ，頭部領域では，外傷，脳出血，クモ膜下出血を疑う緊急時にはまず施行される．

小児では体動によるアーチファクト（障害陰影：実際には人体に存在しない虚像）を抑えるため，睡眠剤の投与によって眠らせてから行う場合がある．

撮影時間の短縮により，患者の呼吸の制限も緩和され高齢者や呼吸状態の不安定な患者にも撮影に伴う体動によるアーチファクトが少なくなることから，適応の範囲が広くなった．現在は救急症例でさえも適応範囲で，患者に付き添う医療者の被ばく量に注意し防護に努めることと，CE機器などの管理，検査台上の患者の安全管理と注意深い観察が必要である．

[CTの応用]

近年，ヘリカルCTの普及によりますます利用領域が拡大している．最近では，管腔を内腔側から描出するCT内視鏡が開発され，気管支，消化管，血管系などにも応用されている．また，スキャン時間と画像が得られる時間が短縮されたためIVRの領域に広く利用されている．代表的なCTガイド下のIVRに経皮生検，ドレナージなどがある．

[造影CT]

診断能を向上させるための造影剤の使用を造影剤増強法（contrast enhancement：CE）という．目的は病変の検出を高めること，病巣内の血行動態を描出すること，解剖学的構造，特に血管との関係をよく描出することである．造影剤の注入によって血流に富む病変（動脈瘤など），充実性腫瘍（肝血管腫など），脳血液・脳関門が破壊されている部位（血腫などの病変周囲）で濃度が上昇する．

造影検査前の食事制限は必要であるが，飲水の制限は必要ない．外来で検査を受ける患者については帰宅してから副作用（薬疹などの皮膚症状が多い）が出現することを想定して，検査終了後は水分を十分摂取するように指導し，上記のような症状の出現時には病院に連絡してもらうなどの説明が必要である．

また造影剤の投与方法はオートインジェクターを用いた高速注入が主流であるため，腱，神経，動脈に隣接する部位からの注入はできるだけ避けて確実な血管確保を行い，注入時には血管外漏れの偶発症状の観察に心掛ける．

[CT造影検査の経過別看護のポイント]

CT造影検査の経過別看護のポイントを表11.4にまとめた．

[血管外漏出時の対応]

ある文献での比較的大量の非イオン性ヨード造影剤漏出の報告では，その処置はそのほとんどが保存的な処置ですみ，大きな副障害はないと示唆しているが，急性コンパートメント症候群を来した例などは，患者にとって苦痛を与え外科的処置を施すケースもある危険な副障害であることを知っておくべきである．

聖路加国際病院では，応急処置として，漏出のみられた四肢を挙上し，痛み・腫張に対して冷罨（あん）法を行っている．検査後痛みがある場合

表11.4 CT造影検査の経過別看護のポイント

検査の流れ	看護のポイント
検査前	CT検査説明書（下図）を使用してオリエンテーションを行う.
検査当日	カルテや問診票に従って患者情報を確認する.
直前	血圧測定を行う. 重篤な副作用を起こす危険性が予測される患者には，医師の指示を得てステロイド剤などを前投与する.
入室	患者の顔色，脈拍の緊張度，回数の確認，また，脱水症状の有無を観察する. 不安や緊張について声をかけ，検査について簡単に説明する.「これから造影剤を使って検査をします．薬をいれると体が熱くなってきます．もし他に変わったことがあったら教えてください」など.
造影剤注入	撮影開始までできるだけ長く患者の傍らにいて，副作用出現の早期発見の観察を行う. 注入開始時は造影剤血管外露出の有無の早期発見と対処が必要である.
終了	検査直後に副作用が出た場合は症状の観察，じんま疹などの痒みに対しては軟膏の塗布を行い，必要であれば医師の指示を得て点滴などの処置を行う.
退室	造影剤の排出を促すため水分摂取を勧める指導を行う. 遅発性副作用症状と起きた場合の対処方法を説明する. (検査後30分以上たってからじんま疹，痒み，吐き気などの症状が出た場合，すぐに連絡をとることなどを記した説明書を渡すとよい)
翌日	副作用が出た場合は症状の観察を続けて，水分摂取を勧めたり点滴などの処置を行う．必要時は医師の指示でステロイド剤の投与を行う.

CT
（コンピューター断層撮影）

【検査の目的】
　X線で多方向から撮影し、コンピューターで処理して横断面（輪切り）の画像をつくり、体内の様子を調べます。このため、普通のX線では写らない臓器の病変を正確に読みとる事ができます。

【検査時間】　約10～20分です。

【注意事項】
①妊娠中、あるいは妊娠の可能性のある方は検査が出来ませんので申し出て下さい。
②心臓病や喘息のある方、アレルギーのある方は、申し出て下さい。
③小児など静止が困難な方には、主治医の指示により薬を使って眠った状態で検査を行うことがあります。
④検査前の食事の制限が守られていないと検査が出来ない場合があります。
※「検査をお受けになる方へ」No.1またはNo2を確認して下さい。

【検査の方法】
①身につけている貴金属や入れ歯をはずし、頭の検査以外の方は、検査着に着替えていただきます。
②検査台に仰向けに寝て、身体をマジックベルトで固定します。
③血管や病巣をわかりやすくするために、造影剤を静脈注射する場合があります。また、腹部の撮影では検査前に造影剤を服用していただく場合もあります。造影剤100mlを短時間（30～60秒）で静脈注入するため、身体が熱く感じることがあります。
④ドーム状の装置の中を台が移動してX線撮影が行われます。

【検査後の注意】
①他に検査の無い方は、すぐに食事をとって結構です。
②造影剤を使用した方は、身体から早く排泄させるため、水分を多めに飲んで下さい。500～600mlが目安です。水分制限されている方は、主治医の指示に従って下さい。

聖路加国際病院

はすぐに，冷罨法を施し（寒冷は血管を収縮させて組織への拡散を妨げるという考えから，冷罨法を採用する施設が多い），痛みが消失してから温罨法に（温熱は血管を拡張させて，漏れた造影剤の吸収を促進させるという考えから）切り換えて処置を行っている．急性コンパートメント症候群を来している患者には必要時に痛み止めの投与を行い，十分な経過観察を行う．冷罨法は氷嚢などを使い（冷湿布は皮膚を浸軟させるのでよくない），1日15～60分，3～5回を症状改善まで1～3日続けている．

d) MRI　MRIとは，核磁気共鳴現象を利用したコンピュータ断層撮影のことである．

［MRIの長所と短所］

MRIの長所として，X線を使用しないので被ばくはしない，X線CTと違って体の水平断面画像

だけでなく"任意の"断面の画像が得られる，さらに血流情報が造影剤を使わずに得られることがあげられる．頭部，脊椎，関節，骨盤腔などの検査に有効である．短所として，CTほどは撮像時間は短くなく，体動の大きい患者や，呼吸運動や腸管蠕動の大きい領域では画像の低下を生じやすいことなどがあるが，これも改善されてきている．ガントリーが深いため患者の状態を把握しづらいので患者の容体の急変などがわかりにくいことから，状態の悪い患者は適応にならないこともある．

［MRIの応用］

MRI検査は現在でも進歩しつつ臨床応用されている．たとえば，MRIによって血管の描出を行うMRアンジオグラフィーや胆管系の検査としてのMR胆管・膵管画像があり，侵襲性の大きい血管造影検査やERCP検査に替わるものとして応用されている．

［MRI造影剤］

現在，使用されているガドリニウム（Gd）系造影剤は常磁性体効果を利用したもので，周囲に存在する水の緩和時間を短縮することにより病変のコントラストを強調させるものである．投与時は，ヨード造影剤に比べて副作用の頻度は低いがアナフィラキシーショックも報告されているので，十分注意をしながら行う．検査室は磁場の環境であることから，救急用器材は持ち込めないものが多いため，患者の急変時には室内からすみやかに搬出し処置する場所を決めておくなどの対策が必要である．

［検査介助のポイント］

安全と事故防止のため次の点に注意して技師と協力して介助する．

強力な磁気を使用して検査をするため，体内に金属があるとそれによってアーチファクトが生じる．また，その強い磁気により身体内の金属が引きつけられることにより生命の危険性を生じるおそれもある．脳動脈クリップは最近では非磁性体のものが使われるようになったが，すべてのクリップが安全とはいいきれないので注意する．

ペースメーカー装着患者は磁場によって誤作動や停止などが起こりうるため，禁忌である．

小さなピンでも検査室内の磁場を乱して画質に影響を与えるので，カテーテル類を固定している安全ピンなどの取り忘れに注意し，検査介助者自身も入室する際は名札，磁気カード類，時計は持ち込まない．体動の大きい患者，安静を保てない場合は必要にあわせて固定ベルトを着用させたり，鎮静剤・鎮咳剤を使用して検査を続けるか，検査を中止するかを検討することも必要である．

また，患者の説明時には狭所恐怖症の有無を確認して，威圧感のある機械装置の中で不快な機械音を聞きながらじっと同一体位で20分程度過ごさねばならないこと，連続的にラジオ波を照射することにより熱感を伴うことを検査室の環境や様子をイメージさせて説明する．検査室の様子はモニターカメラで確認していること，検査室内マイクから患者の声が外に聞こえることを説明するなどして検査室内での孤独感や不安を和らげる．

e）**超音波検査**　超音波検査とは，人体に超音波を入射して反射してくる波を波形や画像として表示する検査法である．電離放射線を使用しないので，副作用も苦痛もない検査方法であり，妊婦，小児，新生児でも容易に行える．

［介助のポイント］

特別な前処置はないが，水は非常によく超音波を伝播するので，骨盤部の検査時には尿を溜めて画像を鮮明にする目的で水分を摂取させたり，検査前2時間の排尿を我慢させたりする．食物は膵臓や大動脈など深部の観察を困難にし，胆嚢を収縮させてしまうので，腹部の検査の場合は，検査前日夕食後から絶食にする．また超音波は空気中を伝播しないので，ガスが多いと鮮明な画像が得られないため，便秘気味の場合は事前に下剤の投与が行われることがある．またプローブと皮膚の間に空気が入らないよう密着性をよくするゼリーを皮膚表面に塗るので，その不快感を和らげるため，ゼリーを温めておいたり，検査後すみやかに温めたタオルなどでゼリーを拭き取る．

［超音波診断を応用したIVR］

超音波下穿刺細胞診やドレナージなどの超音波検査では穿刺針が進んでいく様子がそのままリアルタイムの画像で得られ，比較的太い血管が容易に確認できるのでそれを避けられる点で安全性が高い．また，PEIT（小さい肝細胞がんや嚢胞などに超音波下穿刺を施行し，その針先から無水エタノールを注入する治療）が盛んに行われるよう

［超音波内視鏡検査（EUS）］

超音波内視鏡検査は消化管ガスに妨げられて描出が困難であった，膵臓，胆管などの描出を可能とした．悪性疾患の壁深達度や周囲リンパ節転移などの疾患の進行度を調べることが主な目的で，他の検査で異常が疑われた際の精査で行われる．内視鏡検査の手技を用いるため侵襲がある．

f) 内視鏡検査 内視鏡検査とはファイバースコープを使い体内臓器を観察する検査である．内視鏡検査の中にも気管支鏡検査のTBLBや消化器内視鏡検査のEIS，ステント挿入，排石術など放射線透視を併用して非血管系IVRを行う検査がある．詳細は専門書に譲る．

［消化器内視鏡検査時の看護のポイント］

内視鏡検査では，その開始から終了までのいろいろなプロセスで予測しうる危険性は異なり，それぞれに対する予防策も異なっている．患者の安全性を考えた場合，検査手順の各段階での偶発症状に対する処置，予防対策についてあらかじめ心得ておくことが大切である．

3) 画像診療の現状と将来の可能性

医療の対象が急性期疾患から慢性疾患へと拡大している現状で，がんも慢性疾患のひとつととらえると，画像診断やIVRを受ける患者の対象の多くががん患者となってきていることになる．緩和医療に関しても画像診断は積極的疼痛除去のためにも必要である．放射線治療は痛みをとるための手段として利用されており，疾患の進行程度を診断して治療方針を決定するうえで，造影CT検査やMRI検査は必要不可欠なものである．患者の状態によって，胃瘻や胆管ステント留置などQOLのために施されるIVRなどは時には危険性，侵襲の高いものも少なくない．このように，画像診療を受ける患者の対象への看護介入方法が変化するということは，画像診療に携わる看護職のその役割の比重も重くなってきているといってよいだろう．

そしてまた，画像診療時の看護は今までの常識が明日には常識でなくなる可能性もある，いいかえれば「up to dateな知識が必要とされる」環境に存在しているといってよいだろう．これからの新しい治療方法の登場が期待され注目されている新分野の現場に携わる看護職の役割は器材などの準備と環境整備はもちろんのこと，チーム医療の調整的役割をとったり，ますますその活躍する場が広がってきている．現在，結果よければすべてよし的なIVR手技もその方法や器具の確立がなされていくと同時に，看護の水準を高めるためには心臓カテーテル検査の看護手順のようなIVR看護手順をこれから確立させることが必要である．検査の質を落とさないためには今は未完成な手順でも今後の改良を繰り返し手順を作りなおすことから始めるべきだと思われる．これからはより専門的な知識が必要であり，患者の知識の不足・誤解などからの歪んだ認識を，修正して容易に理解できるように働きかけるテクニックを持ち合わせることも必要である．つまり，画像診断の看護とがん治療の看護に関して手広くその知識と技術を身に付けることが必須であり，変化している現場での柔軟な対応が必要である．

b. 画像診療におけるリスクマネージメント

1) マニュアルの必要性

医療事故を伝える新聞記事の中で報じられた，脊髄腔への適応が認められていないイオン性造影剤を誤って脊髄腔に投与したことによる死亡事故などは，まさに画像診断検査でも重大事故の起こる可能性は十分あると示される一例である．

また，重症度の高い患者や極小未熟児にいたっても画像診断が容易に適応範囲となった最近では，医療技術の"高度化と専門化"は新しい医療サービスの提供を可能にしていると同時に新たなリスクを発生させることがある．例えば，交通事故などでの重篤な患者や集中治療を受ける重症な患者が容易に診断検査を受けることが可能になり，検査を受ける対象の拡大による"患者の身体管理の複雑性"が原因となるトラブルや，患者や他部門などとの事務的処理上のトラブルなどがある．また画像診療に携わるスタッフの一人の心ない接遇や態度で"トラブル"が起こることにより画像診断部全体，病院全体の信用にかかわる事件になることもありうる．しかし，そのようなことが発生した場合にも，的確な対応を行うことでトラブルの拡大を防止することができる．つまり，トラブルを未然に防ぐには個人の判断能力や努力

も必要であるが，スタッフ全員が等しく的確な対応ができる"マニュアルをつくり実行する"ことはその方策として有効である．例えば，造影剤副作用発生時の対応マニュアルには，①画像診断部内での連絡体制の整備と役割分担を行う，②救急用具（器具，薬品）の準備が整ってから日常業務を開始する，③ショックなどの副作用が発生した場合の院内レベルでの応援体制の整備を行う，などそれぞれの施設の実情や検査法にあわせてその実際を検討し作成しておくことである．また，造影剤を使用するときだけに事故が起こると予測されるわけではない．検査待ち中に予測できない事故が発生することもある．高齢者や状態が悪くて救急に検査になった患者などは，検査待ちや検査中に容体が変わることがある．何が起きたかを判断して早期に医師を呼び，必要時はスタッフを集めて対応できるように体制を整えておくことが重要である．

そして，マニュアルは設置するだけでなく，スタッフ全員が理解し自然に実行できるものでなくては意味がない．またマニュアルは作成するだけでなく，定期的にマニュアルに沿った訓練をしておくことが大切である．

2) インフォームドコンセント

検査前の説明内容が患者の主治医によって異なったり不十分であったりすることにより，患者から検査室で検査についての必要性や危険性などの説明を求められた場合は，放射線科医が患者に説明をすることが多い．患者に造影剤の危険性を説明するときには「ごくまれにショックなどを起こすこともありますが，もし起きても十分な対応をとれるようにしていますので安心して受けてください」などと医師から伝えられることが大切である．画像診療に携わるスタッフの誰もが検査の方法について説明を求められたときには，同じ内容で検査方法の説明ができるようにするため，検査内容やその方法などについてわかりやすい検査説明書を用意するとよい（図11.3，11.4参照）．

また診療科では，検査を依頼するときに検査前の問診をして，ある程度検査に伴う危険が予測できるハイリスク患者の情報を画像診断部に伝達することは大切である．また，IVRや血管造影など手技的な危険を伴う場合などは，検査の同意書を書き残すことが大切である．

3) 看護職の役割

親切で行き届いた接遇や説明と的確な状況判断によってトラブルを未然に防止することは看護職の大きな役割であると同時に，検査や治療に携わるさまざまな専門領域の医師，技師，他の医療従事者との連携をとり，各専門職者がいるメリットが患者への援助に生かされるよう調整機能を発揮する機会が多い点から，看護職はリスクマネージャーとして適任な職種であると考えられる．

画像診断検査はすべてが非侵襲なものばかりではない点をはじめ，チームプレイであるための伝達ミスが起こりやすい点，患者の対応数の多さによる業務の慣れや煩雑になりうる点など，ちょっとしたことが事故につながりかねない．しかし看護職は何がトラブルの原因だったかが把握しやすい立場にあるので，日常検査の中でのヒヤッとしたことなどは看護職が中心のリスクマネージメントで十分解決可能であり，今後のトラブル予防になりうるといえる．

4) 看護職が中心で行えるリスクマネージメント

聖路加国際病院画像診断部看護部門では"看護職が中心のリスクマネージメント"の手始めとして，ヒヤッとしたことの数々を書き記し繰り返さないことを目的に始めた連絡ノートがある．造影剤の確認ミス，申し送りミスなど事故にはつながらなかったもののヒヤッとしたことの数々を書き記し，個人だけに止めず，早急にミーティングを開き，常にその危機感を共有するようにしている．何が原因だったか，どんな事故やトラブルにつながりかねなかったかなどを検討したうえで，チームで改善策を生み出すことで，事故防止できるようになった．もちろん看護部門だけでなく画像診断チーム全体で事故防止対策に取り組む姿勢は必要なので，その解決策の中には看護部門だけでなく画像診療部のスタッフや患者を取り巻く関連部署へ働きかけるものもある．以下に事故防止方法の実例をあげる．

a) 物品準備の工夫によるリスクマネージメントの例　造影剤や物品を間違いなく準備するために，以下のように実践している．

① 前日：検査項目別の物品カード（図11.1）

1	PTCD・PTGBD			施行医師：画像診断医師
				部屋：Room 22・23

基本	手袋セット	リネンセット		処置用カート		ワーキングカート	
物品	PTCDセット(Aセット2個含む)		1	18G針			3
	鉗子立て		1	20mlディスポシリンジ			3
	備品袋(＊裏参照)		1				
器材	エコー操置本体		1				
	エコー用プローベ		1				
薬品	60%ウログラフィン 20ml		3-5A				
	N/S 20ml		3-5A				
	2%プロカイン 5ml		2A				
	イソジンゲル		1				

1/2

＊POINT
・同意書、検体リクジションの確認。
・鎮痛薬が必要な場合は、インチャージにより鍵を受け取り使用する。
・患者の体位は、透視操作台より向かって左側が頭で、仰臥位をとる。
・Echo機は、患者が入室した後で入れる。

＊参照　　　(備品袋)の中身…備品があるか確認してから使用

カテーテル	ストレート・ピッグテール　7.2Fr(緑)、10Fr(白)	各1本
ガイドワイヤー	ハナコ3mm-J-80cm、Cook-TSFB-145cm、ラジオフォーカスアングル80cm	各1本
ダイレター	7.8.9Fr	各1本
USG gel	(滅菌)	1
エラテックバンテージ	(5cm幅×15cm)	4
エラテックバンテージ	(10cm幅)	1包

2/2

図11.1　カードサンプル

を活用して余裕をもって準備をする（特殊な検査については医師の指示を受けて対応する）．検査に使用する造影剤や物品などは，検査の種類によってあらかじめ決めておくことで選択枝を少なくしてある．

②　検査当日：直接検査介助に付く看護職が，患者の検査目的と患者の状態にあわせた必要物品の追加と物品準備の再点検の"1度目の確認"を行う．

③　検査直前："2度目の物品確認"を行う．例えば，意識状態が不安定で制止不可能な患者の安全保持と転落予防のために使用する検査台での固定用品や静穏剤などの追加をするといったことなどを行う．このような確認作業は検査を安全にスムースに遂行するための最短で簡単な作業である．カードは簡単に表記してあるので，救急に入った検査の準備についても，人手が不足している場合にも助手の対応で可能になり，急ぎ慌てるための間違いがなくなった，というメリットも生まれた．

b)　外来患者取り違え防止のためのリスクマネージメントの例　聖路加国際病院ではCT検査室とMRI検査室が隣接しており，患者待合の数が多く同姓同名者がいること，高齢者が多く呼び込み時に間違って患者が検査室に入ることがあった．このために，患者の確認を以下のように4回行って取り違えを予防している．

①　患者と受付者の確認：再診問診票をもとに受付で，まず予約検査内容を確認し案内票を本人に手渡す．

放射線科検査チェックリスト

検 査 名 _____

[ラベル貼付]

	チ ェ ッ ク 項 目	チェック欄
1	ガウン交換の終了（頭部CTは不要）・ネームバンド装着の確認の終了	
2	検査前排尿の終了	
3	時計・指輪・ヘアピン・コンタクトレンズの除去（義歯ははずさなくてもよい。）	
4	ヘルペックス・ピップエレキバン等の除去	
5	記録用紙の補充（検査当日の看護記録用紙）	
6	検査前最終バイタルサインズ・体重の記録用紙への記入	
7	剃毛の終了	
8	同意書の貼付	
9	検体用ラベルとリクジションの持参	
10	処置時使用の薬剤の持参	
	該当する項目を○で囲んでください。	
11	患者の搬送方法	独歩・車椅子・ストレッチャー
12	ADLの介助方法	全介助・半介助・自立
13	障　　　害	クラッチ・難聴・視力・言語・四肢麻痺
14	装 填 器 具	酸素(　ℓ)・眼鏡・義歯・フォーレカテーテル・IVD・人工骨挿入・その他(　　)
15	ア レ ル ギ ー	無・有：(　　　　　　　　　　　　　　)
16	造影剤アレルギー	無・有・不明
17	既　往　歴	喘息・高血圧・心疾患・甲状腺機能障害・糖尿病・緑内障
18	検 査 前 下 剤	無・有：反応（良・不良　　　　）

▢ は特殊検査時のみ記入してください。
以上チェックが完了していますので患者を搬送します。

病棟受持署名 _____

* ・この用紙はチェックのみで、詳細は記録用紙に記入してください。
・チェックが完了していれば、レポートは不要です。
・この用紙は、チャートの表紙の裏、またはプラスチックの台紙に貼付してください。

──────────── 放射線科用 ────────────

検査終了しました。
(　) 詳細は記録用紙をご覧ください。
(　) 特別レポートすべき内容がありますので、放射線科から電話で連絡しました。

放射線科担当署名 _____

(2000.5 改訂)
MAY.2000 50×60 (KO) №00204107

図11.2　チェックリストサンプル

② 患者と看護職の確認：検査室への呼び込み時案内票と再診問診票で確認し、患者を入室させる。このときに患者の全身状態の確認を問診票を利用して行う。

③ 患者と技師の確認：検査指示票と患者の確認を検査開始時の体位確認時に検査所要時間、簡単な検査中の指示を伝えながら行っている。

④ 患者と医師の確認：造影剤投与時に患者の問診表から患者の状態を確認するときに、患者が本人であることを確認している。

c) **入院患者の「患者確認と状態確認」のリスクマネージメントの例**　これは患者を取り巻く関連部署との協働により事故防止が可能となっている。

聖路加国際病院では入院してから患者に装着されるネームバンドと病棟看護職によって記入され

Ba-Enema
（バリウム浣腸造影）

【検査の目的】
　肛門からチューブを挿入し、大腸内にバリウムと空気を送り込み、大腸の形態や粘膜の病変などをX線を用いて撮影し、診断に役立てる検査です。

【検査時間】
　約20分です。
　追加の撮影を行う場合には、長引くこともあります。

【注意事項】
①妊娠中、あるいは妊娠の可能性のある方は検査が出来ませんので申し出て下さい。
②下剤を飲んでもお通じが出ない場合には、申し出て下さい。
③検査前日の食事の制限や下剤の内服が守られていないと検査が出来ません。
※「検査をお受けになる方へ」No.5を確認して下さい。

【検査の方法】
①身につけている貴金属をはずし、検査着に着替えていただきます。
②大腸の動きを一時的に抑える薬を、筋肉または静脈注射します。
③検査台に横になり、バリウムを注入しながら腹部のX線撮影を行います。この時、大腸をさまざまな角度から撮影するため、医師の指示で身体の向きを変えていただきます。
④撮影の途中で薬を追加する場合があります。

【検査後の注意】
①他に検査の無い方は、すぐに食事をとって結構です。
②バリウムを早く排泄させるために、普段より水分を多めに飲んで下さい。500〜600mlが目安です。水分制限されている方は主治医の指示に従って下さい。
③便秘気味の方は下剤をさしあげますので申し出て下さい。
④個人差はありますが、注射の効果が無くなるまで、お腹がはる場合があります。この時は、1〜2時間程度休憩していただくこともあります。

聖路加国際病院

図11.3　説明書サンプル

検査注意書　No.5

検査をお受けになる方へ
この問診票にご記入の上、当日、検査予約票（再診票）と一緒に検査室受付にお出しください。

バリウム浣腸検査（注腸造影）

◆**検査のための下剤をお受けとりください。**
　前処置薬引換券を院内薬局（1階17番）にお出しになり、薬をお受けとり下さい。

◆**検査食をご購入下さい。**
　地下一階の売店でお買い求めになり、検査前日にお摂り下さい。

【ご記入ください】
1. お名前をお書きください。　＿＿＿＿＿　様
2. つぎの質問に（はい　いいえ）のどちらかを○で囲んでください。
　1）今までに、この検査を受けたことがありますか。（はい　いいえ）
　2）心臓病はありますか。　　　　　　　　　（はい　いいえ）
　3）緑内障はありますか。　　　　　　　　　（はい　いいえ）
　4）甲状腺機能亢進症はありますか。　　　　（はい　いいえ）
3. 男性の方にお尋ねいたします。
　前立腺肥大はありますか。　　　　　　　　（はい　いいえ）
4. 女性の方にお尋ねいたします。
　最終月経はいつですか？
　　　月　日から　月　日・閉経
　現在妊娠していますか？　　　　　　　　　（はい　いいえ）
5. お尋ねになりたいことがありましたらお書きください。

【ご来院時間・ご来院場所】
　着替えなどの準備がありますので、検査の予約時間の20分前に直接、1階11番画像診断部受付にお越しください。都合により、予約の時間通りにできないこともありますのでご承知ください。

【検査前の準備】
検査前日
　朝・昼・夕食　…　検査食
　午後2・4・7時　200cc以上の水、お茶、粒のないジュース
　午後8時　……　粉薬（マグコロール）を200ccの水で溶いて飲んで下さい。
　午後10時　……　錠剤2錠（ラキソベロン）を200ccの水で飲んで下さい。
検査当日
　午前7時　……　200cc以上の水やお茶を飲んで下さい。

【ご注意】
① 個人差がありますが、夜中から下痢がはじまります。
② 上記のような準備を行なっても排便がない方は検査日を変更致しますので検査室へご連絡ください。
③ 妊娠の可能性のある方は検査を中止ください。
④ 糖尿病薬以外の薬は検査当日の朝もお飲みください。

【予約の変更について】
● 都合でどうしても検査が受けられなくなった場合は、なるべく早く予約された診療科へご連絡ください。
● 当日のキャンセルは検査室へ直接ご連絡ください。
● 検査についてご不明な点、また再予約については各診療科へお問い合わせください。

聖路加国際病院
電話 03（3541）5151

図11.4　注意書きサンプル

たチェックリスト（図11.2）で患者を確認している．チェックリストには患者の障害の程度など多くの個人情報が集約されている．名前を呼んでも反応がなかったり，年齢やADLの状況も似ている患者が複数に待合場にいる場合など，ネームバンドとチェックリストの情報により確実な患者確認が可能になった．また，チェックリストからの身体的状態の確認もできるようになっているので，患者への適切なサポート提供のための患者情報の把握も行える．検査の種類や内容によっては病棟看護職からの申し送り事項も同時に記入されているので，病棟との申し送りの時間が省略できるメリットもある．

c. 画像診療時の看護の役割

患者の目的となる検査や治療が達成されるために画像診療時の看護の役割を3点にまとめて記す．1）検査や治療に対する不安や苦痛の軽減，2）正確な検査結果を得るための介助，3）検査や治療の二次的障害の防止．

1) 検査や治療に対する不安や苦痛の軽減

a) 検査や治療前説明の必要性と説明事項

何がなされるか，どのような苦痛を伴うかという未知なことに対する"予期的不安"を軽減するためは，検査や治療のイメージがある程度描けると効果がある．具体的には検査の方法や前準備，所要時間を説明するとよい（図11.3，11.4）．

その他に検査や治療の目的，日時，場所，大まかな検査や治療の流れ，苦痛の程度とそれがどのような方法で軽減されるか，検査や治療のための前処置の有無と方法，検査前後の禁忌事項，結果がでるまでの日数などを患者に説明するとよい．危険性の伴う場合は医師より検査や治療の必要性を十分説明された後に同意書への記入が必要である．

b) 不安への対応 "大丈夫ですよ""なんともありませんよ"というような安易な慰めよりも，検査や治療にたいしての不安に耳を傾ける．痛みに対しての具体的な対応方法があることなどの実現可能な範囲の情報提供をする．

検査前オリエンテーションの際に，検査中は呼べばいつでも看護職がそばに駆けつけサポートが得られるなどというような"保証"を伝えたりするとよい．検査中に患者が一人きりで孤独であると感じさせないような声かけをタイミングよく行うことは患者が安心を得られて不安への対応として有効である．

また検査が滞っている場合などで検査の順番を待っている間は，イライラせずにできるだけリラックスして待合場で座っていられるように声かけを多くしたり，検査前の緊張が募らないよう静かな音楽を流すなど環境にも配慮する．また救急検査や処置などで患者の付添いできた患者の家族への配慮も大切である．

c) 検査や治療の積極的参加への働きかけ

検査や治療に対する価値づけが高ければ高いほど，患者は積極的に検査や治療に取り組むので，その必要性や目的，意義を患者自身が受け入れられるよう働きかける．

また，検査中には身体が剥き出しになることへの戸惑いや羞恥心から検査に集中できない患者もいる．なるべく身体の露出を最小にする配慮が必要である．

いつまで検査が続くのかと気にならないよう終了までの時間をタイミングよく告げるなど，患者の身になって支援することも大切である．

身体的苦痛は精神的苦痛を増強させる．痛みのために治療体位を保てないときは鎮痛剤を利用するなどして，積極的に治療に取り込めるように働きかける．いろいろな検査が続くような場合は，患者の心理的，身体的な状態を観察し，禁食が続いたり，侵襲検査が続くような計画とならないよう，医師と相談して調整することも必要な場合がある．

d) 快適で安楽な姿勢の工夫 術衣やシーツを温めておき，患者の保温に努め冷たい感じのする検査室に暖かさを感じられるように迎え入れて安心させたり，検査手技上に支障のない程度で患者の安楽が保てるよう安楽枕を使用するなどで患者の苦痛を最小限にする．

2) 正確な検査結果を得るための介助

a) 患者の把握 患者の全体像を把握するためには意図的に情報収集するとよい．患者の情報についての観察項目には表11.5に示したものがある．

b) 前処置 検査前の準備が確実にされてい

表11.5　患者情報一覧

1. 基礎情報
    ① 個人情報（氏名，年齢，性別，ID番号，血液型）
    ② ADL状況（感覚器障害，運動障害，麻痺の有無）
    ③ 意識状態（コミュニケーション能力，知的レベル，理解力，性格）
2. 検査予定，必要性，意義，目的，内容，部位，所要時間，場所，機械，機材，物品，薬品，術者，体位，方法
3. 現病歴，病状，検査にとって禁忌となる疾患の有無，治療内容，服薬中の有無，過去の関連検査の結果
4. オリエンテーション，前処置の状態
5. 一般状態（体温，脈拍，呼吸，血圧，痛み，不快感，嘔気など）
6. 不安，恐怖の有無と程度を判断するための情報
    ① 生理的反応：心拍数や呼吸数の増加，血圧上昇，冷汗，顔面蒼白・紅潮，食欲減退・亢進，嘔気・嘔吐，下痢，便秘，頻尿，不眠，筋緊張，振戦
    ② 情緒的反応：苛立つ，落ち着かない，注意力や集中力の低下，短気，怒り，拒絶，泣く，攻撃，早口，大声，小声，無口，退行・支離滅裂・自暴自棄・抑圧的言動，不安を増強する話題（検査前処置，検査など）の回避
    ③ 検査とその関連状況に対する理解，認識の程度

ないと当日検査が中止になってしまったり，病変がわからなかったりするので，患者が処置を十分に理解して確実に行えるよう，各検査にあったパンフレットなどを利用しながら働きかける．パンフレットは患者の誰が見ても理解できるものでなくてはならない．しかし，注腸造影検査などの前処置などを行う際に，普段から便秘で排便コントロールに苦労する患者にはその人にあった下剤の投与方法を検討することが必要である．

c) 薬剤の有効活用　鎮痛剤や安定剤を利用して積極的に検査に取り組めるようにするだけでなく，検査中に使用される薬剤などの禁忌の有無を確認することも大切である．例えば，上部消化管造影検査時に使用する消化管蠕動運動抑制のための抗コリン剤などの副作用や禁忌疾患の把握や，また検査に伴う鎮痛剤の併用の際に拮抗してしまう薬剤などがあることなどは熟知しておくべきである．

d) チームワーク

- 放射線科内：検査や治療を施行する医師の手順に応じた適切な介助や連携はいうまでもないが，具体的な検査の内容，道具や画像機器の扱い方，撮影方法など検査にかかわるスタッフ全員が相互理解しチームとして活動することが検査の結果に大きく反映される．またスタッフ間の行動や言動が患者の心理状態に影響を及ぼすことを常に配慮するべきである．
- 病棟との連携：pre-medicationの内容を再確認し，投与時間，入室時間，検査開始時間を伝達する．また検査場所と入室方法（搬送方法），患者の大まかな状態（意識レベル・麻痺の有無と程度・酸素療法の有無など）を確認する．

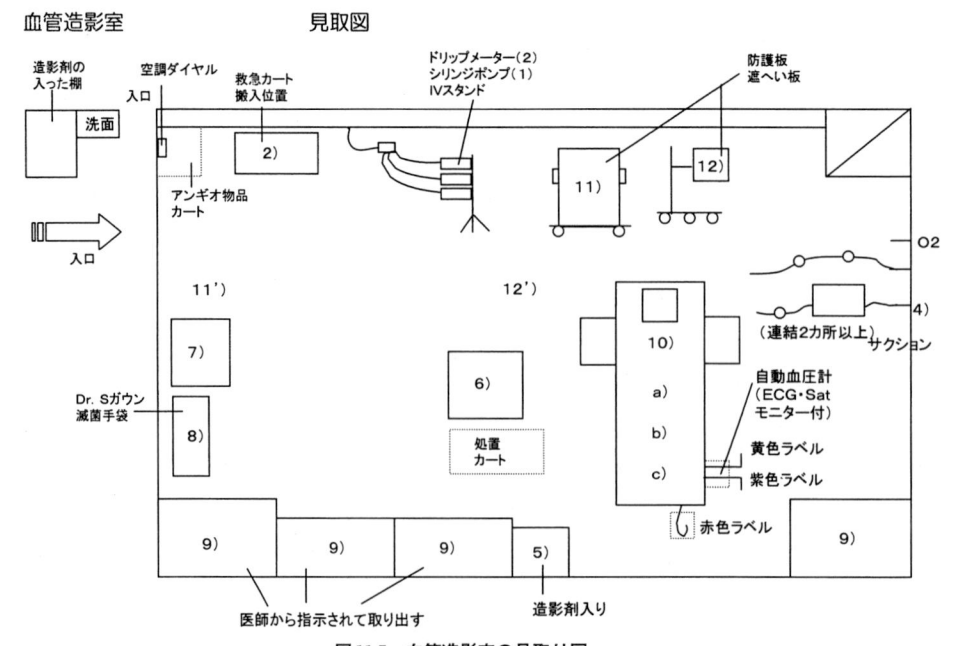

図11.5　血管造影室の見取り図

e）検査の準備

- 検査室の配置図（図11.5）：患者の状態変化に迅速に対応できるように検査室の環境整備が大切である．物品の種類と使用方法を考慮して検査の流れにあった配置が必要である．また検査室の物品の配置を把握し，表示しておくと夜間救急時に対応しやすい．
- 物品の準備：検査や治療の施行者の希望に応じた必要物品や適切な器材などを確認し準備しておく（図11.1参照）．
- 患者の準備：造影剤使用の検査については食事制限が正しく実行されているか，下剤処置がある検査についてはその処置後の状態などの確認を行う．例えば下部消化管造影検査を例にあげると便の残存は正確な診断ができないため，最終排便は水様性でほとんど色が残っていない状態であることを確認する．

撮影時の更衣の必要性は検査の種類や方法によって違うので，それぞれの検査にあわせて準備をする．

小児患者の場合は必要時眠らせて検査を行う．血管造影検査など比較的検査や処置の時間が長くかかる場合や，患者が頻尿であるなどの場合は，事前に患者の同意を得て尿カテーテルを挿入することもある．

3）検査や治療の二次的障害の防止

a）検査計画の調整

検査方法の特徴により検査順序が管理される．例えば，DIP検査ののち，同日に下部消化管造影検査を行う場合は，膀胱に溜まっている尿に造影剤が含まれているので，排尿させてから施行される．また腹部CT検査の前には消化管造影検査は同日に行わない．バリウムがアーチファクトの原因になるためである．しかし，どうしても同日に必要であればCT検査を行ってから消化管造影検査を行うように検査の順番を変更する，などの操作が必要になる．

b）合併症

造影剤による副作用対策（p.76），検査手技による合併症（p.77），麻酔剤による副障害，IVR時の被ばく（p.75）などに関しては検査のプロセスに則した二次障害の起こりうる時期を予測して検査や治療の介入をすることが大切である．

c）検査中の転落等の事故防止

麻痺や難聴などの障害がある患者や術後でドレーンが挿入されている患者，また疲労が募っている患者や高齢者は自力で検査が行えない場合がある．理解力に乏しい患者や小児は遠隔操作での検査指示に従えない．このような場合は検査の間，患者の傍に付添い介助する必要がある．

d）検査後の適切な指示

血管造影検査や脊髄腔造影などの造影検査後は安静や食事制限などの指示を守ること，そして合併症の出現の有無や全身状態の観察を行うことで二次的障害の予防が可能である．例えばバリウム検査時には，排便を促すことを期待して便秘予防の下剤とともに，500ml以上の水分摂取を促す．低浸透圧造影剤を使用した造影検査では，血漿との浸透圧差に起因して細胞外液が血管内へ移行することや利尿作用により，脱水は避けられない．そのため，検査後はもちろんのこと検査前から水分制限は行わず，急性腎不全を起こしやすい脱水症状を避けるために，必要な場合は十分な補液をすることもある．

e）患者とスタッフの感染予防

CT検査室などでの検査台を介しての患者と患者の接触感染を防ぐために，患者一人一人の汚染防護用にシーツを使用することは有効である．また感染症患者は検査室の入室を最後にするなど検査呼び出しの順番を考慮し，極力接触する機会を少なくする配慮が必要である．

術操作や術野からの傷感染を予防するため，物品を準備する段階から滅菌操作を確実に行う．血管造影検査時に行われていた剃毛の前処置はその行為事態が感染傷となる危険性があるため現在では行わず，必要時に除毛処置を行う施設が増えている．

感染の確定診断がされていない患者の検査介助の際は，感染症患者として取り扱う．例えば，結核疑いの患者のCT検査やTBLBなどでは結核患者と同様の準備と処理を行い，介助中には結核用マスクの着用を厳守する．

物品の片付け時に誤って針差し事故などが発生しないよう針などの取り扱いに十分注意する．

〔黒田正子〕

文　献

1) 黒田正子：放射線検査・治療とナースの役割．看護学雑誌，**63**(3)：222-229，1999．
2) 畑　雄一：MRIの安全性―体内埋め込み装置あるいは金属について―．日磁医誌，**19**(5)：303-308，1999．
3) 多田信平：ヨード造影剤の血管外漏出―対策と考察―．日医報，**42**(1)：83-87，1997．
4) Ulrich Speck/山口昂一翻訳監修：X線造影剤．p.54，メディカルレビュー社，1994．
5) 久保田恒：患者とのトラブル対応マニュアルの必要性．INNERVISION，**14**(5)：24-29，1999．

12 放射線治療の基礎

 がん治療における放射線治療の原則は，できるだけ高線量を病巣に集中し，かつ周辺の正常組織の損傷をできるだけ少なくすることにより，形態機能を温存した状態で治癒を目指すことである．放射線の使い方や注意事項をおろそかにすると，期待どおりの結果が得られなくなるので，がん患者には日頃から適切な助言を与えて不測の副作用が出現しないようにすることが大事である．その点，日頃から患者に接する機会の多い看護職の果たす役割は大きい．

a. 局所治療の意義

 わが国のがんの年間罹患数は約50万人，年間死亡者数は約29万人で，この数はさらに増加傾向にある（表12.1）．近年，各種診断機器の進歩によりがんの早期診断が可能になったことから，多くのがんが局所療法だけでも全身的治癒を狙えるようになった．最初の治療で原発巣の制御に失敗すると，その後遠隔転移の危険性は著しく高くなるが，初診時病気がまだ局所に留まっている割合は65～72％で，そのうちの50～70％は局所制御が得られているという[1,2]．一般に，がん死亡率は約50％であるが，死亡の約1/3は局所再発によるもので，局所療法の代表である放射線治療への期待は大きい．放射線治療においては，放射線のエネルギーが高くなるに伴って局所制御率は向上し，それが生存率にも好影響を与えてくれる[3]．これは高エネルギー装置により線量集中性が改善されたことが，生存率向上につながったためで，同時に副作用，特に腸障害も減少するからである．

b. 放射線治療の生物学
1) 放射線治療の作用機序

 放射線治療の原理は，細胞核の中にある染色体，つまり遺伝子を構成するDNAの長い二重鎖の一方あるいは両方を切断することにより，細胞分裂を阻害し死滅させることである（分裂死）．これらDNA損傷はすべてが致死的というわけではない．一部は比較的短い時間のうちに酵素を介して元通りに修復されるので，細胞死は修復されずに残ったDNA損傷（主にDNA鎖の両側切断）によって起こる．回復の起こり方は細胞の種類や状態

表12.1 がん患者数，罹患率，死亡率
（1999年の統計）

- 年間死亡総数（1999年）：98万2020人
  - ーこのうちがん死亡率：29万473人（29.6％）
    - 1981年以来，がんが死因の第1位
    - 1935年（4.3％），1955年（11.2％），1965年（15.2％）
- がん患者の年間罹患数：約50万人
- がん死亡順位
  - 男性：①肺がん ②胃がん ③肝がん ④大腸がん ⑤リンパ腫・白血病 ⑥膵がん ⑦前立腺がん
  - 女性：①胃がん ②大腸がん ③肺がん ④肝がん ⑤乳がん ⑥子宮がん

表12.2 主な疾患の治療線量

線量	腫瘍	線量	腫瘍
30～40	精上皮腫 ウィルムス腫瘍 神経芽細胞腫	60～65	喉頭がん（早期） 乳がん 皮膚がん（扁平上皮がん）
40～50	ホジキン病・リンパ肉腫 精上皮腫 皮膚がん （基底細胞がん，扁平上皮がん）	65～75	食道がん 上・中・下咽頭がん 膀胱がん 子宮頸がん 子宮体がん 肺がん 乳がん（進行がん） 頭頸部がん（進行がん）
50～60	転移性リンパ節 胎児性がん 乳がん（術後） 卵巣がん 髄芽細胞腫 網膜芽細胞腫 ユーイング肉腫	≧75	グリオーム 骨肉腫 メラノーマ 軟部組織腫瘍 甲状腺がん

線量の単位はGy．

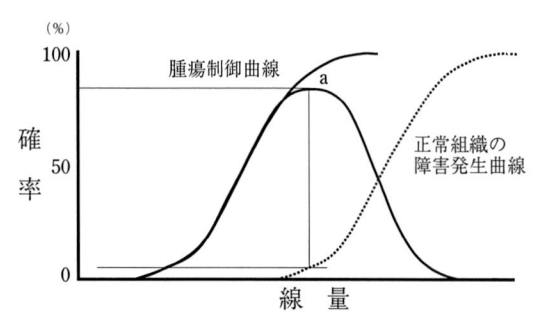

図12.1 最適線量の求め方
線量増加とともに腫瘍の制御率は増大するが，同時に正常組織障害の確率も増加する．したがって，両者の差が最大になる線量(a)を選べば，正常組織障害をほどほどにおさえた状態で高い治癒率が得られる．

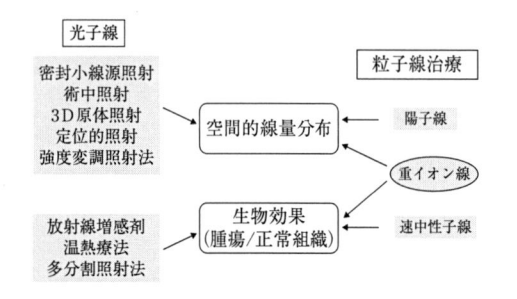

図12.2
放射線治療法は大きく分けて，空間的線量分布の改善を狙った方法と，正常組織に比して腫瘍に対する相対的生物効果の向上を狙った方法，および両者を兼ね備えた方法の3つに分けられる．

によって異なり，これが放射線感受性に関連している（表12.2）．

2) 組織の耐容線量と放射線感受性

正常組織の耐容線量には，がんの治療効果を最大にし，それに伴う障害を最小限に止めるという観点から，回復不能な障害が発生する可能性が1～5％見込まれている．がんは放置すれば100％致命的であるので，がん患者の救命にはこの程度の危険率はやむをえないものであり，障害の発生率を0に押さえようとすると患者の治癒率の低下を覚悟しなければならない．したがって，良好な治療成績が得られる治療法とは，がんの治癒率と正常組織の障害発生率との差が大きいもの，すなわち両者の放射線感受性の差が大きいものである（図12.1）．正常組織よりもがん細胞に大きな障害を与えるため，種々の治療法が試みられている（図12.2）．

3) 分割照射の理論的根拠

腫瘍細胞を効率よく死滅させるためには，一定期間に一定量の放射線を一定の回数で照射する分割照射が行われる．これは正常組織に対する損傷をできるだけ軽くし，かつ腫瘍組織に対する損傷をできるだけ多くしようという試みで，以下の4つの生物学的因子が関与する（4つのR）[4]．

① 回復（repair）：DNA鎖の一部のみ損傷を受けたものでは回復現象が認められる．したがって，放射線を何回かに分けて照射することにより，正常組織の回復が見込めることになる．

② 低酸素細胞の再酸素化（reoxygenation）：腫瘍の中には放射線感受性の低い低酸素状態の腫瘍細胞が含まれている．これにある線量以上を照射すると酸素に富む細胞に変わり，この再酸素化を来した腫瘍は放射線が効きやすくなる．

③ 照射後の腫瘍細胞の同調（redistribution）：細胞の放射線感受性は，細胞が細胞周期のどの時期にあるかによって異なる．照射によって感受性の高い時期に位置している細胞が最も多く失われるため，部分的な同調が起こる．分割して照射すると，細胞が感受性の高い時期にあるときに照射されるチャンスが増えることになるので，感受性の低い時期にあるがん細胞でも放射線で死滅する確率が高くなる．

④ 組織の再生（repopulation）：放射線の治療期間は長くなると正常組織の再生に有利であるが，逆にその間に腫瘍は再増殖しやすくなる．最近，時間因子の重要性が認識され短期照射法が試みられるようになっているが，これは治療期間を短くすることにより腫瘍の再生を少なくしようという試みである．

c. 放射線の分類

放射線とは通過中に物質を電気的に励起あるいはイオン化させる能力のある電離放射線のことをいい，電磁波と粒子線の2つに分けられる．電磁波とは一般のがん治療に用いられている光子線（X線，γ線）のことで，粒子線とは原子を構成する粒子（電子，陽子，中性子など）がいろいろな速度で飛んでくるものをいう（図12.3）．重粒子線の中でも中性子線は，深部率曲線は光子線並みであるが，その飛跡に添って密度の高いイオン対が

生成されるため生物効果は光子線より高い[5]．一方，重イオン線も飛跡に添って多くのイオン対をつくるため生物効果は高く，かつそのイオン対の密度は深部で粒子が止まる寸前で最大になるため，高線量域（ブラッグピーク）を形成する（図12.4）．このピークの幅や深さを調整することにより，病巣の選択的治療が可能になる．一方，陽子線は重イオン線と同様，体内でブラッグピークを形成するが，その生物効果は光子線とほぼ同じである（図12.5）．

d. 放射線治療装置と照射法

治療装置としてはX線・電子線治療用のライナックが主流で，一部ベータトロンやマイクロトロンが用いられている．表12.3に日本の現状を示した[6]．

1) ライナック（直線加速器）

放射線治療装置として世界で最も普及している．1929年ウインデリーにより開発され，1952年世界初の医療用ライナックが英国のハマー・スミス病院に設置された．わが国に導入されたのは1963年であるが，その2年後には国産のものもつくられるようになった（図12.6）．ライナックは電子線，X線ともに出力が大きく，焦点を小さく

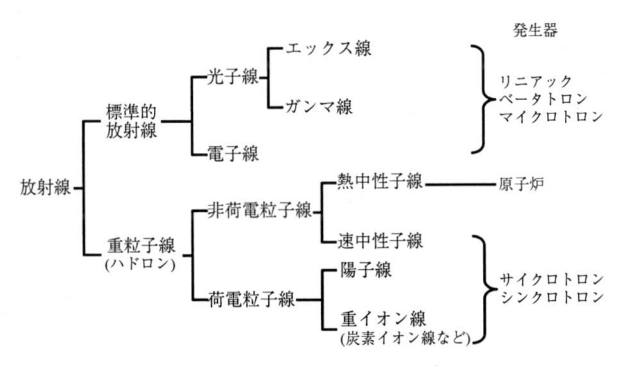

図12.3 放射線治療に用いられている放射線は，一般のがん治療に用いられている標準的放射線と，重粒子線（ハドロンとも呼ばれる）に分類される．

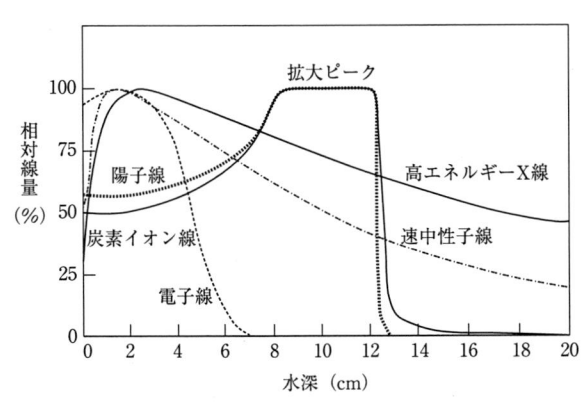

図12.4 各種放射線の深部率曲線
光子線（X線，γ線）や速中性子線は物質内で指数関数的に減弱し，イオン線（陽子線，重イオン線）は一定深度で高線量域（ブラッグピーク）を形成する．

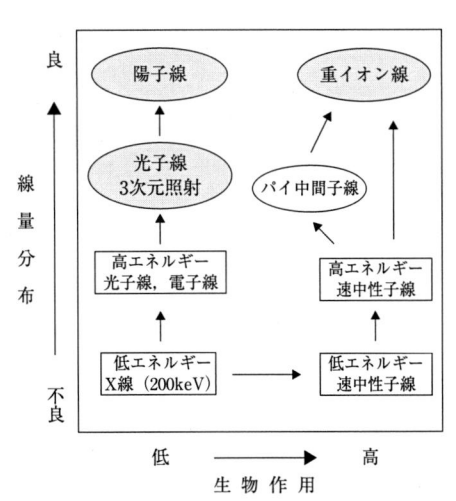

図12.5 各種放射線の生物効果と線量分布特性を相対的に比較したイメージ図
光子線3次元照射法および陽子線治療は病巣への選択的照射が可能な線量分布を有し，また重イオン線は良好な線量分布に加えて生物効果が高いという特徴がある．

できるという利点がある．

2) テレコバルト装置

^{60}Coを用いたγ線治療装置で，1951年カナダで1000Ciの^{60}Coが製作されて，テレコバルト時代を迎えるようになった．わが国では1953年に172Ciの遠隔照射用^{60}Coが輸入され，7施設に設置された．機械的に信頼性の高い装置で，特に電力事情のよくない開発途上国ではなくてはならない装置になっている．ちなみに，世界のコバルト装置の台数は，1958年に約200台だったものが，1973年には1100台以上に増加していた．

表12.3 わが国の放射線治療装置数

	台数		施設数
リニアックなど[*1]	742	(641)	
リニアック	709	(608)	645[*2]
マイクロトロン	26	(22)	
ベータトロン	6	(11)	
シンクロトロン	1	(−)	
コバルト遠隔治療装置[*1]	284	(258)	
3.7TBq未満	30	(20)	
3.7TBq以上	254	(238)	
小線源治療装置[*2]	187		158
ラルストロン	109		
mHDRシステム	57		
VariSource	6		
ブフラー	15		
ガンマナイフ[*3]	34	(14)	34
サイバーナイフ	8		
ハイパーサーミア装置[*4]	291	(282)	224
放射線治療計画システム[*2]	859		491

( ) は平成8年 (1996) の統計.
[*1]: 放射線利用統計 科学技術庁原子力安全局（監修），日本アイソトープ協会，2000 (2000.3)
[*2]: 月刊新医療データブック・シリーズ「医療機器システム白書2000」，pp193-194，小線源治療装置設置医療機関名簿 (1999.12)
[*3]: 日本ガンマナイフサポート協会，日本国内ガンマナイフ医療機関 (2001.5)
[*4]: 厚生労働省統計調査 平成11年度 (1999)，医療施設（静態・動態）調査・病院報告の概況，2001 (1999.10)

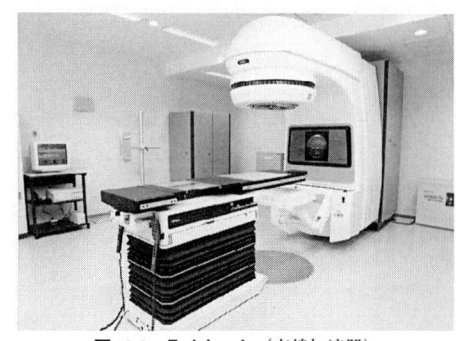

図12.6 ライナック（直線加速器）

3) マイクロトロン

1960年代に開発された電子加速器で，電子エネルギーの広がりが小さいので質のよい電子線を取り出すことができる．電子ビームは発散が少ないので輸送が簡単であるため，本体1台に対して複数の照射室（照射ガントリー）を設けることが可能である．

4) ベータトロン（誘導加速器）

特徴は，小型でありながら高いエネルギーまで電子を加速することができることである．術中照射に用いられることが多かったが，最近はライナックにとって代わられ，ベータトロンの需要は急速に落ちている．

5) 定位多軌道照射装置

a) ガンマナイフ 1968年スウェーデンのLeksellらにより開発された装置で，201個のコバルト線源をヘルメット状の金属ヘッドに配置した照射装置である．個々のコバルト線源から放出されるγ線がヘルメット内の小孔を通過して小さな病巣に集中されるように設計されている．適応疾患は，脳動静脈奇形や聴神経鞘腫などの脳内の小さな良性病変である．脳動静脈奇形の治療では，徐々に脳循環の状態を変化させるため，外科療法や塞栓療法等に比べて危険性は少なく，90％以上の有効率が認められている．

b) ライナックによる定位的放射線治療 ライナックを用いて定位的に回転照射を行う方法で，装置としては専用のリニアナイフもある．ガンマナイフが主に頭蓋内病巣に対して行われるのに対して，リニアナイフではガントリーの回転と治療ベッドの回転を組み合わせることにより，体幹部の小病巣に対して集中治療を行うことも可能である．本法は1980年代に欧米で始まり，わが国では1990年代になって普及し，良性疾患だけではなく悪性腫瘍にも適用されている．

c) サイバーナイフ 1994年米国のアドラーにより開発された装置である．約130kgのX線発生装置を6軸の関節を有するロボットで動かすことにより，任意方向のX線照射が可能で，複雑な形をした病変に対してもほぼ均一な分布をつくることができる．患者の位置を確認する装置がついているため，特殊な固定具は不必要である．現在，米国で5台，日本では8台以上が稼働している．

6) 温熱療法

温熱療法とはがん細胞が正常組織に比べ，熱に弱いという性質を利用した治療法である．本格的な研究が始まったのは1960年代になってからで，すでに40年以上の歴史がある．がんに対する効果は41℃以上で得られるが，42.5℃以上で特に強くなる．温熱療法は単独で用いられるほかに，放射線や抗がん剤の効果を高めることを目的に併用されることが多い．局所温熱療法の適応疾患は脳，食道，乳房，大腸，膀胱，軟部組織腫瘍などである．

e. 治療計画法

線量計算へのコンピューター利用は1960年代頃から始まったが，1970年代半ばからはCT画像も利用されるようになった．1980年代になると画像診断技術が本格的に取り入れられるようになり，三次元治療計画法が普及するようになった．また，CT装置と線量計算装置を結合したCTシミュレーターも日本で開発され，普及している（図12.7）．最近は，定位放射線照射や強度変調照射法（IMRT）が開発されるに至り，治療計画のシステム化に向けて技術革新が一段と進んでいる．

f. 放射線治療に伴う有害反応（副作用）

放射線治療に伴う有害反応の分類法として，RTOG/EORTC（表12.4），あるいはNCI/CTCの分類が一般的である．

1) 全身症状（放射線宿酔）

人体の一部または全身に放射線の照射を受けると，食欲不振，頭痛，胃部不快感，吐き気，嘔吐，まれに発熱などの症状を呈することがある．これらの症状を称して放射線宿酔（radiation sickness）というが，治療開始後数日でおさまることが多い．

2) 骨 髄

骨髄細胞の中でも最も放射線感受性の高い細胞はリンパ球で，次いで赤血球系，顆粒球系，血小板系の各根幹細胞である．末梢血中では，リンパ球，白血球の減少が早期からみられ，次いで血小板の減少が現れる．赤血球系の根幹細胞は放射線感受性が高いが，産生された赤血球の寿命は120日と長いため，変化は遅く緩やかに現れる．

3) 生殖腺

精巣や卵巣の放射線感受性は骨髄と同様に高い．子宮がんや卵巣がんなどで骨盤照射の場合は不妊の問題が生じるが，骨盤以外の照射の場合は不妊を生じないことが多い．治療後の妊娠の可能性については個々の症例において検討する必要がある．

4) 水晶体

放射線による白内障の潜伏期間は線量に反比例するが，時に数年から十数年経ってから出現することもある．白内障は手術で治療可能なことも多いので，頭頸部腫瘍の治療においては，時に副作用の回避よりも腫瘍制御を優先させることもある．

5) 口腔粘膜

一般に，放射線粘膜炎は照射開始後2～3週に出現するが，4～5週目には口腔粘膜細胞の再生によって回復が起こり上皮が再生する．粘膜炎が強くなると患者は摂食困難に陥り，時に経鼻的栄養，あるいは経静脈栄養が必要となる．治療としては，うがいなどにより口腔内を常に清潔に保つことが必要である．

6) 皮 膚

① 第一度皮膚炎（紅斑）：照射開始の2～3週間後，脱毛あるいは紅斑が生じる．この時期の治療は何もしないか，軟膏を塗布するだけで十分である．

② 第二度皮膚炎（乾性皮膚炎）：治療開始後3～4週間すると，基底細胞の減少によって皮膚上層部の細胞や角質層が減少または脱落する．治

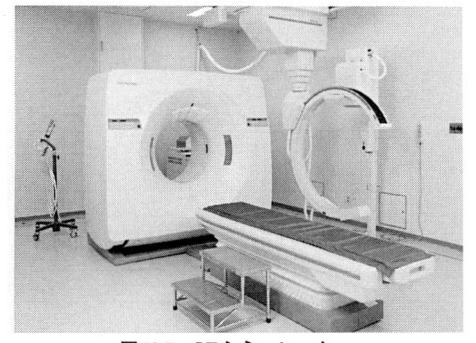

図12.7 CTシミュレーター
CT装置とX線シミュレータを一体化した位置決め装置で，わが国で開発された．

表 12.4 RTOG/EORTC遅発性放射線反応評価基準 (late radiation morbidity scoring scheme)

毒性	Grade				
	0	1	2	3	4
膀胱	治療前から不変	軽度の上皮萎縮/軽度の毛細血管拡張（顕鏡的血尿あり）	中等度の頻尿/全体的な毛細血管拡張/間欠的な肉眼的血尿	重症の頻尿と排尿障害/高度の全体的な毛細血管拡張（しばしば点状出血を伴う）；頻繁な血尿；膀胱容積減少（<150cc）	壊死/膀胱萎縮（容積<100cc）重度の出血性膀胱炎
脳	治療前から不変	軽度の頭痛；軽度の傾眠傾向	中等度の頭痛；高度の傾眠傾向	重度の頭痛；重症のCNS機能障害（部分的な脱力または運動障害）	痙攣または麻痺昏睡
食道	治療前から不変	軽度の線維症；固形物の嚥下が軽度困難；嚥下時痛なし	固形物を正常に飲み込めない；半固形物は飲み込める；拡張術の適応がある	重度の線維症；液体しか飲み込めない；嚥下時の疼痛があってもよい；拡張術を要する	壊死/穿孔；瘻
喉頭	治療前から不変	嗄声；軽度の披裂浮腫	中等度の披裂浮腫；披裂軟骨炎	重症の浮腫；重症の披裂軟骨炎	壊死
肝	治療前から不変	軽度の衰弱；悪心；消化不良；軽度の肝機能異常	中等度の症状あり；中等度の肝機能異常；血清アルブミンは正常	活動不能を招く肝不全；著明な肝機能異常；血清アルブミン低下；浮腫または腹水	肝壊死/肝性昏睡または脳症
肺	治療前から不変	症状がない, または軽度の症状あり（乾性咳）軽度のX線異常所見	中等度の症状（重症の咳）のある肺線維症または肺臓炎；軽度の発熱；斑状のX線異常所見	重度の症状のある肺線維症または肺臓炎高濃度のX線異常所見	重症の呼吸不全/持続的酸素吸入/補助換気
粘膜	治療前から不変	軽度の萎縮および乾燥	中等症の萎縮および毛細血管拡張；粘液の減少	完全な乾燥を伴う著明な萎縮；高度の毛細血管拡張	潰瘍
唾液腺	治療前から不変	軽度の口内乾燥；刺激に対する反応は良好	中等症の口内乾燥；刺激に対する反応不良	口内の完全な乾燥；刺激に反応しない	線維症
皮膚	治療前から不変	軽度の萎縮；色素変化；一部脱毛	斑状萎縮中等度の毛細血管拡張完全脱毛	著明な萎縮；著明な毛細血管拡張	潰瘍
小腸/大腸	治療前から不変	軽症の下痢；軽度の差し込み；排便回数1日5回；わずかな直腸分泌物または出血あり	中等症の下痢および仙痛排便回数が>5回/日；多量の直腸粘液または間欠的な出血	閉塞または出血手術を要する	壊死/穿孔, 瘻孔形成
脊髄	治療前から不変	軽症のレールミッテ症候群	重症のレールミッテ症候群	脊髄レベルまたはそれより末梢レベルでの治療における他覚的な神経学的所見	単麻痺, 対麻痺四肢麻痺
皮下組織	治療前から不変	軽度の硬結（線維化）および皮下脂肪消失	中等度の線維化だが症状なし；直線的測定で<10％の短縮を伴う照射部位の軽度の拘縮	重度の硬結と皮下組織の喪失；直線の測定で>10％の短縮を伴う照射部位の拘縮	壊死
眼	治療前から不変	症状がない白内障；軽症の角膜潰瘍または角膜炎	症状がある白内障；中等度の角膜潰瘍；軽症の網膜症または緑内障	重症の角膜炎；重症の網膜症または網膜剥離；重症の緑内障	全眼球炎；盲目

CTC日本語訳JCOG版version2.0（1999年4月1日作成）より一部削除・改変.

療としては軟膏療法で十分である．

③ 第三度皮膚炎（湿性皮膚炎）：真皮が露出した状態で，治療開始後5～6週で現れる．この時期で治療を終了すれば数週で元通りの皮膚が再生される．回復後には皮膚の萎縮，色素沈着または脱色，毛細血管の拡張または皮下硬結などが残る．放射線治療においては，第三度皮膚炎の程度で留めおくことが望ましい．

④ 第四度皮膚炎（皮膚潰瘍）：皮膚の耐容線量以上の照射による障害で，真皮の血管障害が発生し回復不能な潰瘍や壊死が生じる．治療は主に感染予防で，時に皮膚移植を行う．

7) 肺

照射中には画像所見あるいは自覚症状はないが，治療後数週間で自覚症状が発生し，X線写真上陰影が発生する．治療終了後半年から1年で放射線肺線維症が発生し，呼吸機能の低下を招くことがある．感染予防が最も重要な治療法である．

8) 腎臓

腎臓は比較的放射線感受性が高い．腎臓への照射が耐容線量を超えると腎炎を引き起こし，腎機能が低下し，高血圧が生じる．

9) 肝臓

比較的放射線感受性が高い．一部が照射される場合にはあまり問題はないが，照射範囲が広くなると肝機能の低下を引き起こす．

10) 胃腸管

症状は下痢や腹痛，高度になると出血を引き起こす．回復不能な場合は，腸管の狭窄，穿孔が起こり，致命的な場合がある．直腸は他の消化管よりは耐容線量が高い．

11) 脳脊髄

比較的放射線感受性が低いが，いったん引き起こすと回復不能で，致命的である．特に脊髄の照射は，運動知覚麻痺，膀胱，直腸障害につながるため十分に気をつける必要がある．

12) 膀胱

一部が照射される場合にはあまり問題が生じないことが多いが，膀胱全体が照射されると耐容量は減少し，膀胱萎縮あるいは出血の原因となる．

g. 主な疾患の治療法と看護

1) 頭頸部がん

① 口腔がん：半数は舌がんで，残りの半数を上歯肉，下歯肉がんが占め，そのまた半数ずつを口腔底がん，頬粘膜がんである．舌がんは小線源治療が有効な疾患である．

② 上顎がん：最近は上顎洞原発がんの減少に伴い，篩骨洞や蝶形骨洞原発のがんが相対的に増えてきている．治療方法は機能と形態を保存する意味から，手術，放射線，化学療法を加えた治療法が一般的である．

③ 上咽頭がん：東南アジアを中心とする地域の中国系の人々に多く認められるが，日本では比較的まれである．治療法は手術が非常に難しい場所であり，もっぱら放射線治療が行われる．

④ 中咽頭がん：上咽頭がんとともに手術が難しい場合が多く，主に外照射が用いられる．

⑤ 下咽頭がん：大部分は頸部リンパ節転移を伴うことが多いため，予後はきわめて不良である．治療方法は隆起型の早期がんでは放射線治療単独，それ以外の早期がんや進行症例では手術と術後照射が用いられる．

⑥ 喉頭がん：声門がん，声門上部がん，声門下部がんに分けられる．放射線治療により発声機能温存が可能で，進行がんの場合でもまず放射線治療を試み，反応の低いもの，あるいはまったく効かないものに関して手術を行うという2段階療法が行われる．

2) 肺がん

① 小細胞がん：進展が早く血行性転移を起こしやすいため，化学療法と放射線治療の併用が標準的である．

② 腺がん：増殖旺盛で早くから血行性転移や胸腔内転移を発生する傾向が強い．早期がんは根治照射の適応となる．

③ 扁平上皮がん：気管上皮に発生し，気管支壁に沿って浸潤，順次リンパ行性転移をきたす．昔から放射線治療が行われているが，局所制御率は十分でない．最近は高齢者の早期がんが多く，手術困難なものに対して放射線治療の需要が高まっている．進行がんには放射化学療法が行われる．

3) 食道がん

予後良好なものは，腫瘍長径が5cm以下，浸潤の程度が浅いこと，リンパ節転移のないこと，女性であること，腫瘍占拠部位が頸部食道であること，全治療期間が7週間以内であること，などである．進行がんに対しては放射化学療法が有効で，生存率の向上が有意に示されている．食道がんのうち比較的早期のものは小線源治療が外照射後のブースト照射として行われる．放射線による食道炎に対しては，粘膜保護剤などを適時使用する．

4) 乳がん

進行乳がんでは，乳房切除後に胸壁や頸部に照射し，抗がん剤も併用する．早期がんに対する乳房温存療法としては，乳房部分切除後に外部照射を行う方法が勧められる．乳房温存療法の適用の条件は，①腫瘍の大きさが3cm以下，②広範な乳管内進展を示す所見のないもの，③多発病巣のないもの，④重篤な合併症を有しないもの，⑤放射線照射既往のないもの，⑥インフォームドコンセントが得られることなどである．

5) 子宮頸がん

放射線治療で比較的よく治るがんであるが，これは腔内照射によるところが大きい．本疾患に対する放射線治療の歴史は古く，手術療法とほぼ同等の成績が得られている．わが国では治療法として，1～2期は手術療法，3～4期は放射線療法が選ばれることが多いが，欧米ではほぼ全病期が放射線治療の適応となっている．

6) 前立腺がん

前立腺がんはわが国でも確実に増加している．死亡数は1995年に5399人であるが，最近5年間では1.56倍に急増している．治療法として長い間手術が第一選択とされてきていたが，副作用として失禁やインポテンツなどがあげられる．放射線治療はこれらの頻度を下げる効果が期待できるが，最大の副作用は消化管および尿道に対する反応である．前立腺がんに対する放射線治療は，歴史的に外部照射が行われてきているが，最近は三次元原体照射，特に強度変調照射法（IMRT）が注目されている．小線源治療は早期前立腺がん症例に対して有効な治療法として90年代以降急速に増加している．線量分布が優れている粒子線治療も障害発生減少に威力を発揮している．

7) 悪性リンパ腫

① ホジキン病：ホジキン病の1期，2期は放射線治療のみで根治させることが可能である．照射野はマントルおよび大動脈領域の照射である．進行がんに対する治療法は化学療法が主体となるが，主腫瘍に対する局所照射を併用することが有効である．診断方法として試験開腹術が試行されてきたが，最近は試験開腹術の有無で生存率に差がないこと，さらにこの方法が必ずしも安全でないことなどから徐々に試行されなくなる傾向にある．

② 非ホジキンリンパ腫：非ホジキンリンパ腫の中で最も多いのはびまん性大細胞型リンパ腫であるが，放射線治療単独では照射野外からの再発が多いことから，化学療法の併用が必要である．1期，2期では原則として2～4サイクルの化学療法後に放射線治療が行われる．進行期では化学療法を主体とし，放射線治療は補助的に使われる．

8) 骨・軟部腫瘍

骨，軟骨，筋や神経などの非上皮組織に発生する悪性腫瘍は肉腫と呼ばれる．最近，強力な抗がん剤治療の導入により，骨肉腫などの治療成績は著しく向上している．一般に，放射線が効きにくい腫瘍が多いため，放射線治療の適応となることが少ないが，重粒子線（炭素線）により良好な成績が得られている（図12.8）．

9) 小児腫瘍

わが国における小児腫瘍の頻度は，白血病，神経芽腫，中枢神経腫瘍，リンパ腫，ウィルムス腫瘍の順になっている．放射線治療や化学療法が著効を示す腫瘍が多い反面，正常組織障害が重篤な障害に結びつきやすい．特に遅発性有害反応として骨や軟部組織に対する影響，知的発達，性腺機能，あるいは二次がんの発生などの問題を考慮に入れなければならない．

10) 転移に対する治療

① 骨転移に対する治療：放射線治療による疼痛緩和効果は80～90％と高い．線量は8Gy/1回，3Gy×10回，あるいは2Gy×25回照射が行われる．単発で長期生存例は40Gyを20回で照射する方法が推奨される．一般的に乳がんや前立腺がんからの転移が肺がんからの転移よりも疼痛緩和効果が

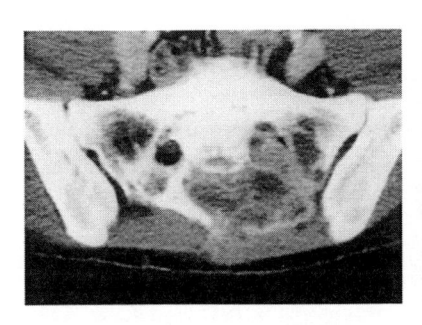

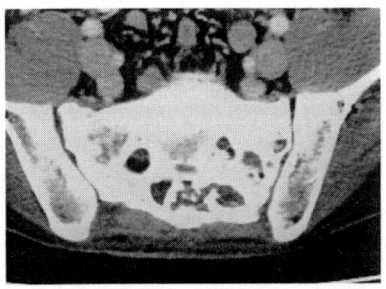

図12.8 炭素線治療が行われた骨肉腫の一例
仙骨原発腫瘍（左図）は，治療後著明に縮小し，中に石灰化も出現している（右図）.

高い．骨転移症例の約5％程度に脊髄圧迫症状が起こり，脊髄麻痺が完成すると2～3日で不可逆となることが多いので，脊髄圧迫症状は緊急照射の適用である．

② 脳転移の治療：定位的放射線照射技術の普及で放射線治療の意義が高まっている．全脳照射は現在多くの施設で30Gy/10回照射が用いられている．定位的照射法の適用となるのは原則として，単発性～3個以内の脳転移で，腫瘍の最大径3～4cm以内のものである． 〔辻井博彦〕

文　献

1) S.A. Leibel, C.C. Ling, G.J. Kutcher, *et al.*：The biological basis for conformal three-dimensional radiation therapy. *Int. J. Radiat. Oncol. Biol. Phys.*, **21**：805-811, 1991.
2) J.T. Parsons, P.J. McCarty, P.V. Rao, *et al.*：On the definition of local control. *Int. J. Radiat. Oncol. Biol. Phys.*, **18**：705-706, 1990.
3) R.C.Urtasun：Does improved depth dose characteristics and treatment planning correlate with a gain in therapeutic results? *Int. J. Radiat. Oncol. Biol. Phys.*, **22**：235-239, 1991.
4) Eric J. Hall：Radiobiology for the radiologist. In：放射線科医のための放射線生物学（浦野宗保訳），篠原出版，1980.
5) 辻井博彦，森田皓三：重イオン・陽子線治療．臨床腫瘍学（日本臨床腫瘍研究会編，：有吉　寛ほか編集），pp811-826, 癌と化学療法社，1999.
6) バルデマール・シャーフ：医生物学用加速器総論（遠藤有聲訳），医療科学社，1998.

13 密封小線源治療での看護

はじめに：密封小線源による治療の基礎知識

密封小線源治療とは，文字どおり密封された小さな線源を使ったがん治療である．これを子宮腔内や食道などの体腔に挿入して照射する腔内照射と，舌がんなどのようにがん組織に直接刺入する組織内照射とに分ける（なお，本章ではcancerを"がん"，carcinomaを"癌"と表記している）．

さらに，がんにゆっくり長い時間をかけて照射する低線量率と，短時間で照射する高線量率照射に分ける（その中間の中線量率照射もあるが，使われることは少ない）．それぞれの治療にかかる時間は表13.1のとおりである．

また，それぞれに使われる線源の種類を表13.2，図13.1にしめす．

密封小線源治療の対象となるのは，主に，口腔癌，食道癌，肺癌，婦人科癌（子宮，膣，外陰），その他の骨盤内癌，乳癌などである．

がん治療全体からみれば施行頻度は高いものではなく特殊治療であるが，治療手技，対象臓器，使われる線源などが多岐にわたるために，その看護の内容も手技別，臓器別に多岐にわたる．

しかしながら，ひとつの施設において使われる手技，線源はいくつかに制限されるために看護計画は立てやすい．

密封小線源治療の看護要点を表13.3にまとめた．具体的な内容は次の2点である．

表13.1 小線源治療における線量率

線量率	照射時間
低線量率 low-dose rate (LDR) ～2Gy/時	数日間
中線量率 medium-dose rate (MDR) 2～12Gy/時	数時間
高線量率 high-dose rate (HDR) 12Gy～/時	数分間

表13.2 密封放射線治療に使われる小線源の種類

核種	名称	放射線の種類	半減期	平均エネルギー (MeV)
^{60}Co	コバルト	γ線	5.27年	1.25
^{226}Ra	ラジウム	γ線	1600年	0.78
^{137}Cs	セシウム	γ線	30.2年	0.66
^{198}Au	ゴールド	γ線	2.7日	0.41
^{192}Ir	イリジウム	γ線	74.2日	0.38
^{125}I	ヨード	γ線	60.2日	0.035
^{103}Pd	パラジウム	X線	17日	0.021

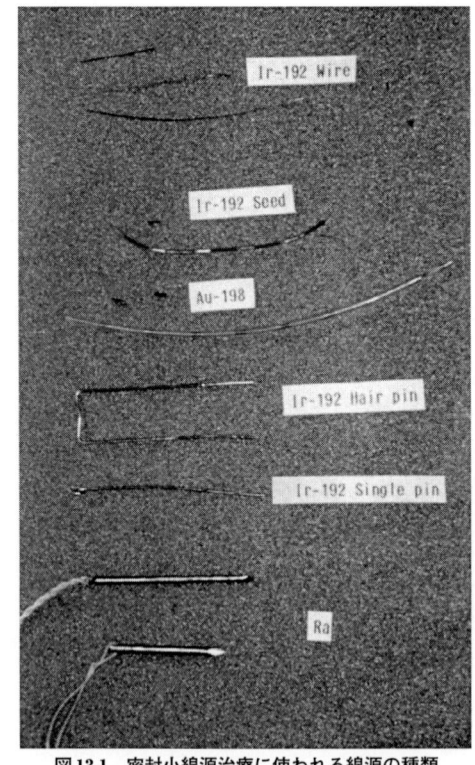

図13.1 密封小線源治療に使われる線源の種類

表13.3 密封小線源治療における看護の要点

- 治療の種類と内容の把握
- オリエンテーションの重要性
  患者の自己管理能力の向上
- 非言語的コミュニケーションの確立
- 看護職自身の被ばく対策
  時間・距離・防護
- 線源管理の意識

① 特殊な治療を受ける患者のための精神的，身体的看護
② 医療人として自らの被ばく線量を最小限に押さえるための実践

まず必要なことは，患者に施される密封小線源治療の内容の把握である．一般に密封小線源治療は患者にとってはその内容をイメージしにくいもので，恐怖を引き起こすこともあり，何がどのように行われるのかを看護職が自ら知らねばならない．密封小線源治療の内容とポイントをまず紹介する．

a. 密封小線源治療の実施の実際

1）高線量率腔内照射

子宮頸がんに行われる標準的な治療である．一定の外照射（多くは30Gy）ののち1本の子宮腔内線源（タンデム）と2本の膣線源（オボイド）を使って照射する．通常は1週間に1～2回で4～6回照射する（図13.2，13.3）．

砕石位くらいでアプリケーターを挿入するので，この際の痛み対策がまず大事である．子宮腔をヘガールの5号程度まで拡張するとき，また膣にアプリケーターを挿入するときの痛みは未産婦，高齢者で膣が萎縮した患者には相当つらいものであり，痛みが強いと線源が十分に挿入できず，また照射中に線源がずれるなど治療効果に影響する．また膣線源のすぐ背側は直腸粘膜，腹側は膀胱であるので，線源とこれらの粘膜との距離を十分に取ることが治療後の晩期有害事象を防止する最大のポイントである（図13.4）．

欧米では全身麻酔で行うことが通常であるが，わが国ではこれを行うところはない．したがって照射前に精神的，身体的に緊張を取り除いてやり，鎮痛剤を上手に使うことが肝要である．

照射後の特別な処置は必要でないが，多少の性器出血は心配しない．

照射は遠隔操作で，数分間で行われるが，照射室に取り残される間の不安感を取り除いてやることが大事である．

この方法では医療人の被ばくの可能性はない．

2）低線量率腔内照射

線源の配置は高線量率の場合と同じであるが ^{226}Ra（ラジウム），^{137}Cs（セシウム）線源を使って24～48時間照射するので，固定をより厳重にする．

患者は照射期間中は放射線治療病室に隔離さ

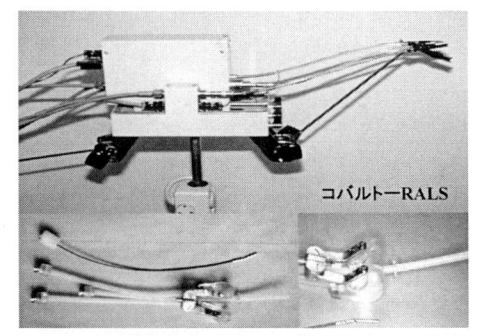

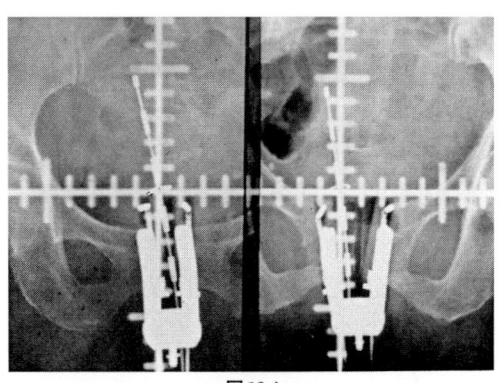

図13.2 高線量率腔内照射装置（^{60}Co線源）と子宮腔内照射用アプリケーター

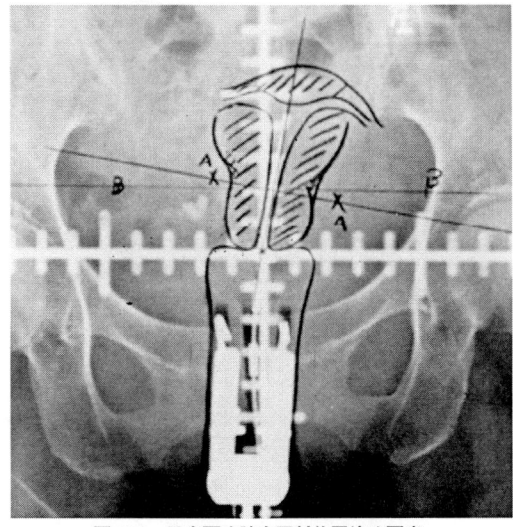

図13.3 子宮頸癌腔内照射位置決め写真
子宮腔内と膣に線源を配置．

図13.4
左：膣の広がらない症例の腔内照射：直腸線量が多くなり直腸合併症のリスクが高い．
右：膣が十分広がる症例の腔内照射：直腸合併症のリスクは低い．

れ，ベッド状で仰臥位を持続する．この間の患者の苦痛を軽減し，かつ医療人の看護に伴う被ばくを最小限にすることが要諦である（低線量率組織内照射の項で詳述）．

低線量率腔内照射は治癒率が高いこと，治療に伴う晩期有害事象が少ないことで歴史的に評価を得た優れた方法であるが，実施に伴う負担（放射線治療病室の維持，看護体制の確保，線源管理の負担など）から今後は高線量率腔内照射法に移行することとなる．

3) 高線量率組織内照射

新しい医療技術である．腔内照射にも使われる高線量率イリジウム照射装置（HDR-Ir）が出現してから始まった方法である（図13.5）．まだその方法とか評価は確立していないが，医療人の被ばくがないこと，放射線治療病室を必要としないこと，アプリケーター刺入後の照射線量加減が可能なことなどから，今後はさらに普及するものと考えられている．反面，アプリケーターを挿入したままでの患者の苦痛，高線量率に伴う合併症の危惧など，乗り越えねばならない問題もある．

この方法に特有な，看護職の介在する場面は少ない．アプリケーター挿入中の苦痛，例えば前立腺がんでは会陰部に刺入するので仰臥位の保持，口腔がんでの姿勢保持などがあるが，一般病棟で被ばくの問題がないので手術後に強制される特有の姿勢の保持などと基本的には同様な看護姿勢である．

照射そのものによる有害事象に対する看護は外照射などと同様な考え方でよい．事象がより局在的である点でむしろ対処しやすい．

4) 低線量率組織内照射

a) 一時装着法　線源をがん組織内にまたはその表面に数日間装着したのち，抜去する方法である．1898年にキュリー夫人がラジウムを発見した3年後の1901年からこの治療法は行われており，照射局所の腫瘍制御効果の確実性に優れ，長い歴史をもつ評価の高い治療法である．長年ラジウム線源が使われてきたが，エネルギーが大きく半減期が長すぎるために，これに代わってエネルギーの小さい（したがって被ばくが少ない），短半減期のいろいろな線源が使われるようになってきている．^{137}Cs（セシウム）と^{192}Ir（イリジウム）線源が代表的である．

線源の装着は^{137}Csでは針状線源を直接刺入する．^{192}Irではあらかじめ外套管（または外套針）を刺入したのち，本線源と入れかえる後充填法（アフターローディング法）を用いる（図13.6）．これらの処置は手術室に準じた清潔環境下で行われる（図13.7）．時として刺入による動脈性出血を起こすことがあるので，緊急事態に対応できる設備がなければならない．

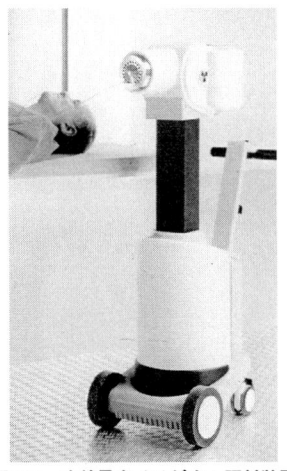

図13.5　高線量率イリジウム照射装置
腔内照射も組織内照射もできる装置である．

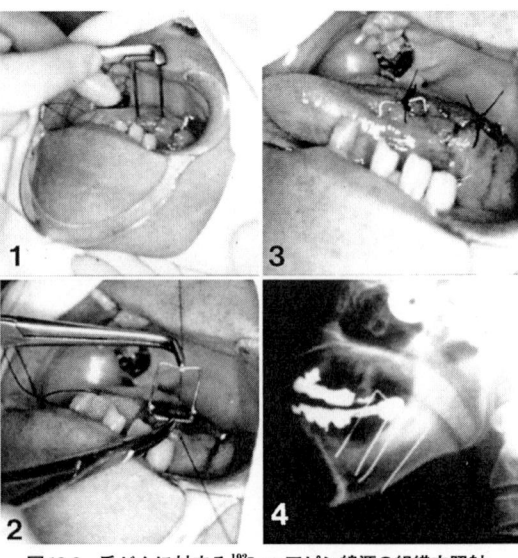

図13.6　舌がんに対する^{192}Irヘアピン線源の組織内照射
① 外套管をまず刺入する．
② 本線源を入れて外套管を抜く．
③ 本線源を縫い付けて固定する．
④ 線源刺入中の位置決めX線写真

線源の形が針，ワイヤ，ヘアピン型と数種類あり，それぞれ使い方が異なるので，それにあった刺入セットが必要である．ことに^{192}Ir線源は型式が異なるとセットの内容がまったく異なるので事前に担当医に確認してから，患者への説明をしなければならない．

線源装着後数日間（平均4日間ぐらい）患者は放射線治療病室に収容される．この間に医療人の被ばくを少なくして，かつ患者の十分な看護が行われるような体制が必要となる（後述）．

b） 永久刺入法（図13.8）　短半減期で粒状の線源をがん組織に刺入しっぱなしにする方法である．非常に簡便であるが適応部位が限られており，また線源刺入配置が的確でないと効果が少なく，やりなおしが利かないので技術的には高度な方法である．刺入した総線源量が一定の値以下になるまで放射線治療病室に収容する．一般にこの方法では患者の苦痛は軽度であり，看護面でも楽である．

わが国で現在使われる永久刺入線源は^{198}Au（ゴールド）グレインのみであるが，近い将来^{125}I（ヨード），^{103}Pd（パラジウム）などが導入される予定である．

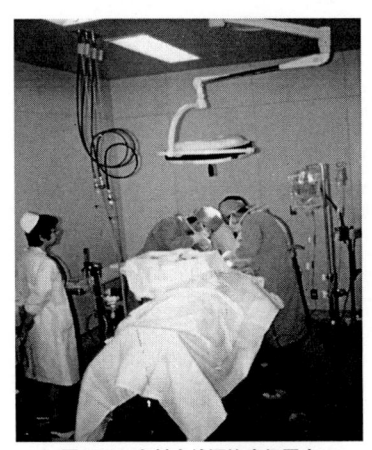

図13.7　密封小線源治療処置中
手術室に準じた清潔環境．

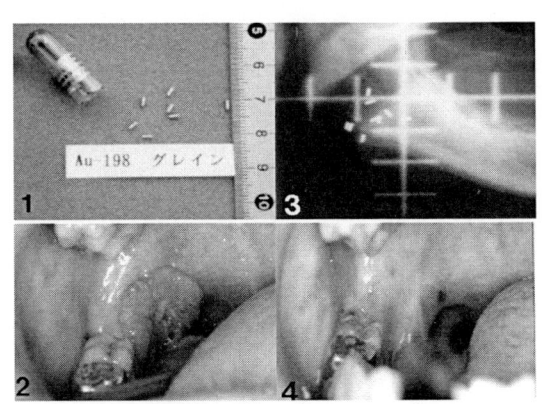

図13.8　永久刺入線源　ゴールドグレイン
① ^{198}Auグレイン直径0.8mm，長さ2.8mm
② 中咽頭がん症例
③ ^{198}Auグレイン7本の永久刺入
④ 刺入後5年経過　治癒状態

b．看護の実際

1） 高線量率照射（腔内照射・組織内照射）の看護

ここでは医療人の被ばくは問題とならない．患者の苦痛・不安を取り除くのが主眼である．子宮頸癌の放射線治療においては，前述したように腔内照射のイメージがまったく湧かないことによる不安，腟・子宮腔にアプリケーターを挿入されることによる痛みへの恐怖，さらにいきすぎたIC（インフォームドコンセント）による直腸合併症へのおののきが主な患者の訴えである．

このような患者へのアプローチの方法は，手術，検査などを目前にした患者へのそれとまったく同様である．

放射線治療を選択したことへ疑念をあらわにする時期でもあるので，放射線治療がQOLの面からいかに優れているかを説明して患者の気持ちを説きほぐすなどの努力も必要である．

組織内照射ではアプリケーターの固定保持に主眼が注がれる．

2） 低線量率照射（腔内照射・組織内照射）の看護

a） 医療人の被ばく軽減のために　大阪大学の報告によると，刺入後の3日間が最も被ばくの可能性が高い（図13.9）[1]．この間の患者との接触を最小限にすることで大幅に被ばくを避けられる（図13.10）．したがって当初の3日間の被ばく機会を少なくするためのオリエンテーションの工夫が求められる．

国立病院東京医療センターの放射線治療病室における看護記録からみると，自立できる患者とできない患者とでは看護職の処置内容，患者との距離，訪室の回数が大幅に異なる（表13.4）．訪室/

処置時間/日数は自己管理できる患者で28回/36分/5日であるのに対して自己管理できない患者では43回/79分/4日であった.

線源を刺入するまでの患者に対するオリエンテーションで極力自己管理ができるようにもってゆくことが重要である.

自己管理の内容は,バイタルサインの自己測定,頭頸部腫瘍では経管栄養,唾液の吸引,鎮痛座薬の自己管理,骨盤内腫瘍患者では排便・排尿管理である.

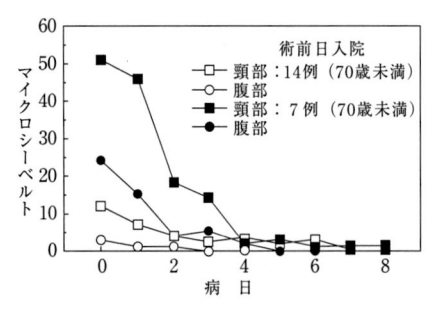

図13.9 RI病室における検温・観察時の看護職(頸・腹部)被ばく線量の比較

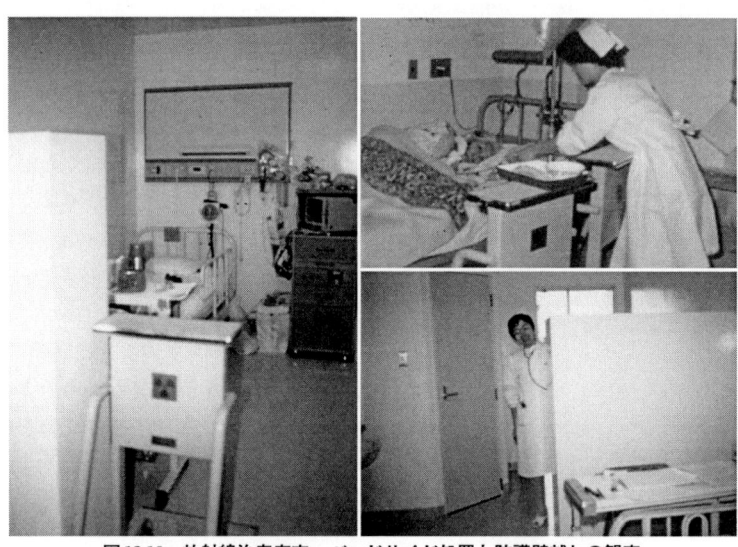

図13.10 放射線治療病室,ベッドサイド処置と防護壁越しの観察

表13.4 密封小線源看護処置内容と距離・時間の比較

症例	距離 (cm)	30	50	100	150	200	250	300	合計
自己管理できる患者 舌癌, 29歳, 男性 刺入期間, 5日間 線量32mCi	看護処置	胃チューブの固定		補液抜去	検温 観察 配膳・下膳 (経管栄養)	検温 観察 配膳・下膳 (経管栄養)	検温 観察 巡視 配膳・下膳 (経管栄養)		
	訪室回数	1		1	3	10	13		28(回)
	所要時間(分)	1	1	1	7	12	15		36(分)
自己管理できない患者 舌癌, 51歳, 女性 刺入期間, 4日間 線量68mCi (糖尿病・肝硬変の合併症)	看護処置	補液・輸血の管理	採血 注射 補液抜去 検温 血圧測定 座薬挿入	配膳・下膳 (経管栄養)	配膳・下膳 (経管栄養)	観察 巡視		巡視	
	訪室回数	2	15	5	1	4		16	43(回)
	所要時間(分)	2	57	7	1	4		8	79(分)

国立病院東京医療センター放射線科病棟

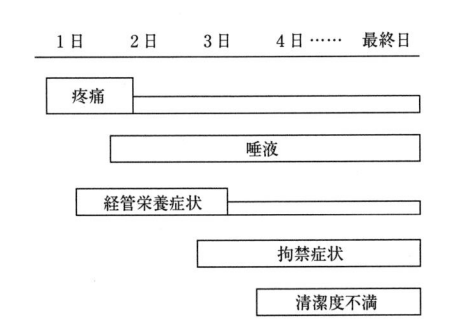

図13.11 低線量率組織内照射治療における問題点と出現時期

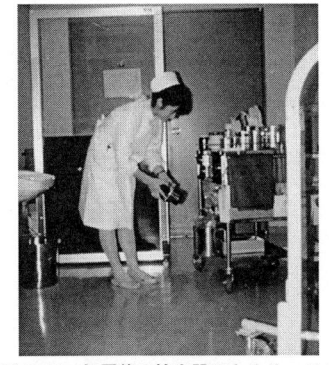

図13.12 処置後の検出器によるサーベイ

また，非言語によるコミュニケーションのとり方の工夫が大事である．病室とナースステーション間のテレビ会話，表札による意思表示などを取り入れる．不安感のみでナースコールをしないように，治療期間に予測される身体的・精神的症状について上手に説明しておくことも大事である．

患者の訴えの内容と時間経過を図13.11にしめす．3日以降に不潔感の訴えが出てくるが，われわれの施設でシャワー施設をつくったものの結局使う患者はいない状況であり，頻繁な着替えなどで対応するしかない．

看護の要諦は，被ばく軽減の3原則（時間，距離，防護具）を患者の感情を損なうことなく実践することにある．

b) 患者の苦痛軽減のために　アンケート調査によれば，放射線治療病室での患者の苦痛は疼痛，孤独感，拘束感，退屈，清潔度に対する不満などが上位である．疼痛は当初の2日間に集中する．この間は鎮痛剤を積極的に使うと同時に疼痛はいつまでもは続かないことを説明し，不安感を取り除いてやる．精神的ストレスが強い人にはこの治療でがんが治癒することへの期待と希望を語り，孤独感には看護職の存在感を強調することが必要である．

われわれの17年間約550例の経験では治療を中断し，緊急で線源を抜いた症例は急性肺炎の悪化による一例のみであり，がんの化学療法，手術による苦痛に比べても格別に苦痛を強いる治療法ではないといえる．

c) 線源の取り扱いについて　密封小線源の取り扱いにおいて最も重要なことは，線源の紛失を防止することである．

密封小線源の取り扱いは医療法と放射線障害防止法という法律で厳しく規定されているが，特に看護職が認識しておかなければならないことは，いかに短半減期の線源であろうと法的には購入時の放射能量（activity）で規定されることである．すなわち物理学的にはどんなに放射能量が減弱しようとも，法的には線源の放射能量は永久的に半減しないことで規制が行われることである．したがって，いかなる場合も線源の紛失は重大事故である．

処置の終わったあとは，検出器でサーベイする習慣を怠ってはならない（図13.12）．

d) 非常時の対応　もし線源が脱落した場合は，長摂子などで線源をつかみ速やかに鉛容器に収納し，担当医師に連絡して格納庫に収める．もし便器などに落とした場合は水を流さずに担当医師に連絡し，線源を回収する．

火事・地震などにおいて入院患者が病棟を避難する事態の場合，密封小線源を装着した患者は必ず指定のマーク付きの表示をつけてから誘導し，避難場所では一般患者とは距離をおいて待機させなければならない．そして速やかに担当医師により線源を抜去する．

〔土器屋卓志〕

文　献

1) 清水良子ほか：被ばくの面からみた小線源放射線治療．In：小線源放射線治療（小塚隆弘，井上俊彦編），pp184-189，中山書店，1993．

14 放射線治療患者の看護

はじめに

放射線治療は局所療法であるが，腫瘍は全身各所に発生しうることより，全身のあらゆる部位への照射が行われる．したがって放射線治療患者の看護にあたっては，それぞれの疾患について，その部位，臓器に関する知識をもつことが必要である．また，放射線治療の対象患者の年齢は小児から高齢者までと幅広く，疾患の進行度も初期から末期まで広範である．このことから，小児看護から老人看護までの幅広い知識とがん専門の看護の知識が必要である．

治療にあたっては，患者，家族への症状，治療の目的と必要性，治療方法と治療期間，予想される有害反応と治療効果，必要な検査などについてのインフォームドコンセントを行い，患者自身の自己決定に基づき治療の選択ができたか確認していくことが大切である．

a. 放射線治療の基礎知識

1) 放射線治療とは

放射線治療とは，電離作用をもつ放射線を人体に照射し，病巣の破壊，縮小を図るもので，手術療法，化学療法と並ぶがん治療の主要な柱の一つとして広く適用されている．がんの治療法としては，他にも免疫療法，温熱療法，内視鏡治療，レーザー治療，IVR（血管造影の手技を利用した動注化学療法や塞栓療法）などがあり，単独の治療で十分に高い根治率が得られない場合には，2つ以上の治療法を併用して治癒率を高める方法（集学的療法）がとられる．

放射線治療には，線源と病巣（患者）との間に一定の距離をおいて照射する体外照射法，密封された線源を体腔内に挿入（腔内照射法），または組織内に刺入（組織内照射法）して照射する小線源治療法，液状の放射線同位元素（RI）を経口または経静脈的に投与し，あるいは直接患部に注入して照射する非密封線源治療，などがある．以下，主に体外照射法（外部照射）について述べる．

現在，外部照射に用いられている主な放射線はX線，γ線，電子線などであるが，重イオン線，陽子線，中性子線といった粒子線も医療への応用が開始されている．

2) 放射線治療の特徴

放射線治療は骨髄移植時の全身照射のような特殊な治療を除けば，手術と同様に限られた部位（がん病巣を中心とする領域）だけを治療する局所療法である．効果の確実性という点では手術に及ばない場合が多いが，疾患の部位や進行度によっては根治の期待ももてるし，合併症などの全身的理由で手術不能の場合でも治療可能である．また，身体の一部を切除することがないので，治療後にも臓器の機能と形態が温存され，QOLの高い治療が可能となる．さらに治療途中で一般状態が悪化したときには中断，一時中断が可能で，患者の状態に合わせた治療を行うことができる．

放射線は照射した線量によって治療効果が異なる．一般に，線量が高いほど治療効果も高くなる（線量依存性）が，腫瘍の種類や放射線の種類，照射方法や照射スケジュールなどにも依存し，ま

表14.1 放射線治療の特徴

- 原則として局所療法である．
- 効果が線量依存性である．
- 適応が広く，手術不能の場合でも治療可能なことが多い．
- 機能と形態の温存が可能で，QOLの高い治療を目指すことができる．
- 一般に，手術や化学療法より有害反応が少ない（部位，線量などに依存）．
- 自覚症状の改善や延命を目的とする姑息的治療も可能である．
- 治療期間が比較的長くかかる．

た線量が高くなるほど有害反応の危険も増すので，対象に応じて最適と思われる線量が選択される．短所は，一般に治療期間が5～6週間と長期間かかることと照射部位・線量によっては有害反応が強く出現する場合があることである．表14.1にその特徴を整理するが，放射線治療患者の看護にあたっては，まずこれらの特徴を十分に理解しておく必要がある．

3) 放射線治療の適応と目的

放射線治療の適応の有無や照射の目的は，(1)腫瘍の放射線感受性，(2)腫瘍の進展度，悪性度，(3)患者の一般状態，(4)過去の治療歴，(5)機能温存などによって決められ，その目的により以下の3種類に分類できる．

① 根治的照射：腫瘍が限局していて，放射線治療効果がかなり期待できる場合に選択される．

② 予防的照射：放射線治療部位には，可視的な腫瘍は存在せず，むしろ再発の危険があると考えられる正常組織が含まれる．寛解期の白血病患者に対する予防的全中枢神経照射や乳がん，食道がん，子宮がんなどの術後照射など，主に集学的治療の一部として選択される．

③ 姑息的照射：腫瘍の圧迫による気道，管腔臓器の狭窄，閉塞の除去，脳転移のように放置すると生命予後を著しく悪化させる場合，腫瘍組織の潰瘍，出血の治療，骨転移や神経への圧迫症状による疼痛，苦痛の緩和などを図るときに選択される．

また，放射線治療を単独で行うか他の治療法と併用（集学的治療）するかによっても照射の目的や内容，治療効果，有害反応の種類や程度などが異なってくる．集学的治療として主なものを以下にあげる．

① 手術との併用：手術前に照射して切除率や治癒率の向上を目指す術前照射，手術後に再発予防や残存腫瘍に対する治療を目的に行われる術後照射，手術中に直接腫瘍に照射し根治性向上を目指す術中照射などがある．

② 化学療法との併用：局所療法である放射線と全身療法としての化学療法を併用して治癒率の向上を目指す．薬剤の局所的投与（動注や局注）や放射線の増感効果をもつ薬剤を使用するなど局所の治療効果の増強を期待する場合も多い．一般に，併用により有害反応も増強する傾向がある．

③ 温熱療法との併用：互いに補足的に働くとされ，局所の治療効果の向上を目的に併用される．

④ その他：免疫療法，内分泌療法などとの併用も行われる．

4) 放射線治療の準備

適応と目的が決まった後，実際の照射に先駆けていくつかの準備が行われる．治療の準備の主なものとしては，前処置と治療計画があるが，これらの準備についての説明を含めて，患者への説明ならびに同意（インフォームドコンセント）がなによりも大切な準備となる．

a) 前処置 照射方法の多様化に伴い，治癒率の向上，有害反応の回避，照射精度の向上などを目的として，いろいろな前処置が施されることがある．中には患者への侵襲を伴う処置もあり，事前に処置の内容，目的などについての十分な説明と理解が必要である．

① マーカー刺入：高精度の照射を行う目的で病巣近傍に金属マーカーを刺入する．また，治療計画の際に臓器の位置がわかるように造影剤を含ませたタンポンやカテーテルを直腸，膣，尿道などに挿入する場合もある．

② 固定具作成・装着：再現性や精度の向上を目的に行われる．頭頸部腫瘍などで用いられる熱可塑性樹脂が一般的であるが，定位的放射線手術では頭部に金属製のねじで固定され，若干の侵襲を伴う．

③ 抜歯，金冠の取り外し：口腔内が照射領域に含まれる場合，有害反応の軽減，線量分布への影響回避を目的に行われる．

④ 疼痛などの対策：疼痛や咳嗽のため治療体位の保持が困難な場合には鎮痛剤，鎮咳剤などの投与が行われる．

b) 治療計画 シミュレーターと呼ばれる装置を用いて照射野，照射方向，門数などの各種照射パラメーターを決める行程を治療計画という．最近ではCTシミュレーターを用いて治療計画を行い，同時に線量分布図の作成も行われることが多い．治療計画の際には患者体表面に位置合わせの基準となるマーキングを行うことがある．これは照射期間を通して用いられる大切な印となるの

表14.2 インフォームドコンセントに必要な主な項目

病名の告知：	臨床診断名，部位，病期，病理所見など
病状の説明：	症状と病巣の関係，放置した場合に予測される症状など
他の治療について：	手術，化学療法など適応の可能性のある各治療法の長所，短所など
放射線治療について：	原理，特徴，必要な検査，準備，実際の照射方法など
治療の目的：	期待される効果，その確率など
有害反応：	予想される有害反応とその対処方法
予定変更の可能性：	病状や初期効果により方針の変更，治療の中断がありうること
治療後のこと：	効果判定のための検査やフォローアップの重要性

で，その点をよく説明し，患者の理解を得る必要がある．

c) **インフォームドコンセント** 放射線治療科を訪れる患者とその家族の多くは，放射線治療への偏見や，放射線＝放射能と誤解し，被ばくするのではないかという恐怖や不安をもっていることが少なくない．理解が得られないまま治療を開始すると治療を休むケースや，来院しなくなるケースも出てくるので，告知がなされていない場合でも放射線治療について表14.2に示すような内容の説明を行い，同意を得たうえで治療を開始する必要がある．こうした説明は医師が行うが，看護にあたってはこれらの内容を患者が十分に理解，納得できているかを把握し，不十分な場合には医師と協力して説明の追加，補足を行って患者が不安なく治療に臨めるようにすることが重要である．

b. 放射線治療を受ける患者への看護の役割

放射線治療の看護は，根治照射に対する看護と症状緩和目的の姑息的照射に対する看護に分けられる．根治目的の場合は，正常組織のダメージを多少払ってでも，目的の線量まで照射が行われる．全身状態の観察を行い，副作用対策，苦痛緩和のケアを積極的に行いながら，照射が完遂できるような援助が求められる．症状緩和目的の場合は，疼痛や出血，腫瘍による閉塞などの自覚症状の改善を行い，QOLを高める目的がある．症状の観察，評価を毎日行い，治療に耐えられるかどうかを判断していく必要がある．

いずれにせよ，患者に対して，放射線治療によって疾病の根治ないしは改善が期待できることをよく説明し，希望がもてるよう闘病意欲を高めて，計画された治療が遂行できるようにすることが大切である．また，放射線治療の反応や有害反応の防止，軽減法について説明し，それらを実施できるよう指導していくことが大切である．

このため，看護職には，(1)放射線治療の正しい知識をもち，その必要性を認識し，計画的な指導・援助を行う，(2)治療の対象となる疾患を理解すると同時に症状を把握する，(3)患者を全人的に把握し，信頼関係を築き不安の解消に努める，といった知識と技術により，効果的なケアの提供を行うことが求められる．

1) 治療前

治療に対する協力を得るため，放射線治療の必要性，安全性を理解させ治療前に放射線治療における基本的注意事項，照射部位別の注意事項を患者の個別性に合わせて説明し，安心して治療が受けられるようにする．また，放射線治療に対してどのような希望をもっているかを知り，積極的に治療に取り組めるように働きかけることが大切である．

●**看護のポイント**：

① 放射線治療に対し，理解と同意が得られたうえで治療が開始できるようにする．

② 予定された治療を休むことなく安全，安楽に完遂できるよう家族を含めて働きかける．

●**看護の中でのインフォームドコンセント**：前述の医師による説明と同意に加えて，看護職からも放射線治療の流れや看護についてパンフレットなどを用いてオリエンテーションを行い，知識不足による不安の解消と患者自身がもつべき責任の重要性を理解してもらう必要がある．以下，一般に説明されている主な内容を紹介する．

① 放射線治療についての全般的な説明：放射線治療の種類と方法，予定回数と治療曜日，1回の照射時間，予定総治療期間などの説明を行う．特に，回数および期間について，患者がその理由を含めて十分に理解・納得できるまで繰り返し説明する．

② 前処置や治療計画の必要性，治療予定変更の可能性など：照射を正確に行うためにはさまざまな準備が必要であり，場合によっては照射の指標となるマーカーを刺入することや歯の金冠の除

去，抜歯，痛みや咳を止めるための処置などが必要であること，病状や初期効果により方針の変更，治療の中断がありえることなどを必要に応じて説明する．

③ 治療室の様子と注意事項：実際の治療中は照射室内に一人になるが，放射線技師がモニターテレビで見守っており，マイクで連絡もとれることを説明して不安の軽減を図る．

毎回同じ条件で正確な照射を行うため，照射台上では治療計画と同一体位をとり，動かないようにすることも説明する．

④ マーキングの重要性，照射部の皮膚・粘膜の保護：マーキングは照射の実施のうえで非常に大切であるので消さないこと．消えかかったときは，自分で直さず看護職または治療担当の診療放射線技師に知らせるように指導する．また，照射部位の皮膚や粘膜の変化を説明し，化学的，物理的刺激を与えないように注意する．

⑤ 照射中の症状，体調の変化，有害反応について：症状の出現は必ずしも病気の悪化したものではないこと，放射線治療の有害反応はある程度は避けられないこと，いつもと違う症状の出現時は報告してほしいことなどを説明する．

⑥ 治療中の日常生活について：治療継続のためには，高たんぱく・高カロリー食を摂り栄養状態を低下させないようにする．無理をしないで規則的な生活を心がけ，照射後1時間くらいは休養をとり，睡眠も十分にとることなどを説明する．

⑦ 定期診察：治療中は週1～2回の診察や定期的な血液検査やレントゲン検査が行われる．

治療後も継続的に観察が必要であるので，放射線科へも定期的に通院する必要があることを説明する．

2) 治療中

一般に，一定線量に達すると程度の差はあるが何らかの症状が出現してくる．さらに，原疾患に伴う苦痛が続いている場合がある．照射部位によっては身体的苦痛の強い早期有害反応もあり，結果的に体力低下や治療中断につながり，また，早期有害反応の出現で病気が悪化したかのように思い，不安になり闘病意欲を失うことになりかねない．中には指導されたことでも，安易に受け止め自己判断で処置をしている患者もいる．早期有害反応の症状が悪化しないように継続的に観察を行い，苦痛の軽減，指導内容の充実をしていかなければならない．

●看護のポイント：

① 指導されたケアをどのように受け止めて実施しているか確認する．

② 治療の経過とともに生じてくる患者のニードに基づいた情報を提供する．

③ 併用されている他の治療法に対する援助も同時に行う．

④ 精神的な支えとなり，闘病意欲が持ち続けられるよう励ましていく．

⑤ 医師や技師とも連携をとり疑問や不安に答えられるよう配慮する．

3) 治療後

放射線治療が予定どおり終了でき，患者は安心すると同時に照射の影響が残っていることの心配や治療効果についての不安があるので，今後の予定や，継続する処置と経過観察の必要性を説明する．早期反応は終了後3週間前後続くこともあり，加えて，照射後の皮膚，粘膜は血行が悪く傷つきやすく，傷がつくと潰瘍化しやすいので注意が必要である．さらに，治療のために全身の抵抗力が低下しているので，しばらくは照射中と同様の生活をして体力の回復を図っていく必要がある．

放射線治療で局所制御が得られても，再発転移の可能性があり，不完全な場合は，追加治療が計画されたりするので，入院あるいは通院によるフォローアップが長期になる場合が多い．信頼関係を築き，長期に渡る闘病生活を支えていくのも看護職の役割である．

●看護のポイント：

① 日常生活は3カ月くらい無理のない生活をするよう説明する．

② 照射部位の保護，処置の方法を再度説明する．

③ 定期的に放射線治療医の診察を受けるように説明する．

照射部位の観察，遅発性有害反応の早期発見，再発，転移の早期発見のため必要である．

④ 場合により社会的支援について紹介する．

c. 放射線治療に伴う有害反応

放射線治療に伴う有害反応には，放射線治療中に発症する早期有害反応と治療後数カ月以上経過して発症する遅発性有害反応とがある．

早期有害反応は照射開始から終了までの時期を急性期，照射終了時より約半年程度の時期を亜急性期とされる．早期有害反応を全身的反応と局所的反応に分けて対応策がとられることが多い．全身的反応には放射線宿酔，骨髄抑制，栄養状態の低下などがあげられる．

1) 全身的反応と看護の要点

a) 放射線宿酔　照射開始後数日の時期に生じることが多く，照射期間中持続することもあるが，10日前後で次第に軽快あるいは消失することが多い．大きな照射野や腹部照射の際に起こりやすいとされるが，個人差があり必ずしも起こるとは限らない．

宿酔症状には，嘔気，嘔吐，食欲不振，全身倦怠感，頭痛などがある．治療としては対症的に制吐剤の投与や補液などが行われることが多い．症状出現には精神的要因も少なくないので，説明は暗示的にならないように注意する必要がある．また不安や恐怖心があれば軽減に努め，症状は一過性で次第に消失していくことを説明する．また，照射と食事時間を調整したり，悪心を誘発する光景や臭いを除去する．さらに，食べたいときに食べたいものを摂るように患者と話合う．照射後の休息，夜間の睡眠の確保，散歩や外泊などで気分転換が図れるように援助する．

b) 骨髄機能抑制　骨髄の中でもリンパ球は放射線感受性が最も高く早期に反応が現れる．ついで高いのは，赤血球系，顆粒球系，血小板系の根幹細胞であるが赤血球の寿命が120日と長いため，末梢血中ではリンパ球，白血球，血小板の順で減少がみられる．照射野に骨髄が広範囲に含まれる場合は骨髄機能の低下が起こりやすくなる．抗癌剤との併用でさらに骨髄抑制が強く現れるので要注意である．白血球$2000/\mu l$以下，血小板5万μl以下で照射休止が検討されることが多い．外出時は人混みを避け，過労を避けるよう指導する．白血球$1000/\mu l$以下は無菌室看護に準じて感染予防に努め，照射中断に至らないようケアしていくことが大切である．

2) 局所的反応と看護の要点

a) 放射線皮膚炎　放射線皮膚炎は照射野内に出現する．その症状は皮膚の発赤，発汗低下，脱毛，色素沈着などがあり，線量が多くなると水疱，びらんを形成し疼痛を生じることがある．これらの症状は，放射線線質，皮膚の色調，部位，年齢，照射皮膚の放射線感受性，1回線量の大小，分割の多少，照射面積，照射部位の機械的刺激の受けやすさなどにより大きく変わってくる．高エネルギーγ線，X線照射では，皮膚表面での線量ビルドアップのため，数mm深部に線量分布が高い．前方1門照射の場合，前面の皮膚よりも背中側の皮膚反応が強く出現する．照射野皮膚は機械的刺激を避け，清潔にして保護することが必要である．散乱線を防ぐために照射前には軟膏類は除去し，照射後に処置をする．皮膚の症状は放射線治療の指標となるので，処置を始めるときは医師の指示が必要である．

b) 放射線粘膜炎　照射された部位の粘膜は，皮膚よりも低い線量，早期に発赤や浮腫の症状が出現してくる．症状は，粘膜刺激症状で始まり，線量増加に伴い，びらん，疼痛，出血を生じ，咽頭・口腔が照射されると唾液分泌抑制（口渇），味覚異常などの症状が併せて出現する．同じように，下腹部照射により下痢や頻尿，裏急後重，などの症状が出現する．照射部の粘膜は機械的刺激を避け，清潔にして安静を保持するためのケアを実施する．症状に応じた食事の工夫と指導，適切な鎮痛剤の使用などによる疼痛緩和への援助を行い，放射線治療の継続が図れるようにすることが大切である．

c) 急性浮腫　急性浮腫は照射部位により，脳浮腫，声門浮腫，気管狭窄，食道狭窄など，さまざまな症状を引き起こし，照射後数時間で発症することもある命にかかわる障害である．いずれの場合でも　適切な治療により軽快することが多いが，継続的な観察が重要である．

脳浮腫は10～20Gy照射された時期に出現しやすい．照射初期の頭痛，嘔気，嘔吐の症状は脳浮腫が疑われ，ステロイド剤や浸透圧利尿剤などの投与が行われる．また，声門浮腫や気管狭窄が増強すると呼吸困難感が強く，患者は生命の危機を感じ非常に不安になる．治療にはステロイド剤入

表14.3 放射線治療の急性反応とケア

部位	グレード	反　　応	援助内容
皮膚	1	脱毛，淡い紅斑，乾性落屑	①皮膚への刺激を避け保護の必要性を説明する
	2	鮮明な紅斑，斑状の湿性落屑 中等度の浮腫，著明な脱毛	照射野を衣類の刺激から守る（糊の利いた服，紐類，ブラジャー，コルセットなどで締め付けないようにする）
	3	融合性の湿性落屑 圧痕浮腫	●入浴時照射部位には石鹸を使用せず，洗い流す程度にして強くこすらない
	4	潰瘍，出血，壊死	●水や汗は押さえて拭くようにする ●照射野に湿布や絆創膏は貼付しない ●照射野に化粧品やクリーム類はつけない ●直射日光や低温，風，雨に曝さない ●髭剃りは電気カミソリで軽く行い，照射部位は剃らないようにする
脳 頭皮		頭蓋内圧亢進症状（脳浮腫） 頭痛，嘔気，嘔吐，痙攣	①理解度に応じて一過性の脳圧亢進症状が現れることを説明する ②照射直後は安静臥床を勧める ③頭皮の保護について説明する
	脱毛 1	軽い脱毛	洗髪はぬるま湯かベビーシャンプー使用 　ブラシや結髪での刺激を避ける
	2	著明な脱毛	④脱毛について説明する（照射部位の線量確認）
眼球		結膜炎（流涙，充血） 網膜炎	①眼の保護について説明する 　眼をこすらない．眼疲労を避ける 　読書，テレビ，細かい作業は短時間にする 　寒冷や直射日光を避ける
	遅発性有害反応	白内障 網膜剥離	②転倒しないように行動には十分気をつける ③遅発性有害反応について医師より説明される
口腔	1	粘膜の紅斑，わずかな味覚変化 わずかに濃い唾液，軽度疼痛	①口腔内の清潔と保護について説明する 　歯ブラシは軟らかいものを使用する．口腔の状態に合わせて綿棒→哈嗽のみと指導する
	2	斑状の偽膜性反応，疼痛のある 紅斑，浮腫，潰瘍，著明な味覚変化 摂食，嚥下可能	②義歯は食事時のみ使用し普段は外しておく ③口腔内清浄のため経口摂取はできるだけしたほうがよいことを説明する
	3	融合した偽膜性反応，疼痛のある 紅斑，浮腫，潰瘍 静注補液を要する	④粘膜炎，疼痛に応じた食事の指導を行う 　刺激物（香辛料，酸味，柑橘類など）は避け，薄味で軟食とし，飲み込みやすいものがよい
	4	重症の潰瘍，出血 経管栄養，経静脈栄養を要する （または予防的に要する）	食事，飲み物は適温で摂るように説明する(熱いコーヒー，味噌汁など) ⑤禁酒，禁煙の必要性を説明する
喉頭		喉頭炎	①声帯の安静について説明する ●大きな声を出さない，長話は避ける ●必要時筆談にする ②禁煙の必要性を説明する ③症状は一過性で原疾患の悪化ではないこと，照射後2〜3週間で消失することを説明する
上咽頭 副鼻腔		咽頭炎，口内炎 鼻腔乾燥感，鼻出血 腫瘍からの分泌物増加 耳鳴，耳閉塞感，耳痛 眼球結膜の充血，流涙 中耳炎症状	①鼻を強くかまないように説明する ②皮膚の保護について説明する ●皮膚の項参照 ③耳に水が入らないよう洗髪時注意する
食道	1	通常の食事が摂れる 軽い嚥下困難	①食道粘膜保護の必要性を説明する 　口腔の項参照
	2	粥食，軟食，流動食を要する 嚥下困難	●よく噛んでも裏ごしした状態にならないものは避ける（生野菜，煎餅，練りもの，刺身，佃煮）
	3	経管栄養，静注補液， 高カロリー輸液を要する	●粘膜に張り付くようなものは避ける 　（ワカメ，昆布，チーズ，バナナなど）
	4	嚥下困難 完全閉塞 （唾が飲み込めない） 出血性潰瘍，穿孔	●食事方法について指導する 　（よく咀嚼する，少量ずつ飲み込む，水分とともに摂取する，分割摂取する） ②通過障害は多くの場合一時的なものであることを説明する

部位	グレード	反応	援助内容
肺 縦隔	放射線肺炎 1 2 3 4 遅発性有害反応 1 2 3 4	肺組織に永久障害発生 X線上変化があるが症状はない X線上変化がありステロイドを要する X線上変化があり酸素吸入を要する X線上変化があり補助換気を要する 無症状または軽度の症状（乾性咳） 中等度の症状のある肺線維症 または肺炎（軽度の発熱） 重度の肺線維症または肺炎 重度の呼吸不全，持続的酸素吸入	①上気道感染に注意するよう指導する ②体力の低下を防ぐ ・栄養補給の必要性を説明する ③睡眠を十分にとり，疲労を残さない ④室内の乾燥を避ける ⑤禁煙の必要性を説明する
胃 小腸		急性胃炎（嘔気，心窩部痛） 　　　　　（食欲不振） 胃酸分泌抑制 腸炎（下痢，腹痛）	①食欲が出るように調理方法を工夫する ②刺激物は避ける ③分割摂取を勧める ④水分摂取し，脱水を予防する ⑤ストレスをためないように気分転換やストレス解消法について話し合う
結腸 直腸		下腹部痛，下痢，食欲不振	①高蛋白食，水分摂取の必要性を家人を交えて指導する ②高脂肪，繊維質の食品，香辛料は避ける ③禁酒，禁煙の必要性を説明する ④腹部を温めすぎたり，冷やしすぎないように説明する
膀胱		頻尿，疼痛，出血	①結腸・直腸の項参照 ②膀胱上皮を刺激するおそれのある飲食物は避けるように説明する 　カフェインを含んだもの 　　コーヒー，紅茶，コーラなど 　　アルコール飲料，たばこなど
前立腺		頻尿，排尿痛，下痢	①排便のコントロールの必要性を説明する ②水分摂取の必要性を説明する ③長時間の立位は避ける
子宮		放射線宿酔，下痢，頻尿，排尿痛	①結腸・直腸・前立腺の項参照 ②食事，日常生活，気持ちのもち方などを話し合う ③ストレスをためないように気分転換やストレス解消法について話し合う ④退院後も週1回の洗浄を2カ月くらい続ける（粘膜癒着の予防）必要性を説明する
骨			①無理な姿勢，力の負荷がかからないように生活状況を考慮して具体的に説明する ②転倒に注意する．ローヒールの靴 ③重いものはもたない，体をひねらない，布団などの上げ下ろしはしないように説明する

りのネブライザーや点滴などが行われる．看護するうえでも気道の安静と気道の確保を図りながらケアする必要がある．

d）放射線肺炎 肺は比較的低線量で障害を起こす臓器であり，照射終了後早期あるいは治療期間中に照射領域に一致して放射線肺炎が出現する．症状としては発熱，咳嗽が出現するが，高齢者などでは無症状なこともある．肺に放射線を照射する場合には重篤な放射線肺炎を起こすことのないように照射野の設定や線量に配慮されるが，症例によっては照射野外にまで炎症の波及を来して重篤な肺障害を起こす場合がある．特に手術により縦隔リンパ節郭清術後の患者や化学療法との併用の場合にはリスクが高まることが知られている．放射線肺炎は間質性肺炎であるので，治療としてはステロイド剤の投与が行われる．重症の場合には，酸素投与，感染症合併予防のための抗生物質の投与なども必要となる．重症になると致死的になることもあるので，熱型の観察，CRP，白血球数など検査データのチェックや咳嗽などの症状の観察に注意しなければならない．

3）放射線治療の早期有害反応とケア

放射線治療の照射部位別の反応とケアを要点がつかみやすいように表にした（表14.3）．

d. 緊急事態発生時の対応

　放射線治療の現場における緊急事態は，装置や設備のトラブルと患者の急変の2つが想定される．ここでは放射線治療中の患者の急変について述べる．

　放射線治療を受けている患者はほとんどが悪性腫瘍の患者であり，治療期間中に生命にも危険を及ぼすような症状が出現することがある．患者ごとに病態を理解し，疾患による副作用の特徴を念頭において，生命のリスクを考慮し，十分な観察と適切な対応を行うことが重要である．日常の看護においては，急変時に対応できる準備をしておくとともに前兆となる症状や変化を察知して，予防措置を講じることが大切である．

　また，致死的な状態に陥る危険性を患者本人に説明することは容易でないため，この点については医師により，近親の家族に対して十分な説明が行われる必要がある．

1) 脳圧亢進症状

　脳腫瘍では腫瘍周囲の浮腫を伴っていることが多いが，照射により浮腫の増強，脳圧亢進症状の増悪を起こすことがある．脳圧亢進症状が高度になると痙攣や意識障害を招き，呼吸障害により生命に危険が及ぶこともあるので，そのリスクの把握，前兆の発見に努めることが重要である．頭痛，吐気，嘔吐，複視などの脳圧亢進症状の観察はもとより，麻痺や構語障害など巣症状の発現，増悪にも留意する必要がある．症状の発現後は，より観察を密にするととも痙攣のリスクの高い患者では，抗痙攣剤，ステロイド剤，浸透圧利尿剤を常備し，発作時に即時に対処できるようにする．

2) 出　血

　皮膚や粘膜の表面に露出した悪性腫瘍は潰瘍を形成し，出血を起こすことがある．部位や出血量によっては生命にも危険が及ぶこともあり，少量であっても患者に著しい精神的ストレスを与えるので，迅速な対応とともに患者の精神面のケアも大切である．

　大出血を起こしたときには症状安静とし，血管確保，バイタルサインのチェックを行ってショックの予防に努める．同時に酸素吸入や吸引の準備，止血剤の投与や輸血などの処置が必要となる．こうした場合でも患者の意識が清明なときは精神的不安の緩和に努めることも必要である．

a) 頭頸部　頭頸部腫瘍の多くは粘膜面に発生し，潰瘍を形成することも多いため，鼻出血，口腔内出血が高頻度にみられる．特に大きな腫瘍が縮小し，潰瘍面が露出した際などに出血が起こりやすいが，動脈性の大出血を来す際には局所の強い疼痛が前兆となることが多い．出血時には圧迫止血が原則で，ボスミンを含ませた綿球やタンポンガーゼなどが用いられるが，さらに止血困難な場合にはレーザー焼却や経動脈的塞栓術により止血が図られることもある．

b) 気道　気管，気管支に露出した肺がんや縦隔腫瘍では気道からの出血を起こすことがある．気道は圧迫止血が困難で，仮に一時的に止血しても血液の吸飲のため呼吸状態の悪化，肺炎の併発を招いて致死的となることが多い．気管支鏡所見などの情報を把握し，照射中は喀痰色の観察を行って異常の早期発見に努める．大量出血時には，原則として気管内挿管を行い，吸引，酸素投与にて救命を図る．

c) 消化管　放射線治療の適応となるものには，食道がん，直腸がんなどがある．いずれも出血を起こすことがあり，少量の場合には便潜血陽性，大量になるとタール便が観察される．また，がん患者では疼痛や治療のストレス，栄養状態の悪化，ステロイド剤の投与などに起因して消化性潰瘍の合併が高頻度にみられる．消化器がんの患者に限らず，腹部症状の観察，便の性状の観察が重要である．治療としては止血剤，潰瘍治療剤などの投与が行われるが，内科的治療で止血困難な場合には手術適応が検討される．

d) 肝　原発性あるいは転移性の肝がんが腫瘍内部や腹腔内に出血を起こすことがある．特に腹腔内に大量出血（破裂）した場合には，止血困難であり，出血および腹膜刺激症状のためショックに陥ることもある．経動脈的塞栓術は比較的状態の悪い患者でも実施可能で，有効な止血法である．超音波所見やCT所見などの情報からリスクを把握しておく必要がある．

e) 子宮　子宮がん患者では腫瘍による症状として性器出血を起こしている場合が多い．放射線治療の効果によって止血が得られることが多いが，まれには逆に大出血を起こすこともある．頭

頸部と同様に圧迫止血が原則で，スポンゼルやアビテンなどを併用し，ガーゼや綿球を用いて圧迫する．

3) 気道閉塞

喉頭周囲の進行がんや肺癌，食道がん，縦隔腫瘍などでは，気道が腫瘍により圧迫され，狭窄あるいは閉塞に至ることがある．また放射線治療を行うことによって，気道粘膜の浮腫を生じ，気道の狭窄が増強する場合もある．気道閉塞は直接死に至ることになるため，喘鳴，呼吸音などの観察と呼吸苦の訴えを聞き，血液ガス分析やバイタルサインのチェックを行う．粘膜の浮腫に対してはステロイド剤が有効であるが，機械的狭窄が高度の場合には部位により気管切開や気管内挿管の適応となる．

(本章の執筆にあたっては，村上ちゑみ・徳山憲子・辻比呂志の協力を得た)　〔松田光子〕

文　献

1) 青木幸昌，赤沼篤夫：放射線治療ガイドブック—放射線治療にかかわるすべての人に．pp21-24, 144-153, 115-116, 医療科学社，1992.
2) 大川智彦編：がん放射線治療．pp395-404, 篠原出版，1995.
3) 国立がんセンター中央病院看護部編：がん専門看護．pp110-118, 日本看護協会出版会，1996.
4) 国立がんセンター中央病院看護部編：がん看護　看護診断と標準看護計画．pp131-138, 医学書院，1998.
5) 季羽倭文子，石垣靖子，渡辺孝子監修：がん看護　ベッドサイドから在宅ケアまで．pp33-39, 三輪書店，1998.
6) 宮坂和男，宮崎公子：放射線科エキスパートナーシング．pp157-198, 南江堂，1996.
7) 森田皓三ほか：放射線診療と看護．pp26-75, 愛知県がんセンター病院．
8) 森田皓三編著：がんに克つ驚異のHINAC,「難治がん」に効く重粒子線治療．p47, ミオシン出版，1996.
9) 草間朋子，太田勝正，小西恵美子：医療のための放射線防護（改訂版）．pp39, 69, 真興交易医書出版部，1990.
10) 大澤　忠，菅原　正：系統看護学講座別巻7, 臨床放射線医学（第6版）．pp175-178, 195-202, 医学書院，1970.
11) 岡部都代子，大塚かおる，山下　孝：外部照射とインフォームド・コンセント．がん看護，2(1)：6-10, 1997
12) 荻野　尚，那須和子：頭頸部がんに対する放射線治療とインフォームド・コンセント．がん看護，2(1)：16-20, 1997.
13) JCOG運営委員会：National Cancer Institute - Common Toxicity Criteria Version2.0. 日本語訳JCOG版，1999.

15 核医学診療での看護

a. 核医学診療の基礎知識

近年，放射線医療の進歩は非常にめざましく，特に臨床診断の領域は日進月歩といった状況である．この臨床診断の分野での大きな進歩の一つとしては画像診断の領域があげられる．画像診断の領域には従来のX線診断をはじめ，CT診断，MRI診断，超音波診断など，主に病変や臓器の形態学的特徴を画像化し診断する分野が馴染み深い．一方，"核医学"の画像情報を臨床診断に応用する分野があり，病変や組織の機能を画像化できるという特徴があり，核医学画像でなくてはわからない機能情報の提供など，診断精度の向上に役立っている．"核医学"とはRI（ラジオアイソトープ：放射性同位元素）を利用して行われる臨床医学の一分野で，大きく診断と治療に分けられる[1]．また，広くは臨床面のみでなく，装置や測定法の研究開発や放射性医薬品の研究開発なども核医学の重要な分野として含まれる．核医学診断にはさらに，患者に投与された微量なRI分布の測定装置（主にガンマカメラ）を用いて体外から測定して病変や臓器の形態を描出したり機能を診断したりする方法（インビボ診断）と，患者の血液や尿などの検体に含まれる微量な物質をRIを利用して測定する方法（インビトロ検査）があるが，看護という観点からは前者のインビボ診断がより関連深いであろう（表15.1）．

1) 核医学画像の特徴

今日の臨床診断の分野には画像診断と呼ばれる分野が発達している．患者の体内の状態を画像を用いて診断する分野である．X線CT検査は体外から体にあてたX線が体を通過し対側に透過してくるX線量から，体内でのX線吸収値の違いを断層像として描出する装置である．骨などのX線をよく吸収する物質があると透過する線量が少なく，また肺など空気に近い組織はたくさんX線を透過する．すなわち，X線CTでは骨や空気，軟部組織といった体内の構造をX線吸収値の違いを利用して画像化しており，一種の体の解剖学的構造の画像化といえる．一方，核医学診断で利用される画像は体内に投与されたRIが特定の臓器や組織に取り込まれ，そこで出した放射線をガンマカメラと呼ばれる装置で測定し画像化したものである．このRIが臓器や組織に取り込まれる過程はその臓器や組織の機能と密接に関連しており，得られる画像は単に形態学的情報を表すのみでなく，臓器や組織の機能に関連した画像であるといえる．したがって，核医学画像の多くは解像力の点でCTやMRIより低いが，解像力を上回る診断価値の高い内容の情報が得られるという特徴がある．

2) 放射性医薬品

放射性医薬品は，診断や治療に用いるためのRIで標識された医薬品である．診断用放射性医薬品は人体に投与して使用するか，検体試料測定に使用するかによってインビボ用とインビトロ用とに区分される．

a) インビボ用放射性医薬品の特徴　直接患者の体内に投与されるため，①毒性がないこと，②微量で診断・検査に役立ち薬理作用は通常現れないこと，③物理的半減期が短く体外に早く排泄されること，④α線やβ線を伴わずにγ線のみを出し，⑤測定の効率や遮へい効果から比較的低いエネルギーのγ線（30〜300keV）の核種が適当

表15.1　核医学とは

核医学		
診断	インビボ診断（体外測定）	
	インビトロ検査（試料測定）	
治療	RI内服療法など	

表15.2 診断に利用される放射性医薬品の主な核種

核種	半減期	主な核医学検査
^{67}Ga	3.26日	腫瘍, 炎症
^{99m}Tc	6時間	骨, 腎, 甲状腺, 肝, 肺, 心, 脳など
^{111}In	2.83日	膿瘍, 血栓, 脳
^{123}I	13.2時間	甲状腺, 腎
^{125}I	60.1日	血栓
^{131}I	8.04日	甲状腺, 腎, 胆嚢, 副腎
^{201}Tl	72.9時間	心筋

表15.3 体外計測（インビボ診断）装置と方法

ガンマカメラ	全身像や動態機能検査
SPECT	従来の核種による断層像
PET	ポジトロン核種による断層像, 全身像

表15.4 主なポジトロン放出核種

核　種	半減期	生成法
炭素 ^{11}C	20分	小型サイクロトロン
窒素 ^{13}N	10分	小型サイクロトロン
酸素 ^{15}O	2分	小型サイクロトロン
フッ素 ^{18}F	110分	小型サイクロトロン
銅 ^{62}Cu	10分	ジェネレーター
ガリウム ^{68}Ga	68分	ジェネレーター
ルビジウム ^{82}Rb	75秒	ジェネレーター

である．このような条件を満たす核種として^{99m}Tcや^{123}I，^{201}Tl，^{67}Gaなどが広く用いられている（表15.2）．これらの核種を用いた放射性医薬品によって脳の診断（脳梗塞，痴呆），甲状腺疾患の診断，心疾患の診断（狭心症，心筋梗塞），悪性腫瘍の診断，転移性骨腫瘍の診断など，さまざまな診断が行われている．

b) インビトロ用放射性医薬品の特徴　患者から採取した血液や尿などの試料とRIを含む試薬とを反応させて検体中の微量な物質を定量測定するのに用いる医薬品がインビトロ用放射性医薬品である．測定が容易で精度がよいので，γ線を放出する核種で比較的半減期の長いものが一般に用いられる．各種ホルモン（甲状腺ホルモン，脳下垂体ホルモン，副腎ホルモンなど）や腫瘍マーカーの測定やその他の血中微量物質の定量などが行われている．

3) 主な核医学画像診断装置と方法

体外計測（インビボ診断）の主体は，最近ではガンマカメラを用いた画像診断が中心となっている（表15.3）．例えば骨シンチグラフィーのように全身の骨を描出して骨折やがんの骨転移などの異常を診断する．一方，回転型ガンマカメラを用いて断層像をつくって診断するのがSPECT（single photon emission computed tomography）検査で，脳の血流診断や心臓の診断，がんの診断などに応用されている．また，PET（positron emission tomography）は最新の核医学検査の一つで，従来のシンチグラフィーに利用されている^{99m}Tcや^{123}Iなどとは異なり，放射能の中でも陽電子（ポジトロン）を放出するアイソトープを利用しての体内分布を断層画像化する検査法である．ポジトロンを放出する放射性同位元素はポジトロン核種と呼ばれ，表15.4に示すような種類があり，半減期が非常に短いという特徴がある．酸素や水，

糖，アミノ酸，脂肪酸，核酸，神経伝達物質などのポジトロン核種標識化合物を検査薬として用いることにより，脳機能検査，腫瘍検査，心機能検査が精度よくPETにて診断できる．

b. 核医学診療を受ける患者への看護の役割

核医学診療における看護といっても，他の領域での看護と基本的には大きな差はないと思われる．ただ，"核"という言葉がよけいな不安を患者に与える可能性があり，その面での検査説明や不安の解消といった点が重要なポイントの一つとなるであろう．また，核医学では放射線を出す物質を使って診断・治療を行うため，患者自身はもちろん医師や技師および看護職といった医療スタッフの被ばくに関する注意が必要である．放射性医薬品を投与された患者の尿・便や血液・体液の処理およびそれらに汚染されたおしめやガーゼ，包帯などの処理も通常とは異なった注意が必要であろう．絶食処置などの核医学検査前処置には検査結果に大きな影響を及ぼす処置が多々あり，病棟での検査前患者管理や外来での患者に対する指示が重要となる．

1) 不安の解消と検査説明

核医学検査は比較的大きな病院でないと検査を行っている施設は少なく，一般の疾患では核医学検査を受ける機会も少ない．したがって核医学検査に関する患者の知識も少ないことが通常である．医師は核医学検査を行うにあたり患者に検査の目的と必要性，検査方法など十分説明し理解納得してもらったうえで検査を施行するのが当然である．しかし限られた診療時間に医師が十分に患

者に説明するのは困難な場合も多く，看護職が医師の説明に加えて説明したりすることも考えられる．このような場合，検査に対する基本的な知識を看護職がもっていることが重要であるが，どの看護職が説明しても一定の統一された情報が患者に説明されることが重要である．患者は医師や技師および看護職などに繰り返し説明を求め，疑問や不安を解消しようとするものであり，そのときスタッフごとに異なった説明が行われると患者は混乱をきたすとともに無用な不安の原因となるので避けなくてはならない．このような観点から，別途検査に関する説明書を作成して患者に渡すなどの工夫が必要であろう．核医学検査に対するQ&A形式の説明パンフレットが日本核医学会と(社)日本アイソトープ協会から出版されているが，患者の核医学全般の疑問にたいする説明がやさしく解説されており，このような資料を利用するのもよいと思われる（このパンフレットはアイソトープ協会に問い合わせると在庫があれば送料のみで送ってもらえる）[2]．

2) 検査前処置と核医学検査

一般に臨床の検査を行う前には何らかの前処置があるのが通常である．

例えば多くの検査で検査前絶食が指示されることがある．ヨード造影剤を投与してCT検査を行う場合，ヨード造影剤による副反応で検査中や直後に吐き気を訴えたり，嘔吐する場合がしばしばある．このとき胃に食物が入っていると吐物が気管に入り窒息や感染症の原因となる危険がある．そこで胃を空の状態で検査を行うことが望ましく，この目的のために検査前絶食が指示される．しかし，やむをえない事情により絶食せずに造影CT検査を施行したとしても得られる画像情報は絶食下に施行された検査結果と特に差はなく，正確な診断が可能である．一方，例えば^{123}Iを用いた甲状腺シンチグラフィーでは，ヨード剤投与前1週間はヨード制限を必要とする．検査によって投与されたI^-は特異的に甲状腺組織に取り込まれ有機化されるが，甲状腺機能の高い部位には集積が強く甲状腺機能を有する腺腫の診断や甲状腺機能亢進の病態が診断され，機能のない部分は集積がなく囊胞や腺腫，がんなどの鑑別が必要となる．ところが検査前のヨード制限が不十分であったり，まったく実行されていないと，甲状腺へのヨード剤取り込みが減少して画像情報そのものが異なってしまい，検査結果が誤ったものとなってしまう．

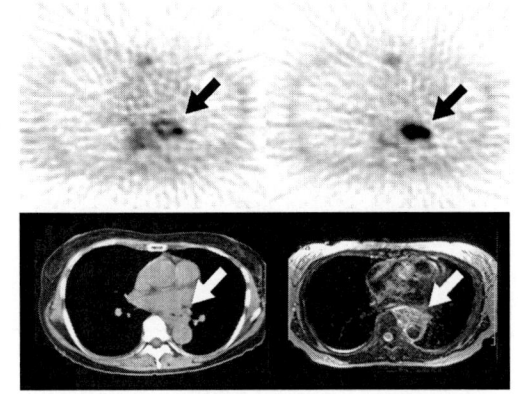

図15.1 食道癌の^{11}C-メチオニンPET検査
上段左は検査前に中心静脈栄養によりアミノ酸投与を行っており，絶食の効果がなかった場合．不適切な前処置によって食道のがんにメチオニン集積が不均一で低く認められた．上段右は中心静脈栄養を中止し適切な絶食効果のもとに検査施行した場合．食道がんは著明なメチオニン集積を示し正確な診断ができた．下段は同症例におけるX線CT(左)とMRI(右)所見．

他の例として，図15.1にPETによるアミノ酸代謝（メチオニン代謝）を測定した食道がん症例を示す．検査前処置として絶食の指示が出ていたのだが患者は食道がんのため食事がとれず，中心静脈栄養管理されていた．アミノ酸製剤が中心静脈より投与されており，結果的に絶食が守られずに検査が施行された．通常食道がんは強いメチオニン集積を示すが，本症例では全体にあまりメチオニン集積が強くない．あらためて中心静脈栄養も止めて再検査をした結果，食道がんは著明なメチオニン集積を示し正確な診断ができた．

このように核医学検査は機能診断という性質が強く，前処置の重要性は他の検査に比べより本質的で，前処置自体が検査の一部であるといっても過言ではない．通常病棟で行われる機会の多い前処置の意味と重要性を理解して看護にあたる必要がある．

3) 核医学診療での看護と被ばく

a) 核医学診断施行患者の看護　核医学診断は通常特別に管理されたRI検査室にて行われる．患者に投与される前の放射性医薬品は法律によって取り扱いなどが厳重に管理されるが，患者に投

表15.5 核医学診断施行患者からの線量率 (ICRP Publ.52)

検査の種類	放射性医薬品	代表的な投与量 (MBq)	線量率 (nSv/時/MBq)					
			投与直後			2時間後		
			0	0.3(m)	1(m)	0	0.3(m)	1(m)
骨シンチ	^{99m}Tc-MDP	150〜600	27	13	4	13	7	2
肝シンチ	^{99m}Tc-コロイド	10〜250	27	13	4	20	10	3
血液貯留量	^{99m}TC-RBC	550〜740	27	13	4	20	10	3
心筋シンチ	^{201}Tl	50〜110	36	18	6	36	18	6

表15.6 核医学診断を施行した際に授乳を避ける期間
(ICRP Publ.52.1987およびPubl.68付録, 1994)

3週間は授乳を控える	(1) ヒップランを除くすべての ^{131}Iおよび^{125}Iを含む放射性医薬品 (2) ^{22}Na, ^{67}Ga, ^{201}Tl
12時間授乳を控える	(1) ^{131}I, ^{125}I, ^{123}Iヒップラン (2) RBC, リン酸塩, DTPAを除く^{99m}Tc
4時間授乳を控える	(1) ^{99m}Tc-RBC, リン酸塩, DTPA
授乳を中止する必要はない	^{51}Cr EDTA

表15.7 ^{99m}Tc-MDP 740MBq投与後の尿からの排泄と蓄尿された尿からの被ばく (NCRP Report124, 1996)

投与後の時間	尿への排泄量 (MBq)	尿からの被ばく (尿バック表面) (mGy/時)	尿からの被ばく (尿バックから15cm) (mGy/時)
0〜1時間	222	1.16	0.17
1〜4時間	111	0.68	0.101
4〜7時間	44.4	0.264	0.039

与された放射性物質は投与された時点からは法律的には放射性物質としては取り扱われない．そして診断量の微量の放射性医薬品を投与され検査終了した患者はRI検査室を出たのち，通常の患者と同様に病棟に戻る．この場合法律的には放射性物質としては扱われなくても，実際には患者の体内に放射性物質が入っている．核医学診断目的の場合，量的には患者に投与されたRIが患者本人および周囲に重大な影響を及ぼす心配はないが，RI投与直後3〜4時間は長時間不必要に患者へ密着する行為は控える配慮が必要である[3]．また，この間は患者が乳幼児を抱くなどの直接的な接触はできるだけ避けるように指導する（表15.5）．

妊娠中や授乳中の母体への核医学診断はできるだけ控える配慮が必要であるが，必要に迫られて母親にRI投与を行った場合は，投与核種の種類によって半日から3週間程度は患者からの授乳を制限するよう指導する（表15.6）．

また，検査後数時間に患者の尿や便へ排泄されるRIが比較的多いので，RI投与直後の患者の排尿はRI検査施設内にトイレが設置されている場合は施設内で排尿を済ませるほうがよい．患者本人の膀胱およびその周辺臓器の被ばくを減少させるためにも検査直後に頻回の排尿を指導する．

放射性医薬品を投与された患者の尿・便や吐物，血液，体液などの処理およびそれらに汚染されたおしめやガーゼ，包帯などの処理も通常とは異なった注意が必要である[3]．投与後数日間はRIが含まれている可能性があるので必ず手袋を使って処置を行い，また使用した手袋で他の物に触らないように注意し，作業後は手袋は速やかに廃棄する．蓄尿された尿もきちんと所定の場所に保管し，無駄な接触が起こらないよう考慮する（表15.7）．排泄物などの廃棄には必要に応じてサーベイメータでチェックし，バックグラウンドレベルに減衰したことを確認する．この場合は一般トイレに廃棄することも可能である．医療廃棄物として医療施設から持ち出す場合も同様の注意が必要である．床などが患者の尿で汚れた場合は直ちにペーパータオルなどで拭き取り，手などに付いた場合は中性洗剤で洗い，念のためにサーベイメータで汚染のないことを確認する．

以上，核医学診断目的の場合，RIを投与された患者の看護や排泄物などの処理によって看護職が放射線による影響を受けることは，基本的対応を守っていれば心配ないと考えられる．

b) 治療用非密封放射性医薬品を投与された患者の看護 主に^{131}Iを投与した場合である．甲状腺機能亢進症治療の場合の比較的少量投与と，甲状腺がんの原発巣や転移病巣治療の場合の大量投与の場合によって患者の取り扱いが異なる[3]．

i) 比較的少量投与の場合（74〜370MBq, 2〜10mCi）：通常患者の隔離の必要はなく，当日減衰後に外来患者の場合は帰宅可能で，入院患者の場合は一般病棟へ戻ることができる．家族や看

護職との接触はなるべく距離を保って時間を短くし，不必要な接触を避ける．乳幼児との接触は注意し，授乳は治療後3〜4日は禁止である．患者からの尿・便など排泄物は一般トイレに廃棄することも可能であるが，必要に応じてサーベイメータで測定しバックグラウンドレベルに減衰していることを確認後処理すること．排泄物の処理には手袋を必ず着用する．

ii) **大量投与の場合**（1.8〜5.55GBq, 50〜150mCi）：治療後一定期間隔離する必要がありRI病棟に入院する．通常1.85GBq（50mCi）の投与で3〜4日間，3.7GBq（100mCi）で1週間程度の入院が必要である．入院中は専用トイレを使用し，蓄尿は減衰をまってから専用廃棄処理施設へ廃棄するのが望ましい．吐物も専用トイレに捨て，唾液はRI廃棄汚染物容器に捨てる．患者はRI病室より出ることを禁止し，面会も極力制限し距離をとって鉛防護衝立越しに行う．[131]I内服による副作用として，嘔気，嘔吐，唾液腺腫脹と疼痛，白血球減少，放射性肺炎などが起こりうるので観察，処置を行う．患者の看護にあたっては，自身の汚染や内部被ばくを常に留意し，必要に応じて専用ガウンやマスクを着用する．ビニール手袋の着用や患者の汗，分泌物による汚染を防ぐためにビニールシートでベッドや周囲を覆ったり，ポリエチレンろ紙をひいて尿や血液汚染の広がりを防ぐ処置を講ずる．患者の衣類や寝具，タオルは汗に分泌された[131]Iによる汚染が考えられるので，表面汚染密度を測定し，減衰してから管理区域内から出すようにする．食器や注射器は使い捨てを用い，食べ残した食物は粉砕して水で希釈し，トイレに流す．RI病室の換気を確保する（[131]Iは呼気にも排泄される）．体内残留放射能量が500MBq以下か，患者から1m離れたところで線量率が30μSv/時以下になればRI病棟から退院できる．

c. 各検査・治療に共通の看護

1）事前説明

核医学診療を受ける患者への看護の役割でも述べたが，患者は一般に核とか放射能というと特に不安をもつのが普通である．検査の概要を説明するとともに，検査による放射線の影響や副作用などは非常に少なく，安全な検査である旨を十分に説明し理解を得ることが必要である．例えば，われわれ地球上に住んでいる生物は大地や宇宙など自然界から放射線を受けている．身体内部にも天然のアイソトープが含まれている．これらをすべて総合すると人は1年間に一定の放射線量を自然界から受ける（自然界から受ける年間放射線量＝約2.4mSv）．この線量と比較しても1回の核医学検査によって受ける放射線量は0.3〜10mSv（ミリシーベルト）とけっして多い量ではない（図15.2）．通常の検査における事前説明と異なり，特に放射線を使った検査に対する患者の不安をなくすように十分な説明を行うことが大切である．

2）準　備

核医学検査に関連して検査前に放射性薬剤の準備や検査機器の準備，負荷検査などに用いる検査薬剤の準備，検査方法に伴った器具の準備など，さまざまな準備が必要となる．特に放射能を出す

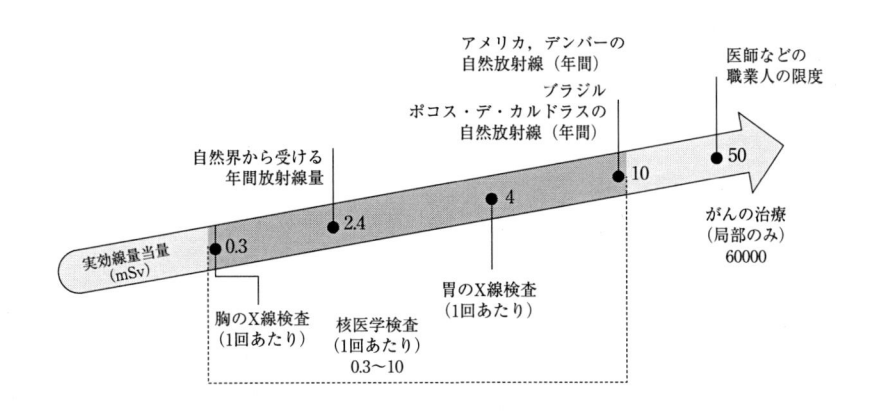

図15.2　医療における放射線の影響（日本核医学会・ベクレル委員会企画・編集：核医学検査Q＆A）

薬剤を取り扱うのであるから実際の検査時にまごついたりよけいな時間が掛かったりしないよう準備が大切である．しかし，看護という立場から検査準備を考えると患者に直接かかわる検査前処置が最も関連深いと思われる．以下に核医学検査における主な前処置のいくつかをあげる[4]．

① 脳シンチグラフィー
放射性医薬品：テクネシウム（^{99m}Tc）化合物
主な処置：過テクネシウム酸ナトリウム（$Na^{99m}TcO_4$）が脈絡叢や耳下腺に生理的に集積するのを防止するために，過塩素酸カリ（$KClO_4$）を検査前30分に経口あるいは注腸投与する．

② 脳血流シンチグラフィー
放射性医薬品：^{123}I-IMP，^{99m}Tc-HMPAO など
主な処置：視覚刺激や聴覚刺激などの生理的刺激によって脳血流分布は変化するので，検査前5分前ぐらいより検査寝台上で仰臥位安静し静寂を保たせる．また，IMP 検査では不要な甲状腺被ばくを避けるため，ヨウ化カリウム液50mg/日などを検査前日より1週間ほど服用させることが望ましい．

③ 甲状腺シンチグラフィー
放射性医薬品：^{123}I
主な処置：検査前1週間以上（できれば2週間）の海草類を含まないヨード制限食を指示．

④ 副腎皮質シンチグラフィー
放射性医薬品：^{131}I-Adosterol
主な処置：KI 末，ルゴール液，過塩素酸カリを検査前に投与し，甲状腺への ^{131}I 集積をブロックする．

⑤ 副腎髄質シンチグラフィー
放射性医薬品：^{123}I-MIBG，^{131}I-MIBG
主な処置：ヨード投与による甲状腺ブロック（同前）．レセルピンや三環系抗うつ剤投与があれば検査1週間前より投与中止する（MIBG の腫瘍への集積を抑制するおそれがある）．

⑥ 腫瘍・炎症シンチグラフィー
放射性医薬品：^{67}Ga-citrate
主な処置：投与時の前処置は特に必要ない．一般に投与後72時間後に撮像するが撮像前に結腸内に排泄された ^{67}Ga を下剤投与や浣腸によって取り除く．

⑦ 胆道シンチグラフィー
放射性医薬品：^{99m}Tc-HIDA，^{99m}Tc-PMT など
主な処置：一般に3～5時間の絶食後，空腹時に検査施行．

⑧ 唾液腺シンチグラフィー
放射性医薬品：$^{99m}TcO_4^-$
主な処置：検査前に特別な前処置は必要としないが，唾液腺から口腔への分泌を検査するために投与後30分後にレモンやビタミンCなどを経口投与する．

⑨ 脂肪吸収試験
放射性医薬品：^{131}I-triolein，^{131}I-oleic acid
主な処置：検査前2日間ルゴール液数滴を経口投与し甲状腺をブロックする．

⑩ 骨シンチグラフィー
放射性医薬品：^{99m}Tc リン酸化合物（^{99m}Tc-MDP，^{99m}Tc-HMDP など）
主な処置：前処置は特に必要としないが，撮像前に必ず排尿させて膀胱内の放射能をできるだけ少なくし，骨盤の診断の妨げにならないようにする．

⑪ PETによる腫瘍診断
放射性医薬品：^{18}F-FDG，^{11}C-メチオニンなど
主な処置：がん診断目的では，通常4時間以上の絶食にて検査を行う．絶食が不十分だと腫瘍への集積が減少し精度のよい検査とならない．
FDG を用いた全身検査では，直前に排尿して膀胱内の RI をできるだけ減少させて撮像する（骨盤腔の診断の妨げとならないための工夫）．

3) 態勢整備
核医学診療は放射線管理区域内の施設で行われるのが通常である．管理区域内に立ち入る者は定期的に教育訓練を受け，必要な知識と技能を身につける必要がある．きちんと決まりを守って患者の看護にあたることが大切である．

d. 検査・治療法別看護の要点

核医学検査を主として実施するのは医師と放射線技師である．さまざまな診療科より検査依頼がなされるが，核医学を専門とする医師が放射性薬剤や検査法を決定し，放射線技師が実際の写真を撮像する．核医学検査は一般に非観血的で侵襲も少なく，患者にとって辛いものではないが，検査時に介助するのは看護職が担当する．循環器の検

査や腎機能検査時など，さまざまな負荷を与えたりまた検査補助薬剤を投与したりすることがあるが，注意深く患者の様子を観察し変化にいち早く気づき対処することが大切である．検査によっては血管の確保，血圧測定などのバイタルチェックなどを必要とする場合もあるが，前にも述べたとおり他の領域での看護，特に検査における看護の役割と大きく変わることはなく，放射線を出す物質を使っていることによる決まりを確実に守って看護を実践する姿勢が大切である．

e. 緊急事態発生時の対応

核医学診療で発生する緊急事態にはいくつかの種類が考えられる．第一には非密封放射性薬品を扱っていて起こる汚染事故である．これは現場の技師や医師，管理区域管理者などと一緒に各施設で決められている方法によって汚染の除去や拡散の防止など適切な処置を講ずる必要がある．第二には検査機器の故障などに関係して患者にもたらされる障害事故である．これは担当技師による日頃の機器整備によって事故を発生させないことが大切であるが，不幸にして事故が発生してしまった場合は適切な医療と介護を実施することが必要である．第三は検査に起因して発生する副作用によって生じる患者の不具合である．核医学検査は一般に非常に副作用の少ない検査で，放射線医薬品として使われている核種による直接の副作用の報告は1件もない．医薬品としての副作用は若干報告されているが10万人に約1.3人という非常にまれな頻度である．検査時や終了直後の患者の様子に変化がないか十分観察することが重要である．また，不意の副作用発現に対して緊急蘇生器具や医薬品の整備を常日頃行い，また緊急時の訓練を定期的に実行するなどの準備が重要である．

〔吉川京燦〕

文　献

1) 有水　昇，高島　力編者：標準放射線医学，第3版. 医学書院，1989.
2) 日本核医学会・ベクレル委員会編：核医学検査Q＆A. 日本核医学会，2001
3) 日本核医学会・日本核医学技術学会編：看護スタッフのための核医学Q＆A．日本アイソトープ協会，2002.
4) 久田欣一監：最新臨床核医学，第3版．金原出版，1999.

16 画像診療を受ける患者のメンタルケア

a. 画像診療を受ける患者のメンタルケアの考え方

　画像診断部における看護の対象は疾患の種類やその段階もさまざまで，年齢層も幅ひろい患者や家族である．そして画像診断部を訪れるどんな患者や家族も大なり小なりと，疾患に対してやそこで行われる検査に伴う苦痛への"嫌悪"，放射線に対する"恐怖"を感じている．例えば，MRIは検査台に寝ているだけの身体的に侵襲を伴わない検査であるが，狭い土管のような装置の中に入ることは閉所恐怖症の患者にとっては耐えられない"苦痛"と感じられる．また検査の前処置の禁飲食や，下剤の投与や浣腸は患者にとっては"身体的負担"であり，今までに体験もしたことのない，ましてや聞いたこともない（その存在すらも知らなかった）検査を受けることになった患者であれば"不安"の大きさははかりしれないものである．

　医療は一つの線上にてそのプロセスを表すことができる．図16.1のようにその関係を示すと，画像診療での患者一人一人のそれぞれの検査はその"医療のプロセス"に密接で重要な要素となっていることは一目瞭然である．そのため，画像診療を受ける患者の心理状態は"医療のプロセス"に伴った患者の心理状態のプロセスに少なからずとも影響を受けていると考えられる．

　この"医療のプロセス"で患者の不安の要因は変化する．例えば，手術を受ける前の検査入院患者と，手術を数年前に受けて経過観察中の患者とでは同じCT検査を受ける場合の不安の要因が違うことは明らかである．患者の"医療のプロセス"がどの時期にあるかを確認していれば，その患者の看護介入方法を選択するときに無駄な思考時間を費すことなく，患者が感じている検査に伴う"ストレス"や"不安"について，焦点のあった有効なケアを患者に提供できる．画像診療を受ける患者のメンタルケアはその"医療プロセス"に則した患者の不安の要因を知ることからはじまる．具体的には表出されるサインを見逃さないように観察し，そして，どのような心理状態かを予測することである．つまり"画像診療を受ける患者のメンタルケア"はあらゆる医療の場面においての看護職の役割やかかわり方と何ら変わりはなく，特別なものではない．しかし，あえていうならば画像診療の現場は患者とのかかわりが一瞬であることが多いため，"画像診療を受ける患者のメンタルケア"は画像診療に関する専門の知識を十分に活用することと，精神看護の技術を瞬時に選択し正しく活用することが求められるのである．

b. 画像診療を受ける患者の心理状態

1) 診断期

　予防医療施設などで検診を受け，何らかの異常を指摘されて精密検査を受ける場合などは"何かの病気だったらどうしよう"という漠然とした身体に関する心配が少なからずある．患者の心配や不安を解消して医師が必要であると計画した精密検査を受けることは価値あることである．しかし検査を嫌がる気持ちがあまりにも大きくなりすぎて検査をキャンセルしたり延期したりする患者は絶対にいないとはいいきれない．ある調査結果[1]によると，医療現場で経験する29の事態に対しての患者のストレスフルを感じる割合は"精密検査の必要がある"といわれたときが52.1％（第2位の出現率）で"検査を受けることになったとき"が34.2％（第11位）と報告されている．また検査前の不安をSTAIという心理検査の状態不安尺

b. 画像診療を受ける患者の心理状態

```
            医療のプロセス                    画像診断検査処置（検査例）
予防
    ●健診
        予定検査説明と万全の検査前処置        （CT，超音波，内視鏡）
                                              （注腸検査）
診断期
    ●交通事故などの不慮の事故              救命処置，緊急検査（CT，IVR）
    ●心身の不調の自覚                      至急検査（緊急内視鏡）
        受診，問診　生理機能，生化学検査，画像診断　（画像診断検査）
        （検査前の説明，検査前処置）
    ●診断があきらかになる（病名，病期，進行度）
        治療方針に合わせた検査計画            （血管造影検査）
治療期    治療方針が明らかになる（入院，通院，経過観察）
    ●治療前の説明
    ●治療中　治療効果判定検査
        手術　（手術後リーク，熱発原因精査）  （透視画像）
        化学療法（腫瘍の縮小，転移巣の有無）  （IVR，CT，MRI）
        放射線治療（腫瘍の縮小，転移巣の有無）
    ●治療終了　経過観察検査
        転移巣の検索
        副障害の経過観察
長期生存期
    退院
        社会生活　外来経過観察検査            （ブロック）
        治療継続
再発期
    ●再治療計画の検討　転移巣の検索検査
        姑息手術                             （ブロック）
        緩和的治療　緩和的処置               （胃瘻，ステント）
        治療延命処置
終末期
    ●死亡
悲嘆期
        家族の悲嘆
```

図16.1　医療のプロセスと画像診断の関係

度を用いて測定したところ，ほとんどの患者の"状態不安"が〈非常に高い〉か〈高い〉に分類されたとも報告されている．

また患者が働き盛りの年齢であれば，家族や職場に関する社会的責任についても"これからどうなるのであろうか"と漠然とした心配の要因になる．

意識がなかったり，なくなりかけて死の恐怖に耐えているかもしれないような交通事故などで検査を受ける患者にとっては，その症状が重症で生命に危機があるときは救命が優先される．意識がはっきりしている場合でも心筋梗塞時の死を思わせる強い胸痛などの"恐怖"や痛みが増すことへの"不安定さ"の心理状態では，身体的痛みからの開放は最優先される看護介入である．

また，診療を受ける時点でかなり病状が進行していると根治的な治療が不可能な場合がある．このように診断期に画像診断部に訪れる患者には，診療を受けた直後から緩和的治療やケアが必要な患者もいれば，精密検査のために十分な検査前処

置を行い検査に臨む患者や，即刻手術や治療的処置を選択しなければならなくなる患者などが混在しており，患者それぞれがおかれる状況はさまざまである．また"心身の不調"に気づいてそれを自覚するときの認知の程度はその人によって違うため，その後のコーピング行動にも差が生じてくる．

この時期にある患者は診断をつける，治療方針を決定するという最大の目的がある．患者の目的を達成するために選択される，もしくは優先させる介入方法は身体的介入である．しかしここで注意しておくことは，診断を受ける時点でかなり病状が進行しているがん患者，交通事故などで救急車で運ばれてきたばかりの精神的パニックに陥っている患者については，その"危機のプロセス"での患者の心理状態をも考慮して，そのプロセスに則した介入方法を選ばなければならない．つまり，患者のおかれた状況にあわせた看護介入方法を選択しなくてはならない．

2) 治療期

この時期には患者に病名が告げられ，根治的手術，姑息的手術，化学療法，放射線療法などが医師と患者と家族で決定される．しかし疾患の種類とその時期によって医師の判断でその治療方針が決定され，患者には告げられずに検査を受ける患者がいる．例えば画像診断部と病棟間での検査前の申し送りの中で検査や治療に関する"患者へのムンテラ"の統一を図る場合などがそれにあたる．また家族のみに真実が告げられ，また家族のほうから患者には告げないでほしいと懇願される場合もあり，患者が告知されて検査を受けているかまったくわからないままに患者の検査介助を行う場合さえある．診断検査中に大腸ポリープなどが発見され，検査を延長してすぐに切除を行う場合に（事前にポリペクを想定した説明を受けて前準備をして同意しているにもかかわらず），それを今すぐに切除するかどうかは患者に選択権があるのだが，患者は医師に最善をつくしてもらうことに精一杯で，十分に考える心理的余裕がなく，おまかせの状態が少なくない．この時期の患者や家族は医師の説明に驚きとショックを感じ，冷静に判断できる状況をつくることが困難な場合も多いのである．

3) 長期生存期

骨折後の通院リハビリや外来での通院抗がん剤投与など，何らかの障害を負った患者は退院後に仕事を変更したり家族の中での役割が変化したりする．がんの患者はいつ再発するかわからないという不安を抱きながら社会生活をおくり，経過観察のための外来検査にくる場合がある．入院時に医療者に囲まれているので安心と感じていた患者の中には，社会復帰を望んでいながらも，社会環境の受け入れ状態の変化に戸惑ったり，身体的変化の悲しみが強くて孤独感が募りいつまでも病院から離れられない者もいる．

4) 再発期

患者や家族にとってもつらい時期である．今後の治療計画をたてるため画像診断部に目白押しで検査が予定される場合がある．

痛みなどの症状マネージメントに関する方針や今後の緩和医療的外科療法，緩和医療的放射線療法，QOLの点での緩和的処置のために画像診断部に訪れる患者は少なくない．画像診療では診断検査だけでなく治療や緩和医療の分野にもその有用性が高くなってきている．例えば消化器系，尿路系のがんの浸潤や圧排による狭窄などからくる障害に対して，金属ステントなどの留置方法は，閉塞部位の開通を行い本来の機能を回復するなどのQOLを保ちつつ延命を得る処置である．

このような状況から患者の希望を理解して看護介入することやがん患者や家族の心理状態のプロセスにあわせた介入が必要である．予後不良患者の心理プロセスと行動特性を図16.2に示す．

c. 不安の種類

検査に対して不安を抱いている患者へのアプローチはまず不安がどのようなものであるかを把握することである．

漠然とした不安と具体的な不安の違いを以下に示す．

1) 漠然とした不安

検査の存在すら知らなかった患者にとっては"IVRの最先端の技術を駆使した治療法"を理解し，手術に比べて低侵襲で患者の負担が少ないことなどと"患者のメリット"と説明されても進んでこれを選択するというわけにはいかない．

c. 不安の種類

| 心理プロセス | 行動特性 |

不安　葛藤
病気のことを知りたい知りたくない
この先どうなるのか

↓

疑惑　確信　ショック
よくならないかもしれない　　　　　　　病状から専門書などで確認
周囲の者の様子がおかしい
もしかしたら……
病名告知

↓

否認　パニック　　　　　　　　　　　自失状態
　　↕　　　　　　　　　　　　　　　　　治療拒否
　　　　　　　　　　　　　　　　　　　　医師, 看護職不信, 病院のはしご

怒り　当惑
　　↕　　　　　　　　　　　　　　　　　訴えが多い
　　　　　　　　　　　　　　　　　　　　イライラ, 怒りっぽい

敵意
　　↕　　　　　　　　　　　　　　　　　積極的な闘病姿勢を示すこともある

罪悪感　抑うつ　無気力
　　↕　　　　　　　　　　　　　　　　　一見まじめに治療専念
　　　　　　　　　　　　　　　　　　　　落ち込みが表面化する

あきらめ
　　↕　　　　　　　　　　　　　　　　　意欲がみられない

　　　　　　　　　　　　　　　　　　　　身体的症状の訴えが増えたり, 訴えがなくなり症状が
　　　　　　　　　　　　　　　　　　　　悪化する

受容

↓

希望　立ち直り　　　　　　　　　　　治療を受け入れ, 自らの生き方を探し求める

よくなるかもしれない
よいことができるかもしれない
何かよいこともあるはずだ

図16.2　予後不良な患者の心理プロセスと行動特性
　このプロセスの各段階をすべてのケースがふむとはかぎらない. また, 出現のしかた, 順序にも多少の違いがある.

今では心臓カテーテル検査はポピュラーになってその検査方法がどんなものか患者が思い悩むことは以前よりは少なくなってきているが，IVRにおける方法論は確立していても，耳慣れない検査や処置を抵抗なく受け入れるとはかぎらず，手術に比べて低侵襲で，患者の負担が少ないなどという特徴を患者に説明してもピンとこない．"同意書をとられる検査は危険である"という医療への先入観や不信やねじれた理解は患者の立場を被害者的にする．この場合の"驚き"と"漠然とした不安"は検査が終わるまで（体験するまで）消えないことすらある．たんなる胃潰瘍であった患者が胃カメラをするといわれて，患者の周囲の知人がそれを受けてとても苦しかったこと，検査の結果が胃がんで半年後に死亡したことなどを思い出し，自分も末期がんと思い込みそんな苦しい検査を受けるくらいならと自殺した例はこの種の不安である．

2) 具体的な不安

比較的医学知識があり，あるいは以前に同様な検査や治療（例えば歯科治療）を受けた経験のある患者が抱くような不安で，検査の状況を具体的に想定して思い悩む不安のことである．ときには十分な説明を受けたがためにこの種の不安を生じる患者もいる．過去において痛かったことや検査の結果がよくなかったことなど，不適当な処置などを体験をした患者に多い．以下のようなエピソードはその例である．

前立腺肥大の切除術で留置した膀胱カテーテルを抜去する日を判断するための膀胱造影検査を3回受けた患者がいた．彼の造影検査の結果は医師の期待するものではなく，退院が延期されていた．そのため3度同じ検査を受けることになった患者は検査時間になって検査室に向かう途中で行方不明になったことがあった．"今回の検査の結果がまたよくなかったらどうしようか"という不安で検査を受けることから逃げ出してしまったと，後ほど病棟看護職からそのときの患者の心理状態を聞かされた．患者がこころまちにしていた膀胱カテーテルの抜去ができなかったなど，検査結果が悪くて処置の中止や退院が延期になる場合は，医師から十分な検査結果説明と次の検査を行うインフォームドコンセントが必要である．そして検査後に患者の気持ちを汲み取るような言葉かけや，励ましの言葉を添えたりする配慮が大切である．十分な看護職の介入が2回目の検査結果後にあったならば，患者は3回目の検査から逃避することもなかったかもしれない．

このようなエピソードのように検査前で不安になるのはごく自然な心理反応"健康な不安"であるが，いくら具体的で了解できる範囲の不安であっても，それが"病的な不安"となりえることを知っておかねばならない（表16.1）．

表16.1 病的な不安と健康な不安の比較

病的な不安		健康な不安
漠然としたものはっきりしないできない	不安の対象理由表現（他人に理解できるように）	明確なことが多いはっきりしているできる
長く続く自制不可能なことが多い他人が追体験できない	持続自制感情の移入	そう長く続かないある程度自制可能他人が追体験できる

d. 危機の段階と介入の原則

"危機モデル"とは，危機のたどる特有の経過を模式的に表現したもので，危機の構造を示しその考え方を具象化し，理解しやすくしたものである．危機モデルは危機状態にある患者の個別性を見極めることを容易にし，看護をより効果的，効率的に行うことを助ける．Finkによる危機の進展（4段階，図16.3）と看護介入について紹介する．

① 衝撃の段階：最初の心理的ショックの時期
急性身体症状として胸苦，嘔気，頭痛があり，思考が混乱して計画や判断，理解ができなくなる．

② 防御的退行の段階：自らを守る時期

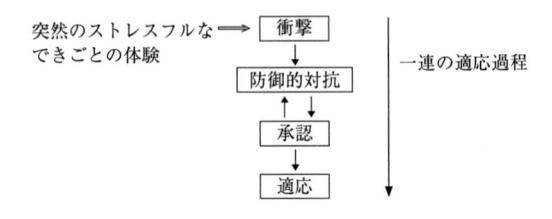

図16.3 Finkの危機モデル（危機のたどるプロセス）
危機とは個人のもっている中小の対処能力がその状況の要求を満たすのに不十分なできごとである．一連の適応過程を4つの段階で示している．

状況があまりにも恐ろしく圧倒的なために，無関心，あるいは多幸症の状態を示し，自己の存在を維持しようとする．不安は軽減し，急性身体症状は回復する．

③ 承認の段階：現実に直面する時期

深い悲しみ，強度な不安の状態を示し，再度混乱を体験するが，新しい現実を次第に知覚し自己を再調整していく．この状況が圧倒的すぎると自殺を企てたりする．

④ 適応の段階：建設的な方法で積極的に状況に対処する時期

新しい価値観を築いていく過程であり，危機の望ましい成果である．

これらの4段階は危機に対して望ましい適応をするための連続的な局面で，最初の3段階は第4段階目にとって欠くことのできないものであり，それ自身適応の過程である．

それぞれの危機の段階での看護介入は，"衝撃の段階"では思いやりのある態度で接し，静かに見守る姿勢をとる．不穏や不眠が著しい場合は鎮静剤や安定剤の投与を検討する．"防御的退行の段階"では無理に現実に目を向けさせようとすると脅威が増し，医療者への不信や拒絶が高まるので，じっと見守り，患者が必要としていることを援助する．"承認の段階"では現実を吟味し受け入れる過程が痛ましいものであることに理解を示す．患者が現実を正しく見極め，取り組んでいけるように，力強く励ます．"適応の段階"では患者が有効な対処法を身につけ，実践できるように指導や支援を行う．患者の安楽や満足につながる体験を導き，成長を促す行動を強化する．

e. 看護介入方法の種類

精神的アプローチはいくつかに類型化される．

1) 患者中心的介入

具体的には，患者の話を聴く，受容的態度で接する，患者の意見を尊重することである．乗り越えられないようなストレスを目の前にして精神的バランスをくずしている患者にとって大切なことは"自分はわかってもらえている"と思えることである．そのためには積極的傾聴（一定の時間をとり，神経を集中して患者のいわんとするところを理解しようと努める．清拭をしながらとか，処置介助をしながらなど"ながら"でできるものでなく，ただ相槌をうちながら聴くことではない）のテクニックが重要である．

2) 医療者中心的介入

看護者が患者に"安楽であってほしい"と期待した介入方法である．

画像診療などの検査の現場では患者に説得する機会が多い．その場合には予期的指導を行うときのテクニックが必要である．それは"十分な支持のもとに行い，患者が後で聞いたり，見たり，感じるであろうことについて真実のみを告げることと，同時にそれを処理する方法や援助や支持のあることを具体的に示し教えること"である．また，Calnanは『患者との対話』という著書の中で，患者を説得するときのテクニックのポイントに"患者が抱いている根本的な疑問には必ず答えること"をあげている．

しかし，説得は医療者から患者への一方的な意見の強要となってしまう場合もあり，患者に自分の気持ちをわかってもらえないという気持ちを起こさせ，さらに"わかってもらえない医療者に信頼をもって治療や処置をしてもらう"ことは不安を増強させる結果になることもある．"心配しないように"という説得は何の意味もない．

患者が情報を期待している場合には，説明は効果的である．しかし，何度も説明しても患者が病名について説明を求めるような場合は患者は不安に対するケアを求めているのであって，情報を必要としているのではなく，説明は効果がない．説明は検査に伴う不安（予期的心配）に対し効果的に作用することは多いが，患者の不安が検査に伴う不安に合致しない場合に，その介入方法をまちがえないことが大切である．

励ましは患者が闘病意欲をもっている場合は有益であるが，患者がひとたび精神的に不安定になりその人らしさがなくなっている場合には，励ましの言葉は患者にさらに負荷をあたえてしまうので，ストレスを増強するだけになる．励ましの言葉をかけるよりは，それまでの患者のがんばりを認め，ねぎらうことのほうが重要である．

3) 身体的介入

検査中に可能なかぎり側にいて痛みを感じている部位を安楽枕で支持したり，手を握って患者の

合図を確認するといった，身体的ケアは精神的アプローチと無縁に思えるかもしれないが，身体の安楽によって感じられる"心地よい""快い"という快感は患者の主観的な感覚である．患者に快感が伝えられることは精神的に安心感をもたらす．ある例を紹介する．検査の途中で痛みが走るとどうしても力が入る．そういうときに必ず握った手を動かしながら"力を抜いてください"と声をかけてくれた．そして2時間を越えて体力的にも限界になっていると"もう終わりましたよ．もう少しですよ．"と声をかけてくれた．その看護職の存在は治療処置中に何の役割もないが，患者の傍にいることがいかに患者にとって"重要な意味"があったかと患者が後ほど手紙で知らせてくれたことがあった．これは，ある新人看護職がPTCD検査の見学オリエンテーションの際に何か自分にできることをしたいと思い，被ばく防護に注意しながら，患者の左足の側に立ち，検査の最初から最後まで患者の左手を握っていたことが患者にとって，とても意味ある精神的ケアになったと示す例である．

4) サポートシステムへの介入

精神的アプローチを看護者だけで行うのではなく，精神的あるいは実務的に患者を支えている人々（サポートシステム）を巻き込んで行う方法である．小児患者の場合にいくら眠剤を投与しても眠ることができず検査を受けられないでいる患児などには，親の存在にまさるものはない．患児の不安の軽減などを図るため検査に同席してもらい，このようなケースなどに家族との連携や協調をもって働きかける方法である．この方法は看護側と家族側の両者にとても有効であるが，その際患者を取り巻く人々を見守り続ける態度が看護職には必要である．

5) 回避的介入

患者にとっての真の問題点を，患者と看護者ともに回避するようなアプローチである．患者自身が気分転換を望んでいる場合はそれは有効な場合もあるが，回避は何の解決ももたらさない．

6) 事例

以下1）から5）の介入方法を事例を用いて解説する．

10歳を長男に3人の子どもをもつ45歳男性が体調の不良を訴えて入院した．

検査が目白押しに組まれても治療を積極的に受けており"治療は痛いけどなんとか耐えられる．家族のために早く退院して仕事に復帰したい"と明るく話していた．彼はHCCに対してPEITを3回終了した後に退院の予定だったが，TACEを受けることを医師から説明を受けて同意した．

治療の方針に対して不満一つ漏らさなかった彼が，TACEの治療を明日に控えて表情も暗くひとりでじっと考え込んで言葉も少ない．オリエンテーションのために訪室した看護職は治療の目的や方法，合併症，偶発症などをわかりやすい方法で話した．説明の不足による患者の精神的苦痛はあってはならないという信念のもとに患者の検査前の不安を軽減しようとした．オリエンテーションの終了時に患者に質問の有無を尋ねたところ，"私の病気は先生に聞いているから…．肝臓が悪いんだよね…"と何かいいたそうにしていながらも，ただ頷くだけであった．看護職は別の患者に呼ばれたため，そのまま気になりながらも"今までがんばってきたようにあしたもがんばりましょうね"と励まして退室した．

面会時間に家族が"元気がないようだけどもなにも話をしてくれない"と夜勤看護職に心配そうにして話していた．

翌日，検査室に患者を搬送していたとき，患者は非常に険しい表情で言葉も少なかった．検査中は検査への積極的参加はなく，痛みにただ表情を変えるだけであった．

a) 事例の患者の心理状態　検査や治療に伴う患者の不安のほとんどは"予期的心配現象"である．驚異が予測されたとき，先のことを予測して心配し悩むことである．その際の情報提供や説明は患者が"説明"を期待している場合には効果がある．しかし"説明"を繰り返しても患者の気はそぞろで内容の理解にとぼしかったり反応が少ない場合は，オリエンテーション効果はほとんどない．この場面では患者が感じている不安が何に由来する不安であるかを鑑別しておらず，患者の求めているケアと忙しい中にせっかく行ったオリエンテーションと焦点がずれて不安への介入が無意味なものになってしまった．患者は不安に対してのケアを求めているのであって，情報を必要と

しているのではない．まして"がんばって下さい"という励ましはさらに患者にがんばるよう心理的負担をかけることになるため，この時期の励ましは適当ではない．むしろ，"がんばってますね"などの患者のがんばりを認める声かけが適切である．

b) 患者の不安の種類と原因を明らかにするには　オリエンテーションの終了時に患者に質問の有無を尋ねたところ，何かいいたそうにしていながらも，ただ頷くだけでありオリエンテーション効果がないと感じられる．しかし看護職は別の患者に呼ばれたため，そのまま気になりながらも退室してしまっている．この事例の場合は，説明や説得のモードから"なぜ患者は理解できないのか"もしくは"理解しようとしていないか"をさぐる傾聴モードに切り換えることが必要であった．そしてこのとき，何かをしながら患者の話を聞くのではなく，時間をつくって"患者の気持ち"に傾聴する介入が適当であった．

そして，患者の言葉から気持ちを汲み取ることができ，不安につながる要因をいち早く察知するための人間関係を築くには，患者の"行動の変化"を観ることが大切である．今まで検査や治療を受けることについて積極的であった．しかし退院を予定していたところ，それを延期し追加の治療を行うことになった．自分は一家の大黒柱で働き盛りであり，小さな子どもも抱えていることや，職場への復帰についての心配など不安を募らす要因はたくさんある．追加された治療には同意したものの，自分の病気に対しての先行きを漠然と考えないではいられないであろう．さまざまな患者を取り巻く状況に看護職はまず気持ちを察する"支持"の態度が必要であったと考えられる．

また"何々のようですね．"などと率直に患者の態度を表現することや，患者が話そうとしているときに話を折らないで"何々と思うんですね．"などと患者の言葉の真意を聞き出すよう患者の言葉を繰り返す．患者の不安な表情や言葉の意味を明確にし，患者の態度，いったことの裏にどんな感情があるかを看護職がかわりに表現することで患者の真の気持ちを明らかにすることも，患者にとっては自分をわかってもらえているという安堵感が得られる．患者の言葉から気持ちを汲み取るテクニックは必要で，それを駆使することはとても重要である．"そんなことないですよ"などの言葉は患者の発言を否定してしまい話が途切れる．せっかく重大な決心をして看護職に話そうとエネルギーを振り絞り口を開こうとしている患者の気持ちを閉ざさないことが重要な介入方法である．

そしてまた忘れてはならないことは家族へのサポートである．その人らしさをいちばんよくわかっている家族が"患者がその人らしさをなくしている"と医療者に伝えている場合は，患者の心理的変化のあることを知らされるときもしくは看護者が確信するときであり，患者や家族への心理的サポートの必要な時期である．家族に対しては，患者の気持ちを一緒に理解するよう対応の方法を同一にしたり，家族が患者の気持ちを思って動揺していて患者自身によい影響をもたらさない場合などには，家族への心理的サポートなどが大切になってくる．看病疲れから精神的不安定になっている場合などは，看護を医療者側に一時全面的にまかせてもらうなどの役割分担なども行う家族のサポートスタイルも結局は患者のために有効であることが多い．

〔黒田正子〕

文　献

1) 近藤まゆみ：治療方針決定へのアサーティブな関与．Nursing Today，臨時増刊号：47-48，1996.
2) 小島操子：喪失と悲観―危機のプロセスと看護の働きかけ．看護雑誌，50(10)：1107-1113，1982.
3) 川名典子：医療現場における精神的アプローチの実際　精神看護学　精神保健．pp129-132，医歯薬出版，2001.
4) 小島操子：不安を伴った患者への援助の技術．臨床看護，7(6)：812-819，1981.
5) 山崎久美子：医師と患者のよきパートナーシップの構築―医療心理学の立場から―．日本血管造影・IVR学会誌，12(3)：33-36，1997.

[実 習]

A　X線撮影時の防護の基礎

実習BではX線撮影室，透視室における被ばく（散乱X線による被ばく）の低減について検討するが，それに先立った実習AではX線の防護の基礎的な考え方を理解する．

X線などの外部からの放射線から人体を守るための3原則は，①放射線源より距離をとる，②放射線を遮へいする，③放射線取り扱い作業時間を短くすることである．③は自明であるので，①放射線源より距離をとる，②放射線を遮へいする，ことの効果についてX線管からの照射される直接（一次）X線を用いて確かめる．なお実習Bではより現実的な散乱X線に対する被ばく低減の方法を身につける．

a. 距離の逆2乗則による放射線の減弱（①の効果の検証）

水平照射用のX線管を用いる．この実習では直接X線を測定するので，通常の電離箱サーベイメータでは指示値がスケールオーバーしてしまう．そこで電離箱と電圧計（電圧と線量が比例関係）を組み合わせた測定装置を用意する．

(1)　X線管の焦点位置から50，100，200，400cmの床に印をつける．

(2)　1点ずつそれぞれの位置に電離箱をセットする（電圧計は室外に設置）．

(3)　X線発生装置を以下の条件に合わせ，X線を照射する．

　　管電圧 = 60kV, 管電流 = 250mA, 照射時間 = 0.25s,
　　mAs（マス）= 管電流×照射時間 = 250 × 0.25 = 50

(4)　各位置で3回ずつ測定し，平均値を記録する（50cmのときの電圧値を100として，他の位置の値は相対値とする）．

(5)　測定結果のまとめ

横軸に距離，縦軸に電圧の相対値をとりグラフを作成する．図A.1に作成例を示す．

(6)　測定結果の考察【例】

• 距離が変わると線量（電圧相対値に対応）はどのように変化するか？

距離が50cmのときが100，距離が2倍の100cmのときは24に減少した．これはほぼ1/4である．同様に距離100cmに対して距離200cmとなった場合は，値は6となり，1/4であった．まとめると距離がn倍になると線量に相当する電圧の値は$1/n^2$になった．すなわち距離の逆2乗則による減弱が確認された．

b. 遮へいによる放射線の減弱（②の効果の検証）

実際の診断用X線発生装置を使用して，透視を行うときは患者を介護する看護職は防護衣を装着する．金属体（ここではアルミ板）を用いてX線の減衰を調べ，遮へい効果を検証する．

(1)　電離箱をX線管の焦点から120cmの位置に置く．

(2)　電離箱の前に遮へい材を固定する枠をセットする．

(3)　アルミ板がない場合，アルミ板の厚さが0.5，1.0，2.0，4.0mmの場合について，X線発生装置を以下の条件に合わせ，X線を照射する．

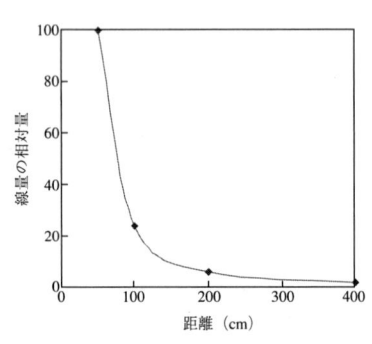

図A.1　線量と距離の関係

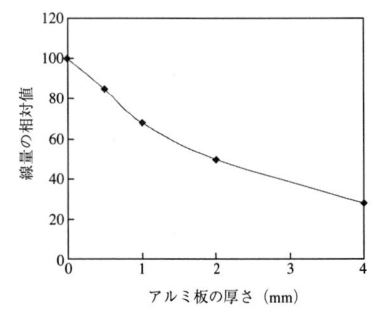

図 A.2　線量と遮へい板の厚さの関係

管電圧＝60kV，管電流＝250mA，照射時間＝0.25s，
mAs（マス）＝管電流×照射時間＝250×0.25＝50

(4)　それぞれ3回ずつ測定し，平均値を記録する（アルミ板がないときの電圧値を100として，他の厚さのときの値は相対値とする）．

(5)　測定結果のまとめ

横軸にアルミ板の厚さ，縦軸に電圧の相対値をとりグラフを作成する．図A.2に作成例を示す

(6)　測定結果の考察【例】

● 遮へい板の厚さによって線量がどのように低減されるか．

アルミ板の厚さが薄いときの方が線量の減衰の仕方が大きく，厚くなるにつれて緩やかに減少している．少しでも遮へい体があると被ばく線量低減の効果があることがわかる（この傾向は実習2の鉛の防護衣の遮へいにおいて顕著に観察される）．

まとめ

X線管からの直接X線を用いて距離の逆2乗則による放射線の減弱が明確に検証できた．

また遮へいによる線量低減効果も確認できた．直接X線は線量が高く通常の電離箱サーベイメータでは計れないという不便さはあるが，次で述べる散乱X線のように複雑な挙動を示さないので基礎的な確認実験には適したものといえる．

〔熊谷和正・白川芳幸〕

B　X線撮影時の被ばく[1)]

　X線撮影室，透視室においてX線を照射しているときに，患者を中心にして，周囲の散乱線量を測定することにより，患者の介護などで部屋に立ち入らねばならない場合，不必要な放射線被ばくを避け，被ばく線量をできるだけ低減するためにどのような点に注意すべきかについての基礎的知識を習得する．

　X線撮影時における患者のまわりの室内散乱線量分布を電離箱サーベイメータ（以後サーベイメータという）により測定する．放射線による外部被ばくを防護するための3原則は，①放射線源より距離をとる，②放射線を遮へいする，③放射線取り扱い作業時間を短くすることである．③は自明であるので，①放射線源より距離をとる，②放射線を遮へいする，ことの効果について実際に放射線量を測定して理解を深める．

a.　散乱X線の空間分布の測定（①の効果の検証）

　実際の病棟のX線撮影室で診断用X線発生装置を使用して，以下の手順で実習する．実習の配置を図B.1，使用するサーベイメータの写真を図B.2に示す．

　(1)　各班（約2～3名で3班）ごとに教官がつき，まずサーベイメータの原理を説明し，次に操作方法を指導する．

　(2)　1班は患者を模擬したファントム（人体と放射線吸収が等価な等身大人形）の腹部照射野の中心から見て頭の方向（0度方向），2班は胸の方向（45度方向），3班は腹部横方向（90度方向）から，まず100cmの位置（高さ120cmのキャスター付き小テーブル上）にサーベイメータを設置する．そのときの測定レンジ（フルスケール）は10μSvとしておく．

　(3)　診断用X線発生装置を所定の条件で患者ファントムにX線を照射する（腹部撮影条件）．

　　管電圧＝82kV，管電流＝100mA，照射時間＝0.25s，
　　mAs（マス）＝管電流×照射時間＝100×0.25＝25，
　　照射野＝33cm×33cm，
　　照射野中心とX線管球焦点間距離＝100cm

　(4)　サーベイメータで線量を読み取り記入する．次にサーベイメータのスイッチをゼロにセットし，前回の測定値をクリアする．時間が許せば同一条件で3回測定し，平均値を求める．

　(5)　その後，サーベイメータの位置を150，200，250cmと後退させ，同様な測定を繰り返す．線量が小さくなるので200，250cmでは測定レンジ（フルスケール）を3μSvに変える．

　(6)　測定結果のまとめ1

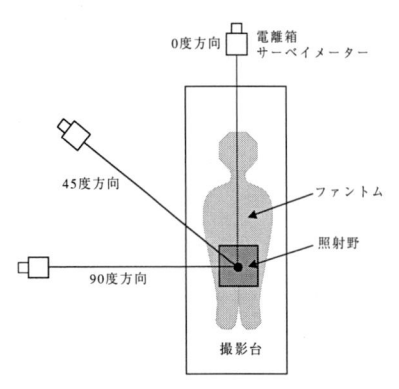

図B.1　散乱X線分布測定の配置

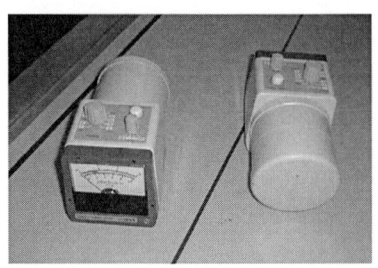

図B.2　実習に用いる電離箱サーベイメータ

実習B. X線撮影時の被ばく

表B.1 散乱X線の空間分布（単位：μSv）

	0度方向(頭)	45度方向(胸)	90度方向(腹)
100cm	5.8	7.0	8.3
150cm	2.0	2.8	3.4
200cm	0.9	1.6	1.9
250cm	0.5	0.9	1.1

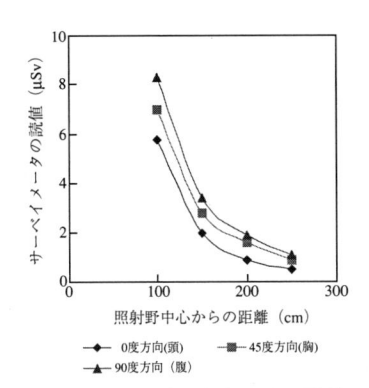

図B.3 散乱X線の線量と距離の関係

同じ条件で照射した各班の測定結果を用いて，各線量測定場所での線量分布を整理する．表B.1に実例を紹介する．

(7) 測定結果のまとめ2

つぎに方眼紙の横軸に距離，縦軸に測定線量を記入してグラフを作成する．例を図B.3に示す．このグラフから例えば1, 2, 3, 4, 5μSv（縦軸）との交点（横軸cm）を各角度ごとに求める．円グラフ用紙の各角度（円周方向）ごとに同じ線量を与える距離のところに印をつける．同じ線量の印を滑らかに結んでグラフをつくる（等高線のようなグラフが描ける．これが等線量分布図である）．

(8) 測定結果の考察【例】

●患者から距離が変わると散乱線量はどのように変化するか？

距離が2倍になると散乱線量1/2より小さくなる．90度100cmの場合の線量は8.3μSv，距離が2倍の200cmになると半分の4μSvよりはるかに小さい1.9μSvとなっている．他の角度の場合も同様である．したがって距離をとる効果は顕著である（点線源では距離の逆2乗則が成立し距離が2, 3倍になると線量はそれぞれ1/4, 1/9倍になる．散乱X線の場合は腹部全体から散乱が起きるので，点線源の場合と異なり単純な関係で示すことは難しい）．

●患者から方向が変わると散乱線量はどのように変化するか？

どの距離においても0度方向が最も散乱線量が小さく，90度方向が最も大きい．0度方向の場合を考えると，サーベイメータに向かう散乱X線の一部は途中の胸と頭によって遮へいされ吸収されてしまうことがある．それに対して90度方向では遮へい部位がないため，サーベイメータに入る散乱X線は減少しない．

(9) 腹部の撮影条件の透視条件への変更

mAs（マス）の意味を説明する．管電流は1秒間に流れる電気の量で電子の数と考えることができる．管電圧によって電子が加速されターゲットに衝突してX線が発生する．したがってX線の個数は電子の個数に比例する．またX線の個数は照射時間に比例する．

mAsは管電流×照射時間であるから発生するX線の総個数に対応した量であることがわかる．X線の総個数が撮影のときと透視のときで同じであるならば，各場所での散乱X線の線量は等しくなる．腹部撮影条件での実習が透視のときの条件にmAsを用いて変換できる．透視のときの管電流を1mAとすると，

腹部撮影条件：25mAs = 100mA × 0.25s

部透視条件：25mAs = 1mA × 25s

が成立するので25秒の透視と同じになる．

b. 防護衣の使用による放射線の減弱（②の効果の検証）

実際の病棟のX線撮影室で診断用X線発生装置を使用して，透視を模擬した実習を行う．看護職が患者の腹部横方向（90度方向）で介護していることを想定して以下の手順で進める．実習の配置を図B.4，防護衣などの写真を図B.5に示す．

(1) 照射野の中心から腹部横方向（90度方向）150cmの位置に別のファントムを置き，ファントムの胸から腹部位置の表面にサーベイメータを固定する．測定レンジ（フルスケール）は10μSvとしておく．

(2) 防護衣を装着しない状態で，以下の条件で照射する．

管電圧 = 82kV, 管電流 = 100mA, 照射時間 = 0.25s,

mAs（マス）= 管電流×照射時間 = 100 × 0.25 = 25,

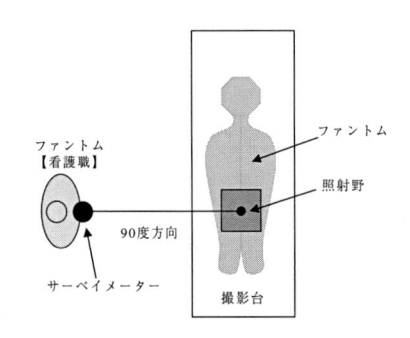

図B.4　防護衣の効果の実習配置

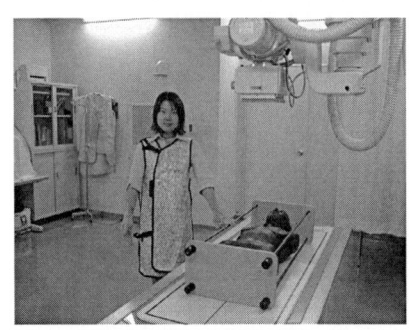

図B.5　実習生が防護衣と防護手袋をつけた様子

照射野 = 33cm × 33cm,

照射野中心とX線管球焦点間距離 = 100cm

　(3)　サーベイメータの目盛りを読み取り記入する．

　(4)　サーベイメータのスイッチをゼロにセットし，前回の測定値をクリアする．次に防護衣（鉛厚0.25mm）を着せる．測定レンジ（フルスケール）は3μSvとしておく．

　(5)　前回と同じ条件で連続10回照射する（1回では目盛りの変化は微小で読み取れないため）．

　(6)　測定値を読み取り1/10にして記入する．

　(7)　防護衣（鉛厚0.13mm）に変えて同様の手順をふむ．

　(8)　測定結果のまとめ

結果の例を表B.2に示す．比率は防護衣をつけたときの線量を無のときの線量で割って％表示したものである．

　(9)　測定結果の考察【例】

・鉛厚さの異なる防護衣で散乱X線の線量はどのように変わるか．

鉛0.25mmでは遮へいの比率は3.7%，0.13mmの場合は9.1%であった．これは，散乱X線が100個が防護衣に入射したら100−3.7=96.3個が

表B.2　防護衣による遮へい効果の比較（単位：μSv）

	鉛0.25mm	鉛0.13mm
防護衣なし	3.5	3.5
防護衣あり	0.13	0.32
比率（%）	3.7	9.1

吸収され，人体に入るものは3.7個であると考えることができる．鉛の厚さが0.13mmになると9.1個が入る．鉛の厚い防護衣が，遮へいの効果が強いことが確認されたが，動きやすさ，被ばく線量の総量（透視室で介護する時間に関係）などを加味して適切な厚さの防護衣を選択すべきである．

c.　X管電圧と散乱線線量の関係

これまでの実習ではmAs=25，管電圧=82kVの条件で照射してきた．ここではmAs=25を一定にしておく．すなわちX線管から照射されるX線の総個数を同じにしておく．そして管電圧を変えることによって1個1個のX線のエネルギーを強くしたり（管電圧大），弱くしたり（管電圧小）して散乱X線の線量がどのようになるかを調べる．

　(1)　照射野の中心から腹部横方向（90度方向）150cmの位置に別のファントムを置き，ファントムの胸から腹部位置の表面にサーベイメータを固定する．測定レンジ（フルスケール）は10μSvとしておく（b.とまったく同じ配置）．

　(2)　防護衣を装着しない状態で，以下の条件で照射する．

管電圧 = 82kV，管電流 = 100mA，照射時間 = 0.25s，

mAs（マス）= 管電流 × 照射時間 = 100 × 0.25 = 25，

照射野 = 33cm × 33cm，

照射野中心とX線管球焦点間距離 = 100cm

　(3)　サーベイメータの目盛りを読み取り記入する．

　(4)　サーベイメータのスイッチをゼロにセットし，前回の測定値をクリアする．次に管電圧を100kVに上げる．

　(5)　1回照射する．

　(6)　測定値を読み取り記入する．

　(7)　管電圧を60kV，測定レンジ（フルスケール）は3μSvとして同様な手順をふむ．

　(8)　測定結果のまとめ

表B.3 X線管電圧と散乱X線の線量の関係

管電圧（kV）	散乱線量（μSv）	比率（%）
82	3.5	100
100	6.2	177
60	1.7	49

　結果の例を表B.3に示す．比率は管電圧82kVの線量を100として，100kV，60kVの線量を表したものである．

　(9)　測定結果の考察【例】
- 管電圧が変わると線量はどのような変わり方をするか．

　電圧が100kVになると線量は77％（177−100＝77）増加した．一方，60kVに下げると線量は51％（49−100＝−51）減少して49％になった．管電圧が増加すると線量も増加することがわかった．電圧が低いと個々のX線のエネルギーが小さくなり，人体に吸収されやすくなる．その分，散乱されて人体から出てくるX線の数が減ったため線量も低下したと考えられる．

　電圧が高いときはこの逆で吸収が減り，その分，散乱X線が多くなったと解釈できる．

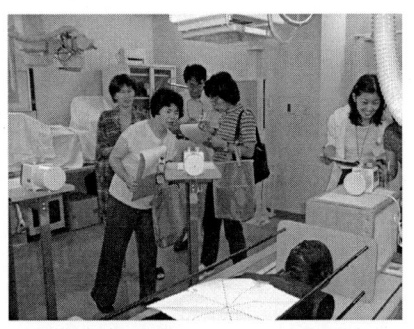

図B.6　散乱X線の空間分布測定の実習風景

まとめ

　散乱X線は撮影室や透視室のいろいろな方向で検出され，どの距離においても頭部方向の線量が最も小さくて，胸，腹部横と大きくなっていく．どの方向でも線量は距離とともに急激に減衰するので，離れることは被ばくを避ける有効な手段である．そして最も有効な被ばく低減の手段は防護衣を着装することである．最後に実習風景を図B.6で紹介しておく．

〔坂下邦雄・白川芳幸〕

文　献
1) 坂下邦雄・白川芳幸：実習　X線撮影時の被爆．放射線医学総合研究所テキスト，2000．

C 非密封放射性医薬品の安全取り扱いにおける原則

インビボ核医学検査における非密封放射性医薬品の希釈などの作業は，主に診療放射線技師によりなされる．しかし，非密封放射性医薬品の患者への投与を看護職が担当する施設もあると聞いている．また，看護職は非密封放射性医薬品を投与された患者の試料（血液）や排泄物（尿・便）を取り扱う機会も多い．ここでは核医学検査にかかわる非密封放射性医薬品の安全取り扱いの原則について述べる．原則の基本は，口・鼻・皮膚から放射性医薬品を摂取しないようにすることである．そのためには，①放射性医薬品を直接人体に触れないようにすること，②器具・施設・空気などを不必要に汚染させないこと，③汚染が起きてしまった場合には汚染拡大を防止してすぐに除染することである．

放射性医薬品自身は患者に投与されるものであるし，第3章や第15章に述べられているように患者での被ばく線量が少なくなるように工夫されている．したがって，通常の核医学検査に伴って患者や医療従事者に確定的影響が発生したり，容認できないレベルの確率的影響が発生することは考えられない．そこで，診断用の放射性医薬品は，患者に投与された時点から法律的には放射性物質としては扱われなくなっている．しかし，核医学検査に携わる看護職の中には，非密封放射性医薬品をかなりの頻度で扱う場面も予想される．ここではごく普通の核医学検査用の放射性医薬品およびそれを含む試料を取り扱うに際して，余分な放射線を被ばくしないための安全取り扱いの原則を述べる．

(1) 放射性医薬品の取り扱いに際しては，放射能汚染や内部被ばくに対する注意が必要である．そのためには，自分がかかわりをもつ放射性医薬品について，体内への摂取のしやすさ・侵入経路，体内での代謝および沈着臓器・排泄経路，生物学的半減期，除染方法などについて勉強しておく必要がある．

(2) 放射性医薬品を扱う場合には，準備をしっかり整えて，手順を確認したうえで，注意深く，手際よく作業し，放射性医薬品と接する時間を短くする．

(3) 放射性医薬品の小分け・希釈などの作業は核医学施設内のフードの中のバット上で行われる．核医学施設内に立ち入る場合には，出入管理記録に記入し，個人被ばく線量計や指定のスリッパ・白衣などを着用する．核医学施設内での化粧・喫煙・飲食は禁止である．

(4) 仮に小分けや希釈作業などの補助を行う場合には，必ずゴム手袋を着用する．小分けや希釈作業などに際しては，指先での被ばくを低減するため，必要に応じて鉛遮へい付きの注射器を使用する場合もある．

(5) 汚染されている可能性のあるゴム手袋を着用したまま他の物を触らないように注意する．ゴム手袋の脱着に際しては，汚染の可能性がある手袋の外側に触れないように注意する．汚染された可能性のある手袋は，所定の場所に廃棄する．

(6) 例えば，放射性医薬品を扱うフードやバット，さらには注射台など，放射性医薬品により汚染の可能性のある場所は，あらかじめポリエチレン紙などで養生しておく．仮に汚染が発生しても，汚染された濾紙を廃棄することで，かなりの除染となる．

(7) 核医学検査での汚染検査に際して使用される放射線測定器は，通常はGMサーベイメータである．

(8) 放射性医薬品の入った容器から注射器へ放射性医薬品を採取するときが汚染を起こす可能

性が高い．必ず手袋を着用して作業する．例えばバイアルのゴムふたから注射針を抜くときにはその注射針の先に脱脂綿などを添えて，飛散しないようにする．必要に応じて汚染の有無をチェックする．核医学施設内では，ピペットを口で吸うなどの，口を使った操作は行ってはならない．

(9) 注射器に採取した放射性医薬品の運搬は，ポリエチレンろ紙をひいたバットに入れて行う．放射性医薬品を患者に投与する際も汚染が起きる可能性が高いので，必ず手袋を着用し，漏らさないように，周囲を汚染させないように注意する．例えば患者に刺した注射針を抜くときには必ず脱脂綿を添えて，放射能医薬品が漏れないようにする．

(10) 残った放射性医薬品は貯蔵庫に保管するか，専用の容器に廃棄する．普通の下水に流してはいけない．放射能濃度の薄い溶液でも，流しに捨てる場合には，専用の汚染流しに捨てる．

(11) 汚染されたあるいは汚染の可能性のある針・注射筒・バイアル・試験管・ガーゼ・アルコール綿などの機材は，使い捨ての手袋を着用して分別し，それぞれに指定された専用の汚染物廃棄容器に捨てる．備品などについては汚染検査を行い，必要に応じて除染する．放射性医薬品の取り扱いに際して不測の事態が生じた場合には，放射線管理者に連絡する．

(12) 検査用の放射性医薬品を投与された患者からの排泄物・洗浄液などを取り扱う場合には，投与後数日間程度は，使い捨ての手袋などを着用する．放射性医薬品を含んだ溶液（例えば尿など）を他の容器に移し替えるときには，周囲を汚染させないよう特に注意が必要である．蓄尿中の放射性医薬品からの外部被ばくは特に心配する必要はない．尿などは核医学専用の汚染トイレがあればそこに廃棄する．放射能の減衰を待って，バックグランドレベルになってから通常の下水に流すことも可能ではあるが，核医学専用の汚染トイレに捨てるよう配慮する．

(13) 汚染されたあるいは汚染の可能性があるおむつ・ガーゼ・脱脂綿・尿パック・三方活栓などは，特定の容器に集める．放射能の減衰を待って，バックグランドレベルになってから医療用廃棄物として処理することも可能であるので，放射線管理の責任者と相談する．特に，放射性医薬品を投与された患者のオムツ等の取扱いについては，日本医学放射線学会などの定めたマニュアルを参考にする．

(14) 汚染されたあるいは汚染の可能性のある衣類・シーツなどは，特定の容器に入れて保管する．放射能の減衰を待って，バックグランドレベルになってから処理をする．

(15) 放射性医薬品や，汚染された可能性のある血液・尿などをこぼして，汚染が生じた場合には，以下の処置により即刻除染を行う．可能であれば，放射線管理者の助けを借りる．以下の要領で即刻除染を行えば，ほとんどの放射性医薬品は除染できる．

(a) 例えば注射台やシーツ・床などを汚染検査するときには，ゴム手袋やガウンを着用する．

(b) 汚染が発見された場合には，その部位に印を付けて，表面汚染の程度を測定する．

(c) 汚染拡大防止のために，直ちに除染を行う．例えば吸収力の強い紙で汚染物を吸収し，汚染部位を中性洗剤を含ませたガーゼなどでふきとる．除染を行った後には，GMサーベイメータなどで汚染が除去できたことを確認する．

(d) 手や足などの皮膚が汚染された場合には，直ちに石鹸と流水で洗浄する．この際皮膚に傷がつかないように注意する．洗浄後は汚染が除去されたことを確認する．

(e) 衣服が汚染された場合には直ちに着替え，汚染箇所に対応する人体部分の汚染検査・除染を行う．衣類は，除染する．

(f) 除染できない物品は指定の場所に保管し，放射能の減衰を待つか，廃棄処分とする．

(16) 放射性医薬品の取り扱い後は，GMサーベイメータやハンドフットクロスモニターなどで身体の汚染の有無を調べ，汚染している場合には中性洗剤などで洗って除染する．核医学施設からの持ち出し品があれば，汚染検査をしてから持ち出す．

(17) 管理区域から退出する際には，個人被ばく線量計で被ばく線量を確認し，必要事項を記録する．

安全取り扱いの実際は，各施設での設備の状態や，扱う放射性医薬品の種類・量などによっても

異なる．ここで述べた基本的な原則を，各自の職場の状況に応じてどのように適応していくのかを考えていただくと幸いである．基本的なルールを守れば，通常のインビボ核医学検査では，看護職が放射線の影響を心配するような被ばくを受けることはない．

しかし，治療の目的のために大量の放射性物質を患者に投与した場合には，患者および医療従事者では十分な注意が必要である．例えば，患者のRI病棟への入院，患者と家族などの接触制限，防護衝立の利用，汚染される可能性のある場所のポリエチレンろ紙などによる養生，医療従事者の帽子・ガウン・マスク・ビニール手袋などの着用，患者排泄物のRI専用トイレへの廃棄，病室内の換気の確保，病室の表面汚染検査・線量率測定・排水管理など，厳重な放射線管理が必要となる．

なお，放射性医薬品を投与された患者の看護については第15章に述べられている．〔上島久正〕

あとがき

　平成6年7月に放射線医学総合研究所で第1回放射線看護基礎課程が開催された．課程開催の動機となったのは，東京大学原子力研究総合センター（当時）の小西恵美子先生の日本保健物理学会における「看護教育における放射線に関する教育の現状と今後の課題—放射線防護の教育を中心として—」と題する口頭発表であった．さらには桑名市民病院（当時）の羽場孝子先生の"いつも不安とともにX線検査の介助についている看護婦さんたちを思うと，今までの放射線防護教育体制について疑問を感じました"とのアイソトープニュースにおける発言が，放射線看護基礎課程開設への大きな引き金となった．全国の病院や看護職養成機関などおよそ1200機関を対象に事前調査を行い，日本看護協会看護研修センターの柴田レイ子先生などのアドバイスをいただいて開講にこぎつけた．この間，山下久雄慶應義塾大学名誉教授，草間朋子先生をはじめとする東京大学医学部の先生方など多くの内外の先生方のご尽力に支えられて研修が実施されてきた．これまでいろいろとご指導いただいてきた内外の各位に対して深く御礼申し上げる．

　平成11年には，医療放射線防護連絡協議会の古賀佑彦会長の名で，厚生大臣に対して「看護教育における放射線診療の取り扱いについて」と題する要望書が提出されたと聞きている．看護職と放射線診療とのかかわりがますます深くなるにもかかわらず，放射線診療に関する教育が充分ではない現状を是正するための要望であった．

　このような中，平成13年度にはカリキュラムを見直して，1回5日間の「放射線看護課程」を5回実施した．しかし，毎回の研修ごとに定員を超える応募があり，研修待ちの応募者からは"研修実施回数を増やしてほしい"との強い要望がある．また，研修生に対するアンケート調査では，"内容のわりには研修期間が短い"，"放射線科のナースとして放射線に関する知識を深めることは大切なことです"，"もっと看護の実務を勉強したい"などの声も多い．さらには，"職場を離れて長期の研修に参加するのは無理"，"地方でも研修を開催してほしい"などの意見もある．そこで放射線に関する勉強をしたくても諸般の事情で研修に参加できない看護職のために，「放射線看護課程」の内容を広く普及させることを目的として，『ナースのための放射線医療』と題する本書を発刊するはこびとなった．東海村のウラン加工工場臨界事故のために放射線に対する不安が増している中での企画となった．これまでにも"放射線看護"に関する成書は多数存在するが，的確な放射線看護の実務を実施するためのベースとなる"放射線の基礎"・"放射線の人体影響"・"放射線の防護"にかかわる知識にも配慮していることが本書の特徴の一つであろう．また研修期間内では時間の関係で十分には取りあげることができていない"放射線看護の実際"に関する事項についても，最近の進歩も交えて取りあげていることがもう一つの特徴となっている．さらには，

あとがき

研修においては実習の実施を重視しているが，本書においても，実習「X線撮影時の防護の基礎」，実習「X線撮影時の被ばく」を記載してある．各職場において，診療放射線技師の協力のもとに本実習が実施されれば望外の喜びである．

筆者の先生方のほとんどは，現在の「放射線看護課程」を支えている講師の先生方である．ご多忙の中で執筆を快く引き受けていただいた各先生方に心より御礼申し上げる．発刊に際しては，それぞれの道の専門家の先生方による書きっぷりを尊重し，不必要な重複と重要事項の欠落だけを避けることにのみ留意した．その結果，全体を通してやや統一性に欠ける面があるかもしれないが，ご容赦願いたい．機会があればさらによいものにしていきたいと願っている．

"放射線看護にパッと太陽の光が射し込んだ印象を受けた研修でした"，"明日からはそれぞれ自分たちの職場にもどり，今回の研修で得られた貴重な体験を忘れずに励みにして，ナースしましょう"，"より信頼される看護婦目指して頑張ります"などの研修生の言葉に支えられて，放射線教育に明け暮れている．本書を作成するにあたり，朝倉書店編集部に多大のご協力を頂きました．その忍耐力と編集力に感謝します．

平成14年7月

上島久正

索　引

ア　行

IVR　48, 49, 74, 75, 79
ICRP→国際放射線防護委員会
アイソトープ　16
悪性リンパ腫　96
アフターローディング法　100
アポトーシス　50
アミノ酸代謝　115
アルギン酸ナトリウム　20
RTOG/EORTC　94
α壊変　10
α線　9
安全管理　59
安全文化　57
アンダーチューブ方式　30

胃がん　34
一時装着法　100
一時的不妊　33, 34, 46, 47, 52
1cm線量当量　26
一般X線撮影検査　74
遺伝的影響　4, 33, 34, 35, 44, 48, 50, 51, 52
イリジウム192　54, 100
医療介助者　29
医療者中心的介入　125
医療被ばく　3, 25, 28, 35, 47, 48, 49, 50, 51, 52, 62
医療用放射性廃物　65, 116
インターロックシステム　61
インビトロ　20, 114
インビトロ用放射性医薬品　114
インビボ　20, 113
インビボ核医学検査　44, 48, 50, 51, 134, 136
インビボ用放射性医薬品　113
インフォームドコンセント　81, 104, 106

宇宙線　24
ウラン　16

永久不妊　33, 34, 46
永続平衡　16
疫学調査　44, 45, 49, 52
X線　9, 11
X線撮影室　128, 130
X線CT検査　77
X線透視室　128, 130
X線発生装置　130

MRI　78
汚染　49, 134, 135, 136
汚染拡大の防止　66
汚染管理　61
汚染検査　64, 136
汚染直後の除染　69
汚染廃棄物の取り扱い　72
汚染防止　70
オーバーチューブ方式　30
温熱療法　93

カ　行

介助　74, 79
ガイダンスレベル　62
介入の原則　124
回避の介入　125
外部汚染　64
回復　90
回復期　37
外部照射療法　21
外部被ばく　13, 23, 49, 51, 60, 135
壊変　10
核医学　113
核医学画像　113
核医学画像診断装置　114
核医学検査　20, 134
核医学診断施行患者の看護　115
核医学診療　113
核異性体　16
核異性体転移　10
核反応　17
核分裂　18
核分裂生成物　19
確定的影響　25, 34, 35, 44, 48, 49, 51, 52, 134
確率的影響　25, 34, 35, 44, 45, 48, 49, 50, 51, 52
画像診断　20, 113
過渡平衡　16
ガラス線量計　15
カリウム　16
がん　33, 34, 35, 44, 45, 46, 47, 48, 49, 50, 51, 52
環境放射線被ばく　24
看護介入　125
幹細胞　32, 33
間質性肺炎　110
患者中心的介入　125
患者の移送　42

患者の心理状態　120
感受性　32, 45, 46, 47, 48, 49
眼障害　41
乾性皮膚炎　93
間接測定法　65
感染予防　87
肝臓がん　45
管電圧　128, 129, 130
管電流　128, 129, 130
γ壊変　10
γ線　9
ガンマナイフ　92
管理区域　27, 59

ギガベクレル　54
気管狭窄　108
軌道電子捕獲　10
吸収線量　13, 55
急性影響　34
急性浮腫　108
急性放射線症　3, 34, 37, 55
急性放射線障害　37
QOL　80
教育訓練　59
局所制御　107
局所治療　89
局所被ばく　23, 37
距離の逆2乗則　128, 131
金（ゴールド）198　55, 100
緊急事態発生時の対応　119
緊急時被ばく　24
緊急照射　97
均等被ばく　23

腔内照射　98
腔内照射法　104
グレイ　13

蛍光ガラス線量計　27
形態異常　47, 48, 49
形態異常発生　34
経動脈的塞栓術　111
血液ガス分析　112
血液幹細胞　39
血液・骨髄障害　39
血管外漏出時の対応　77
血管造影検査　74
健康影響の区分　5
健康診断　59
検査説明　114

検査・治療法別看護の要点 118
検査の準備 87
検査前処置 115
原子 16
原子核 10
原子番号 10, 16
検出限界 28
原子炉 20
原子炉療法 21

行為の正当化 26, 58
構語障害 111
公衆被ばく 25
甲状腺がん 34, 45
甲状腺シンチグラフィー 115, 118
甲状腺ホルモン 20
高線量率 54, 98
高線量率腔内照射 99
高線量率組織内照射 100
紅斑 93
国際放射線防護委員会 23, 35, 45, 48, 49, 51, 58
国連科学委員会 26
後充填法 100
個人線量モニター 28
個人の線量限度 58
姑息的照射 105, 106
骨シンチグラフィー 118
骨髄機能抑制 108
骨転移 96
骨・軟部腫瘍 96
コバルト60 56
根治的照射 106, 107

サ 行

サイクロトロン 20
再酸素化 90
再生 90
臍帯血幹細胞 39
サイバーナイフ 92
サーベイメータ 135
サポートシステム 125
散乱線量 130

ジェネレーター 18
GM管 15
しきい線量 33, 34, 35, 46, 47, 50, 52
しきい値のない直線仮説 35
色素沈着 108
子宮頸がん 96
事故被ばく 24
自然環境放射線レベル 60
事前説明 117
自然放射線被ばく 24
実効線量 25, 26, 27
実効半減期 49, 50
湿性皮膚炎 95
質量数 10

CTシミュレーター 105
自発核分裂 10
シーベルト 14
脂肪吸収試験 118
シミュレーター 105
重イオン線 91
集学的治療 105
集団検診 2
修復 32, 33, 50
腫瘍・炎症シンチグラフィー 118
循環器障害 40
準備 117
生涯がんリスク 45
消化管障害 39
消化性潰瘍 111
照射時間 128, 129, 130
照射線量 13
照射パラメーター 105
照射野 130
小線源治療法 104
小児腫瘍 96
小児白血病 49
初期対応 42
職業被ばく 4, 6, 24, 35, 50, 51
食道がん 96, 111, 115
食道狭窄 108
除染結果 69
除染剤 71
除染と汚染防止 65
身体的影響 4, 34
身体的介入 125
診断参考レベル 27
シンチグラム 55
シンチレーション検出器 15

ステロイド剤 108, 110, 111, 112
SPECT 114

生殖細胞 33, 46, 50
生殖腺 33, 34
精神発達遅滞 34, 35, 48
制動X線 11
生物学的半減期 49, 134
声門浮腫 108
セシウム137 56, 100
説明事項 85
説明書 84
前駆期 37
前駆症状 38
染色体異常 38
全身被ばく 23, 37
潜伏期 34, 37, 44, 45, 46
前立腺がん 96
線量 14
線量限度 26, 49, 51, 59
線量効果関係 35, 50
線量拘束値 26
線量評価 38

造影検査 74
造影剤 76
早期有害反応 108, 109, 110
組織荷重係数 25
組織内照射 98

タ 行

体外照射法 104
胎児 34, 44, 47, 48, 49, 52
胎児期 46, 48
胎児の防護 62
大地放射線 24
大腸がん 34
体内汚染 56
体内挙動 19
胎内被ばく 23
耐容線量 90
唾液腺シンチグラフィー 118
唾液分泌抑制 108
脱毛 34, 48, 108
多発性骨髄腫 34
胆道シンチグラフィー 118
チェックリスト 85
致死がん 45
遅発性有害反応 107, 108, 109
チーム医療 75
チームワーク 86
中枢神経障害 40
中性子 9, 16, 42
中性子捕獲療法 21
超音波検査 79
直接X線 29
直接測定法 65
直腸がん 111
治療計画 105
治療計画法 93
治療用非密封放射性医薬品 116
チロキシン 20

定位放射線照射 93
DNA 32, 33, 34, 50
DNA損傷 32, 89
低線量率 98
低線量率腔内照射 99
低線量率組織内照射 100
テクネチウム 16
テレコバルト装置 92
電子 10, 16
電子式線量計 27
電磁波 9
電離 12
電離箱 15
電離箱サーベイメータ 128, 130
電離放射線 90

同位元素 10
同位体 16

索引

等価線量 27
頭頸部がん 95
等線量分布図 131
同調 90
10日規則 48
トリチウム 16

ナ 行

内部汚染 64
内部照射療法 21
内部被ばく 13, 23, 44, 45, 49, 50, 61, 134

乳がん 34, 45, 96

熱ルミネセンス線量計 15, 27

脳圧亢進症状 111
脳血流シンチグラフィー 118
脳腫瘍 111
脳シンチグラフィー 118
脳転移 97
脳浮腫 108

ハ 行

肺がん 34, 45, 95
肺障害 40
バイタルチェック 119
白内障 34, 44, 46, 93
発育遅滞 34, 48
白血病 34, 44, 45, 46, 48, 49, 52
発症期 37
発生率 45
半減期 11, 50
晩発影響 34
晩発障害 40, 44, 46, 47

光刺激ルミネセンス線量計 27
被ばく管理 59
被ばくの形式 5
被ばく防護 73
皮膚汚染 23, 30
皮膚潰瘍 95
皮膚がん 45
皮膚のかぶれ 72
非密封性放射性物質 64
非密封線源治療 104
非密封放射性薬品 116, 134
ビルドアップ 108

不安 85, 124
ファントム 130
不安の解消 114
不安の種類 122
フィルムバッジ 15, 27

不均等被ばく 23
副作用 44, 47, 119
副腎髄質シンチグラフィー 118
副腎皮質シンチグラフィー 118
物理学的半減期 49
不妊 34, 93
ブラッグピーク 91
フリーラジカル 32
プルシアンブルー 19
分割照射 90
分裂死 89

ベクレル 9, 13
β壊変 10
β線 9
ベータトロン 92
PET 20, 114
PETによる腫瘍診断 118

崩壊 10
防護衣 60, 131, 132
防護エプロン 29
防護手袋 29
防護の最適化 26, 58
防護の3原則 60, 30
放射性医薬品 35, 64, 113, 134, 135, 136
放射性壊変 16
放射性核種 11
放射性ストロンチウム 19
放射性セシウム 19
放射性同位元素 11
放射性同位体 11, 16
放射性廃棄物 62
放射性物質 30
放射性物質の化学的挙動 65
放射性ヨウ素 20
放射線 9
放射線安全 57
放射線安全規制 58
放射線感受性 32, 90
放射線教育 7
放射線災害 2
放射線宿酔 93, 108
放射線障害 34, 44, 58
放射線診療業務従事者 27, 59
放射線熱傷 38, 40
放射線粘膜炎 108
放射線の遮へい 60
放射線の線質 41
放射線肺炎 110
放射線皮膚炎 108
放射線防護 35, 45, 48, 50, 51, 57
放射線防護体系 26
放射線誘発がん 44, 45

放射能 9
放射能汚染 134
放射能の強さ 13
放射能量 103
放射平衡 16
ポケット線量計 15
保健物理 23
ポジトロン核種 114
ポータブルX線装置 29
ホルミシス 51

マ 行

マイクロトロン 92
マーカー刺入 105, 106
マーキング 105, 107
mAs 128, 129, 130
末梢血幹細胞移植 39
末端部被ばく 24
麻痺 111

密封小線源治療 98
ミルキング 18

名目確率係数 26
メチオニン代謝 115
メンタルケア 120

modality 73

ヤ 行

有害反応 104, 105, 106, 108, 110

陽子 16
陽電子 20, 114
ヨード造影剤 115
予防的照射 105
予防的措置 71

ラ 行

ライナック 91
ラジウム226 99
ラジオアイソトープ 11
ラジオイムノアッセイ 21
ラドン 24
卵巣がん 34

裏急後重 108
リスク 111
リスクマネージメント 80, 81
粒子 9
粒子線 90
臨界事故 42

励起 12

ナースのための放射線医療

| 2002年9月1日 | 初版第1刷 |
| 2014年5月25日 | 第7刷 |

定価はカバーに表示

監修者　独立行政法人　放射線医学総合研究所

発行者　朝　倉　邦　造

発行所　株式会社　朝　倉　書　店
　　　　東京都新宿区新小川町 6-29
　　　　郵便番号　162-8707
　　　　電　話　03 (3260) 0141
　　　　F A X　03 (3260) 0180
　　　　http://www.asakura.co.jp

〈検印省略〉

© 2002〈無断複写・転載を禁ず〉

印刷・製本　真興社

ISBN 978-4-254-33002-1　C3047

Printed in Japan

JCOPY 〈(社)出版者著作権管理機構 委託出版物〉

本書の無断複写は著作権法上での例外を除き禁じられています．複写される場合は，そのつど事前に，(社)出版者著作権管理機構（電話 03-3513-6969，FAX 03-3513-6979，e-mail: info@jcopy.or.jp）の許諾を得てください．

好評の事典・辞典・ハンドブック

感染症の事典	国立感染症研究所学友会 編　B5判 336頁
呼吸の事典	有田秀穂 編　A5判 744頁
咀嚼の事典	井出吉信 編　B5判 368頁
口と歯の事典	高戸 毅ほか 編　B5判 436頁
皮膚の事典	溝口昌子ほか 編　B5判 388頁
からだと水の事典	佐々木成ほか 編　B5判 372頁
からだと酸素の事典	酸素ダイナミクス研究会 編　B5判 596頁
炎症・再生医学事典	松島綱治ほか 編　B5判 584頁
からだと温度の事典	彼末一之 監修　B5判 640頁
からだと光の事典	太陽紫外線防御研究委員会 編　B5判 432頁
からだの年齢事典	鈴木隆雄ほか 編　B5判 528頁
看護・介護・福祉の百科事典	糸川嘉則 編　A5判 676頁
リハビリテーション医療事典	三上真弘ほか 編　B5判 336頁
食品工学ハンドブック	日本食品工学会 編　B5判 768頁
機能性食品の事典	荒井綜一ほか 編　B5判 480頁
食品安全の事典	日本食品衛生学会 編　B5判 660頁
食品技術総合事典	食品総合研究所 編　B5判 616頁
日本の伝統食品事典	日本伝統食品研究会 編　A5判 648頁
ミルクの事典	上野川修一ほか 編　B5判 580頁
新版 家政学事典	日本家政学会 編　B5判 984頁
育児の事典	平山宗宏ほか 編　A5判 528頁

価格・概要等は小社ホームページをご覧ください．